内 / 容 / 提 / 要

  《伤寒论》是中医四大经典之一，历来是中医教育的核心，有着很强的理论指导及临床应用价值，对于帮助学生提高辨证论治综合运用的能力具有重要作用。由刘渡舟教授和钱超尘教授领衔编撰的《伤寒论校注》，以明代赵开美复刻宋本《伤寒论》为蓝本，对宋本《伤寒论》进行了逐条校勘、考证，由人民卫生出版社于1991年出版，并于2013年再版，被视为当今《伤寒论》的最佳版本，深受广大读者喜爱。然此书研究的重点在于考察版本、校勘文字、训注疑难、阐发奥义，并未逐条对原文展开释义，使初学者难以全面领会其内涵。

  自金代成无己开《伤寒论》注释之先河，至今870余年，历代医家对《伤寒论》进行阐释、注释者颇多，然多限于中十篇内容，对前四篇和后八篇注释者少。这在一定程度上影响了读者对《伤寒论》的全面研读和理解。

  有鉴于此，本书以刘渡舟、钱超尘主编的《伤寒论校注》为蓝本，并吸纳近年来相关研究成果，对宋本《伤寒论》10卷22篇808条原文，逐条进行校注、释义。本书的编写以内容详尽、通俗易懂为宗旨，既可供初学者阅读，亦可供深造者参考。

宋本《伤寒论》全释

主　审　钱超尘

主　编　李宇航

副主编　郑丰杰　钟相根

编　委：（按姓氏笔画排序）

王　坦　王　敏　王　毅　王培利

刘　妙　刘玉超　刘晓辉　孙　燕

杨　红　杨佳敏　张玉苹　张冬梅

林亭秀　金昜晞　祝　捷　黄　颖

人民卫生出版社

图书在版编目（CIP）数据

宋本《伤寒论》全释 / 李宇航主编 . —北京：人
民卫生出版社，2020
ISBN 978-7-117-29574-1

Ⅰ.①宋…　Ⅱ.①李…　Ⅲ.①《伤寒论》– 注释
Ⅳ.①R222.22

中国版本图书馆 CIP 数据核字（2020）第 023131 号

人卫智网　www.ipmph.com　医学教育、学术、考试、健康，
　　　　　　　　　　　　　　购书智慧智能综合服务平台
人卫官网　www.pmph.com　人卫官方资讯发布平台

宋本《伤寒论》全释

主　　编：李宇航
出版发行：人民卫生出版社（中继线 010-59780011）
地　　址：北京市朝阳区潘家园南里 19 号
邮　　编：100021
E - mail：pmph @ pmph.com
购书热线：010-59787592　010-59787584　010-65264830
印　　刷：保定市中画美凯印刷有限公司
经　　销：新华书店
开　　本：710×1000　1/16　印张：23.5　插页：1
字　　数：409 千字
版　　次：2020 年 4 月第 1 版　2024 年 9 月第 1 版第 3 次印刷
标准书号：ISBN 978-7-117-29574-1
定　　价：65.00 元
打击盗版举报电话：010-59787491　E-mail：WQ @ pmph.com
质量问题联系电话：010-59787234　E-mail：zhiliang @ pmph.com

钱　序

东汉末张仲景撰《伤寒杂病论》。仲景卒后该书散乱,幸赖魏晋间太医令王叔和整理而流传,名为《张仲景方十五卷》。该书在六朝时期,名"辨伤寒"(见陈延之《小品方》、梁代阮孝绪《七录》及《隋书·经籍志》),当时的医师视其为枕中鸿秘,不轻示人,流传日希。北宋校正医书局以荆南国末帝高继冲(943—973)于北宋开宝年间进献之《伤寒论》十卷为底本校勘,结束传本歧出局面,故称"定本",于治平二年(1065)刊刻为大字本,因纸墨价高,携带不便,又于北宋元祐三年(1088)刊刻为小字本。大小字本皆为白文本,不便医家习读,逐渐为金代成无己《注解伤寒论》取代。大、小字本《伤寒论》,南宋及元均未加翻刻,明代大字本无人一见,小字本若存若亡。藏书家赵开美(1563—1624)费尽移山心力,得仅存元祐小字本《伤寒论》一部,请优秀刻工赵应期翻刻于《仲景全书》中,谓之"宋本伤寒论",底本旋即亡佚。今称之"宋本伤寒论",实明代赵开美翻宋本也。

赵开美翻宋本刻讫于万历二十七年(1599),至清修四库全书时,遍求不得,时称已亡,将成无己《注解伤寒论》收于四库。

赵开美本现存状况如何呢?

20世纪80年代初,中共中央、国务院发出加强古籍整理研究的指示,卫生部于1982年制定出《中医古籍整理出版规划》,将11部中医古籍作为卫生部重点中医古籍整理研究项目。国家中医药管理局把《伤寒论校注》任务交给北京中医药大学,任命伤寒大家刘渡舟教授为课题组组长、主编,我为课题组副组长、副主编。从此,我以30余年时间寻访《宋本伤寒论》收藏处并加考证,基本厘清赵开美翻刻《宋本伤寒论》的流传现状。

赵氏翻宋本流传至今仅存5部,分别收藏于中国中医科学院、上海图书馆、上海中医药大学、中国医科大学、台北故宫博物院。其中,中国中医科学院、上海图书馆、上海中医药大学藏本是初刻本,有10余个讹字;中国医科大学、台北故宫博物院藏本是修刻本,在原版木上剜掉讹字,补以正字。文献价值后者优于前者。刘渡舟《伤寒论校注》所据底本是北京图书馆(原国立北平图书馆，现中国国家图书馆）所藏宋本《伤寒论》缩微胶卷本，与台北故宫博物院所藏之修刻本是同一版本。

台北故宫博物院藏本原藏于国立北平图书馆。抗日战争期间，国立北平图书馆为了保证古籍善本的安全，曾选出馆中所藏珍贵书籍 2720 余种，装满 102 个木箱运存上海。国学家钱存训冒着生命危险将这些书箱运出海关，秘密运往美国，寄存于美国国会图书馆远东部。1942 年，王重民在美国国会图书馆将《伤寒论》拍摄为缩微胶卷交国立北平图书馆保存。1965 年，赵开美本《伤寒论》回归台北故宫博物院保藏。

刘渡舟教授主编的《伤寒论校注》，以北京国家图书馆善本书室所藏赵开美本的缩微胶卷为底本。此书自明万历二十七年（1599）刊刻至刘渡舟教授校注之书的出版（1991）凡 392 年，其间没有以此书为底本而校注刊行者。

1912 年，武昌医馆刊行之本是以杨守敬伪造之"北宋影抄本伤寒论"为底本而刊行的。这是一本以经过杨守敬剪贴的赵开美本为底本而翻刻的，不是以赵开美本的原本为底本而刊行的。

1923 年，恽铁樵影印日本 1856 年堀川济《翻刻宋本伤寒论》并抹去日文反点符号而伪称"赵开美本伤寒论"，也不是以赵开美原刻为底本而印行的。1955 年重庆市中医学会《新辑宋本伤寒论》、1958 年南京中医学院伤寒教研室主编的《伤寒论译释》都是以恽铁樵本为底本而排印的。

1856 年，日本堀川济《翻刻宋本伤寒论》在日本所有翻刻本中是最好之本，但有讹字及墨丁，无卷末牌记，无《伤寒论后序》，以丹波元坚《影刻宋本伤寒论序》代替赵开美序。日本堀川济本虽非赵开美本原貌，但它在中日《伤寒论》普及方面有重要历史功绩。我主编出版的《影印日本安政本伤寒论考证》对安政本有详考。

1991 年，刘渡舟教授任主编、我任副主编的《伤寒论校注》由人民卫生出版社出版。该书因底本系北宋元祐三年小字本《伤寒论》经赵开美翻刻流传至今，故被公认为是当今最权威的《伤寒论》版本，简称"刘渡舟本"。该书曾获国家中医药管理局科技进步二等奖，当今各大出版社出版的全国高等中医药院校本科生及研究生规划教材《伤寒论》原文，皆以"刘渡舟本"为蓝本。

《伤寒论》自王叔和以来，最权威的版本是"宋本"，而宋本流传至今最佳者为"赵开美本"。"赵本"流传至今，最为上善者，当属"刘渡舟本"。故世人有"刘渡舟本直通王叔和《张仲景方十五卷》"的赞誉。

2013 年，人民卫生出版社为纪念建社 60 周年，决定重印刘渡舟本，要求尽快将刘渡舟本修订完毕。由于时间紧促，我根据台北故宫博物院本复印件改正了 1991 年《伤寒论校注》印刷本中的部分讹字,增删《后记》,并补写了《附言》。

刘渡舟教授弟子李宇航主编的《宋本〈伤寒论〉全释》,是他组织"北京中医药大学经方临床应用创新团队"的学术骨干及部分在校或已经毕业的伤寒专业博士研究生,历经多年而完成之作,且该书已由人民卫生出版社立项。我阅读初稿后,感觉此项工作意义重大,以刘渡舟《伤寒论校注》为底本,对宋本《伤寒论》逐条释义,尚属首次。我向宇航教授提供了我研究宋本《伤寒论》的资料,并希望宇航教授"在这阶段,要排除一切杂务,专心写作",要在现有书稿的基础上全面升级,根据最新的研究成果对书稿原文进行全面梳理,精审正误,做到原文准确,校注无误;并在逐条释义原文方面,注重理论联系临床,侧重揭示理、法、方、药之间的逻辑关系及其严谨性。宇航教授率领该团队骨干全力以赴,又经过半年多的努力,终于完成了全部书稿的审改工作。

本书有两个特点:一是全部原文以刘渡舟《伤寒论校注》2013 年版为蓝本,此本之底本曾两次被国家确认为定本(北宋皇家定本、新中国国家定本),同时又比较全面地吸纳了现代学者最新研究成果而加以校勘;二是名为《宋本〈伤寒论〉全释》,对《伤寒论》全文(前四篇 122 条、中十篇 398 条、后八篇 288 条,合计 808 条原文)逐条校注并释义,无一条遗漏。可以说,本书的问世,开创了研究《伤寒论》的新境界,具有重要的现实意义和历史意义。

八十四叟钱超尘

2019 年 11 月于北京

前　言

　　《伤寒论》是我国现存第一部理法方药完备、理论联系实际的医学经典著作。它为中医临床医学的发展奠定了坚实的基础,被尊为中医"四大经典"之一。

　　医圣张仲景所著《伤寒杂病论》,成书于东汉末年(200—219)。因当时战争连年不断,成书不久,便遭战乱洗劫,以致原书散失不全。后经魏晋太医令王叔和搜集仲景旧论,将原书的伤寒部分整理成册,名为《张仲景方十五卷》。而后,该书流传于民间,时隐时现,以致唐代孙思邈有"江南诸师秘仲景要方不传"之感慨。

　　北宋年间,朝廷组织整理医书,林亿、孙奇、高保衡等奉诏校正并刊行了《伤寒论》,此即后世所称的宋本《伤寒论》。该书序文中说:"以为百病之急,无急于伤寒。今先校定张仲景伤寒论十卷,总二十二篇,证外合三百九十七法,除重复定有一百一十二方,今请颁行。"

　　后经元明清至今,《伤寒论》流传有多种版本,除宋本之外,还有唐本(孙思邈本)、金本(成无己本)、桂林古本、敦煌残卷本等等。其中,较为公认的版本为宋本。该书刊行于北宋治平二年(1065),原刻有大字本及小字本,均已失传,现存者为明万历二十七年(1599)赵开美复刻本,简称赵开美本。该版本较好地保留了林亿等整理《伤寒论》十卷(二十二篇)的原貌。

　　20世纪80年代,刘渡舟、钱超尘教授在卫生部、国家中医药管理局的领导下,以北京图书馆馆藏的明代赵开美摹宋刻本《伤寒论》(缩微胶卷)为底本,组织全国知名中医专家学者对宋本《伤寒论》进行了逐条考证及校勘,历经10余年编写完成了《伤寒论校注》。这是自1065年宋本《伤寒论》刊行于世以来,由国家组织的、对仲景《伤寒论》的又一次全面整理。《伤寒论校注》于1991年由人民卫生出版社出版,简称"刘渡舟本"。这是目前公认的《伤寒论》最权威的版本,深受广大读者喜爱。

　　本书的编写,以刘渡舟、钱超尘主持编写的《伤寒论校注》为蓝本,对宋本《伤寒论》10卷22篇的全部原文,共计808条,逐条释义,故名《宋本〈伤寒论〉

全释》。

本书的编写,力求突出以下三个特点:

第一,收录原文完整。本书忠实底本,不加删裁,便于广大读者看到宋本《伤寒论》全貌。这对于全面研究《伤寒论》具有重要意义,并有助于读者深入理解《伤寒论》辨证论治体系,进而提高临床实践水平。

新中国成立以来,高等中医药教育历版教材《伤寒论选读》或《伤寒论讲义》大多选用的是《伤寒论》中十篇(398 条)或从 398 条中选择大约 2/3 的内容,作为本科学习阶段的主要教学内容。而本书所使用的底本是刘渡舟、钱超尘教授主编的《伤寒论校注》本,将《伤寒论》10 卷 22 篇分为三部分,全部收录:第一部分即《伤寒论》的前四篇,自《辨脉法第一》至《辨痉湿暍脉证第四》,计 122 条;第二部分即《伤寒论》的中十篇,自《辨太阳病脉证并治上第五》至《辨阴阳易差后劳复病脉证并治第十四》,计 398 条;第三部分即《伤寒论》后八篇,自《辨不可发汗病脉证并治第十五》至《辨发汗吐下后病脉证并治第二十二》,计 288 条。全书收录宋本《伤寒论》全部原文合计 808 条。可以说,这是一部按原书顺序依次逐条校注、释义的最为完整的《伤寒论》读本。

第二,注释简明易懂。全书无论是校注还是释义,均力求简明扼要,文字易懂。本书定位是通读《伤寒论》原著的辅助工具,帮助具有一定中医基础知识的读者能够看懂原著,也可供中医爱好者阅读。《伤寒论》原文均采用繁体字,"原文"下进行【校注】并【释义】。

【校注】包括校勘和注释。与《伤寒论校注》不同,本书校勘略去了不影响释义实质含义的部分。如《辨太阳病脉证并治上第五》第 7 条:"病有发热恶寒者,发于阳也;无热恶寒者,发于阴也。发于阳,七日愈。发于阴,六日愈。以阳数七,阴数六故也。"《伤寒论校注》对本条第一个字"病"的校勘为:"《千金翼》卷九、《玉函》卷二上均有'夫'字。"对"发于阳"的校勘为:"《千金翼》卷九、《玉函》卷二、《注解伤寒论》卷二此下有'者'字。"由于本条在"病"字前多一个"夫"字,或在"发于阳"后多一个"者"字均不影响释义实质含义,故予省略。同样本条也省略了对"发于阴"的校勘。如此,本书校勘略去比例约占《伤寒论校注》原有校勘比例的 70% 左右,同时注释力求精练,进一步体现了本书简明的特点。

【释义】包括提要、原文解析和方解等。原文解析既不同于白话,也不同于语译,重点阐释医理及辨证论治规律等,并要求按原文顺序行文,体现原汁原味,不做过多发挥。对于有争议的内容,尽可能平正公允。本书作为辅助阅读工具,意在启迪读者进一步思考,循序渐进,融会贯通。

另外,《伤寒论》后八篇诸可、诸不可篇,有许多条文与中十篇相互重复,为避免繁冗,凡是诸可、诸不可篇重现的条文,一概不加校注及释义,只是保留提要并注明参见某篇某条,起提示作用。

第三,体现研究进展。本书撰写过程中,不断追踪《伤寒论》版本研究及注释、释义研究的新动态,尽可能汲取新的研究成果,增添新内容。

就全释工作而言,选择最佳版本是首要环节。刘渡舟本《伤寒论校注》于1991年6月由人民卫生出版社出版,2013年人民卫生出版社再版重印,钱超尘教授重写了"校注后记",并增补了"附言",展现了最新的研究成果。2015年,钱超尘教授据台北故宫博物院珍藏之宋本《伤寒论》修刻本为底本撰写出版了《宋本〈伤寒论〉文献史论》,对于研究《伤寒论》版本历史及文字训诂等,均具有难以估量的重要价值。因此,本书《伤寒论》原文,以刘渡舟、钱超尘教授《伤寒论校注》(1991年版)为蓝本,以《伤寒论校注》2013年修订本、钱超尘《宋本〈伤寒论〉文献史论》为补充。特别是注重及时补充了许多钱超尘教授研究所取得的新成果。如对"卒病论"之"卒"的注释,依钱超尘《伤寒论校注》2013年重刊《附言》:"卒"是俗讹之字,系"杂"字俗写而复讹之。

在原文释义方面,注意追踪在国内外学术刊物相关研究动态,并注重汲取新观点、新内容。如对前四篇第32条的释义,该条原文文字较多,有279字。《伤寒论译释》谓:"本条内容繁杂,颇难索解。"本书汲取2016年《环球中医药》专论学术观点,解析本条"寸口脉阴阳俱紧者,法当清邪中于上焦,浊邪中于下焦",以及"上焦怫郁""中焦不治""下焦不盍"等"三焦相溷"之证,阐释中焦脾胃之气对疾病传变及预后的重要意义,提出本条对后世温病学三焦辨证及卫气营血辨证的影响等,不仅拓展和丰富了本条的理论意义,同时也增加了对临床的指导价值。又如对后八篇第130条的释义,原文曰:"诸外实者,不可下,下之则发微热,亡脉厥者,当齐握热。"历代医家对"当齐握热"的解释不一,多数认为这是"厥深热深"的一种证候表现,即四肢不温而肚脐发热。但从临床角度分析,这种解释却显得颇为牵强。2015年《北京中医药大学学报》考证专论,从词义、病机及临床意义等方面探讨,得出"当齐握热"并非是一种证候表现,而是一种治疗"寒厥"的外治之法。本书释义本条,亦采纳了这种新的认识,从而有利于丰富《伤寒论》治法及仲景学术的发扬。

在补充新内容方面,侧重以临床应用为宗旨。以往的注家,对《伤寒论》前四篇脉法部分的解释,往往局限于抽象的理论方面而脱离临床。本书则根据2013年人民卫生出版社《刘渡舟伤寒论专题讲座》,针对所属脉证病机加以提炼,部分补充了治则与方药。如《平脉法第二》第58条,论阴实之脉症,湿热下陷阴中,酌用二妙丸、泽泻、茯苓等清热利湿、通利小便等法。第73条论宗气微衰,四属断绝之脉症,可予《金匮要略》黄芪桂枝五物汤温阳、补气、行血。如此"理法方药"完备,对启迪读者的辨证论治思路具有一定示范作用,进而加深对仲景脉法的理解。

　　本书撰写过程中,钱超尘教授的弟子曾凤教授在文字学方面给予过诸多指导,在此表示感谢!

　　在本书审定过程中,钱超尘教授对全书进行了审阅,提出了详细的修改意见,确保了本书的质量。在此特向钱超尘教授表示衷心的感谢!

　　本书虽经反复修改,但仍难免有错漏之处,恳望读者指正并提出宝贵意见,给我们提供继续修订或补充的机会,使本书的质量得以不断提高。

编者

2019 年 11 月

编写体例

1. 以刘渡舟、钱超尘教授主持点校的《伤寒论校注》为蓝本,对宋本《伤寒论》10 卷 22 篇全部内容,按原文顺序依次逐条校注、释义。

2.《伤寒论》原文以条文形式撰写,赵开美复刻本《伤寒论》(影印版)有自然段落或行文中可以见到"—""∟"符号,后人以此作为宋本《伤寒论》条文划分的一种标志。本书亦依此核准《伤寒论》条文,将宋本《伤寒论》10 卷 22 篇按"前四篇""中十篇""后八篇"分为三部分,分别梳理出每部分条文并独立编号于条文前,全书合计 808 条。篇名后括弧内的条文起止编号,为编者所加,便于查找。

3. "第一部分"即《伤寒论》的前四篇,自《辨脉法第一》至《辨痉湿暍脉证第四》,共 122 条。

4. "第二部分"即《伤寒论》的中十篇,自《辨太阳病脉证并治上第五》至《辨阴阳易差后劳复病脉证并治第十四》,共 398 条。

5. "第三部分"即《伤寒论》后八篇,自《辨不可发汗病脉证并治第十五》至《辨发汗吐下后病脉证并治第二十二》,共 288 条。

6. 凡《伤寒论》条文、序文字句,均采用繁体字。条文前有对应的《伤寒论》条文编号。"条文"下按【校注】【释义】顺序行文。【校注】包括必要的校勘和注释。既吸取《伤寒论校注》的研究成果,又力求简明扼要,以服务于释义为宗旨。【释义】包括提要、解析和方解。博采历代注家之长,以融会贯通、语言精练、平正公允为原则。

7. 列"伤寒论序""伤寒杂病论集"(《伤寒论》原序)于文前。每篇的篇首参《伤寒论校注》列"本篇提要",以概述其主要内容。附宋本《伤寒论》目录与子目、关于宋本《伤寒论》校勘情况的若干说明、关于《伤寒论》中药物剂量折算问题、《伤寒论》版本沿革大系表、方剂索引、主要参考书目于后。

伤 寒 论 序

夫《傷寒論》，蓋祖述大聖人之意，諸家莫其倫擬[1]。故晉皇甫謐序《甲乙針經》云：伊尹以元聖之才，撰用《神農本草》以爲《湯液》，漢張仲景論廣《湯液》爲十數卷，用之多驗。近世太醫令王叔和，撰次仲景遺論甚精，皆可施用。是仲景本伊尹之法，伊尹本神農之經，得不謂祖述大聖人之意乎？

張仲景《漢書》無傳，見《名醫錄》云：南陽人，名機，仲景乃其字也。舉孝廉，官至長沙太守，始受術於同郡張伯祖，時人言，識用精微過其師。所著論，其言精而奥，其法簡而詳，非淺聞寡見者所能及。自仲景於今八百餘年，惟王叔和能學之。其間如葛洪、陶景[2]、胡洽、徐之才、孫思邈輩，非不才也，但各自名家，而不能修明之。開寶[3]中，節度使高繼沖曾篇錄進上，其文理舛錯[4]，未嘗考正。歷代雖藏之書府，亦缺於雠校[5]，是使治病之流[6]，舉天下無或[7]知者。國家詔儒臣校正醫書，臣奇續被其選。以爲百病之急，無急於傷寒，今先校定《張仲景傷寒論》十卷，總二十二篇，證外合三百九十七法，除複重，定有一百一十二方。今請頒行。

太子右贊善大夫臣高保衡、尚書屯田員外郎臣孫奇、尚書司封郎中秘閣校理臣林億等謹上。

【校注】

[1] 伦拟：比较，并列。

[2] 陶景：即陶弘景，此为与葛洪、胡洽对文，略去"弘"字。陶弘景，南朝人，字通明，著《本草经集注》《肘后百一方》等。《梁书》《南史》皆有传。

[3] 开宝：北宋太祖赵匡胤的年号，968—976年，共计9年。

[4] 舛错：谬误，错乱。

[5] 雠校：校对。

[6] 治病之流：之流，指同类的人或物。治病之流，即行医之人。

[7] 或：语气助词。《诗·小雅·天保》："如松柏之茂，无不尔或承。"

伤寒卒病论集[1]

論曰:余每覽越人入虢之診,望齊侯之色[2],未嘗不慨然歎其才秀也。怪當今居世之士,曾不留神醫藥,精究方術,上以療君親之疾,下以救貧賤之厄,中以保身長全,以養其生。但競逐榮勢,企踵權豪,孜孜汲汲[3],惟名利是務,崇飾其末,忽棄其本,華其外而悴其內。皮之不存,毛將安附焉[4]?卒然遭邪風之氣,嬰[5]非常之疾,患及禍至,而方震慄,降志屈節,欽望巫祝,告窮歸天,束手受敗。賫[6]百年之壽命,持至貴之重器,委付凡醫,恣其所措。咄嗟[7]嗚呼!厥[8]身已斃,神明消滅,變爲異物,幽潛重泉[9],徒爲啼泣。痛夫!舉世昏迷,莫能覺悟,不惜其命,若是輕生,彼何榮勢之云哉!而進不能愛人知人,退不能愛身知己,遇災值禍,身居厄地,蒙蒙昧昧,蠢若遊魂。哀乎!趨世之士,馳競[10]浮華,不固根本,忘軀徇物,危若冰谷,至於是也。

余宗族素多,向餘二百,建安[11]紀年以來,猶未十稔[12],其死亡者,三分有二,傷寒十居其七。感往昔之淪喪,傷橫夭之莫救,乃勤求古訓,博採眾方,撰用《素問》《九卷》《八十一難》《陰陽大論》《胎臚藥錄》,并《平脉辨證》,爲《傷寒雜病論》,合十六卷。雖未能盡愈諸病,庶可以見病知源。若能尋余所集,思過半矣。

夫天布五行,以運萬類,人稟五常,以有五藏。經絡府俞,陰陽會通,玄冥幽微[13],變化難極。自非[14]才高識妙,豈能探其理致哉!上古有神農、黃帝、岐伯、伯高、雷公、少俞、少師、仲文,中世有長桑、扁鵲,漢有公乘陽慶及倉公,下此以往,未之聞也。觀今之醫,不念思求經旨,以演其所知,各承家技,終始順舊,省[15]疾問病,務在口給[16],相對斯須,便處湯藥。按寸不及尺,握手不及足;人迎趺陽,三部不參;動數發息,不滿五十。短期[17]未知決診,九候曾無髣髴[18];明堂闕庭[19],盡不見察,所謂窺管而已。夫欲視死別生,實爲難矣。

孔子云:生而知之者上,學則亞之。多聞博識,知之次也。余宿尚方術,請事斯語[20]。

【校注】

[1] 伤寒卒病论集:"卒"当作"杂",文中有"为《伤寒杂病论》合十六卷"。郭雍《伤寒补亡论》卷一"伤寒名例十问"云:"古之传书怠惰者,因于字书多省偏旁,书之或合二为一,故书'雜'为'渊',或再省为'卒'。今书'卒病',则'雜病'字也。"

[2] 越人入虢之诊,望齐侯之色:指秦越人治虢太子尸厥和望齐桓侯之色诊断疾病事,见《史记·扁鹊仓公列传》。

[3] 孜孜汲汲(zī zī jí jí 滋滋吉吉):急急忙忙的样子。

[4] 皮之不存,毛将安附焉:语出《左传·僖公十四年》:"皮之不存,毛将安附。"此谓人若不能保身全生,则虽逐名利,是犹无皮而冀毛之附,显然是不能得到的。

[5] 婴:遭受。

[6] 赍(jī 基):持。

[7] 咄嗟(duō jiē 多接):感叹词。

[8] 厥:其。

[9] 幽潜重泉:深埋在九泉之下。

[10] 驰竞:极力追求。

[11] 建安:东汉献帝刘协年号,196—220 年。

[12] 稔(rěn 忍):年。《左传·襄公二十七年》:"不及五稔。"杜预注:"稔,而甚反,熟也,谷一熟,故为一年。"

[13] 玄冥幽微:指人体生理病理变化微妙幽深。

[14] 自非:若非。

[15] 省:察也。

[16] 口给(jǐ 己):口头应付。

[17] 短期:病危之时。

[18] 曾无髣髴:竟然连一点模糊的印象都没有。髣髴,即"仿佛",依稀、隐约之意。

[19] 明堂阙庭:明堂,鼻;阙(决),两眉间;庭,额。

[20] 请事斯语:愿奉行这句话。

目　录

伤寒论卷第一

汉　张仲景述　晋　王叔和撰次

宋　林　亿校正

明　赵开美校刻

沈　琳仝校

辨脉法第一　平脉法第二

辨脉法第一（1-37条）

提要：本篇共 37 条。首先阐述了辨别脉象之大法——脉分阴阳。大、浮、数、动、滑，为阳脉；沉、涩、弱、弦、微，为阴脉，以此提出辨脉之纲。继而列举了阴结脉、阳结脉、浮脉、沉脉、促脉、结脉、动脉、弦脉、芤脉、革脉等诸多病脉之象及其所主之病：或在表、或在里、或为邪实、或为正虚、或正虚与邪实相兼、或病在气、或病在血、或病在脏、或病在腑。并以寸口脉和趺阳脉相互对比，亦体现"握手必及足"的诊脉方法及其临证意义。

001　問曰：脉有陰陽，何謂也？答曰：凡脉大、浮、數、動、滑，此名陽也；脉沉、濇、弱、弦、微，此名陰也。凡陰病[1]見陽脉者生，陽病[2]見陰脉者死。

【校注】

[1] 阴病：指病位在里的疾病。《金匮要略·脏腑经络先后病脉证第一》第13 条："阴病十八何谓也？师曰：咳，上气，喘，哕，咽，肠鸣、胀满，心痛、拘急。"

[2] 阳病：指病位在表的疾病。《金匮要略·脏腑经络先后病脉证第一》第13 条："阳病十八何谓也？师曰：头痛，项、腰、脊、臂、脚掣痛。"

【释义】论脉以阴阳为纲，并根据脉之阴阳推断疾病的预后。

本条首揭阴阳为辨脉的总纲。《素问·阴阳应象大论》："善诊者，察色按脉，先别阴阳。"大、浮、数、动、滑五者,比之平脉,有余,故谓之阳,属正气有余,主病邪在表;沉、涩、弱、弦、微五者,比之平脉,不及,故谓之阴,属正气不足,主病邪在里。

据脉之阴阳以判断疾病预后。"阴病见阳脉者生",指病位在里之阴病,见有余之阳脉,是正气旺盛,病邪转衰,疾病向愈,故谓之生;"阳病见阴脉者死",指病位在表之阳病,见不及之阴脉,是正气不足,邪气自表入里,正虚邪盛,疾病恶化,故谓之死。

002　問曰:脉有陽結[1]陰結[2]者,何以別之?答曰:其脉浮而數,能食,不大便者,此爲實,名曰陽結也,期十七日當劇。其脉沉而遲,不能食,身體重,大便反鞕[3],音硬,下同。名曰陰結也,期十四日當劇。

【校注】

[1]阳结:因阳气偏胜而郁滞固塞不通,谓之阳结。

[2]阴结:因阴气偏胜而郁滞固塞不通,谓之阴结。

[3]鞕:《金匮玉函经》卷二、《敦煌残卷》并作"坚"。鞕,同"硬",坚也。下同。高继冲进献本传自隋,故避隋文帝杨坚名讳,以"鞕"字代之。

【释义】论阳结、阴结的脉证和预后。

"阳结"与"阴结",既指脉,又指证。就脉而言,浮数皆为阳脉,浮数相合为阳结;沉迟皆为阴脉,沉迟相合为阴结。就证而言,阳结证与阴结证乃阴阳偏胜之证。阳结者,阳气偏胜而阴不足,故脉浮数;阳胜故能食;阴不足以济阳,故大便秘结。阴结者,阴气偏胜而阳不足,故脉沉迟;阴胜故不能食而身重;阳不足以化阴,当下利,今反硬,乃阴气偏胜而郁滞固塞不通也。至于对预后日期的推断,临证当具体病情具体分析,不必机械看待。

003　問曰:病有洒淅[1]惡寒,而復[2]發熱者,何?答曰:陰脉不足,陽往從[3]之;陽脉不足,陰往乘[4]之。曰:何謂陽不足?答曰:假令寸口脉微,名曰陽不足,陰氣上入陽中,則洒淅惡寒也。曰:何謂陰不足?答曰:尺脉弱,名曰陰不足,陽氣下陷入陰中,則發熱也。陽脉浮,一作微。陰脉弱者,則血虚,血虚則筋急也。其脉沉者,榮[5]氣微也。其脉浮,而汗出如流珠者,衛氣衰也。榮氣微者,加燒針[6],則血留不行,更[7]發熱而躁煩[8]也。

【校注】

[1]洒淅(xiǎn xī 显吸):寒栗貌。形容恶寒如冷水洒到皮肤一样。《素

问·调经论》："邪客于形,洒淅起于毫毛。"王冰注："洒淅,寒貌也。"

[2]复:反也。

[3]从:随。阳在上,阴在下,阴不足,阳气下陷入阴中,以上就下,故曰从。

[4]乘:凌也。阳在上,阴在下,阳不足,阴气上入阳中,以下凌上,故曰乘。

[5]荣:即营。《金匮玉函经》卷二、《敦煌残卷》并作"营"。

[6]烧针:即火针、燔针。

[7]更:再,又。

[8]躁烦:躁扰心烦。

【释义】论内伤不足恶寒发热的脉象特点和病理机转,及凭脉之浮沉辨析营卫之证及误治后变证。本条可分两段理解:

第一段:"问曰:病有洒淅恶寒……则发热也",论内伤不足恶寒发热的脉象特点和病理机转。上条阳结、阴结的病理症结是阴阳偏盛,本条恶寒发热的病理症结在于阴阳偏虚。寸者,阳所治也。寸口脉微,是阳脉不足,故下焦之阴寒,得以上乘阳位而洒淅恶寒也。尺者,阴所治也。尺脉弱者,是阴脉不足,故上焦之虚阳,得以下陷阴部而发热也。此内伤不足,阴阳相乘,有休止之发热恶寒,非外感有余,风寒中伤营卫,无休止之发热恶寒。原文以寸口脉微,尺脉弱,举例说明内伤不足之恶寒发热的病理机转,重在阴阳偏虚而又彼此互乘之故。阴阳从乘之意含义很广,临证当综合全面脉证,细致辨析,不必拘泥于此。

第二段:"阳脉浮……更发热而躁烦也",论以脉之浮沉辨析营卫之证及误治后变证。寸为阳,尺为阴。阳脉浮,阴脉弱者,则血虚,血以养筋,血虚则不能濡润筋脉,故筋急。阴脉曰弱不曰浮,则脉沉可知。其脉沉者,荣气之微也。其脉浮而无力,汗出如流珠者,卫气虚衰而不固外也。荣气微者必发热,若加烧针以灼其血,助阳而损阴,则荣血不行,可出现更发热而烦躁等变证。

004　脉蔼蔼[1]如车盖者,名曰陽結也。一云秋脉。

005　脉累累[2]如循長竿者,名曰陰結也。一云夏脉。

006　脉瞥瞥如羹上肥[3]者,陽氣微也。

007　脉縈縈[4]如蜘蛛絲者,陽氣[5]衰也。一云陰氣。

008　脉綿綿如瀉漆之絕[6]者,亡其血也。

【校注】

[1]脉蔼蔼如车盖者:蔼蔼(ǎi矮),盛大之貌。参前阳结脉浮数,形容脉浮数中有上拥之象。

[2]脉累累如循长竿者:累累,强直而连连不断貌。参前阴结脉沉迟,形

容脉沉迟中有坚涩之象。

〔3〕脉瞥瞥如羹上肥者：瞥瞥(piē 撇)，瞥通潎，虚浮貌。羹上肥，指肉汁上漂浮的脂沫。与上条卫气衰者其脉浮相类，形容脉浮无根之状。

〔4〕脉萦萦如蜘蛛丝者：萦萦(yíng 营)，纤细貌，如蜘蛛丝之极细状。形容脉细欲绝之状。

〔5〕阳气：《备急千金要方》卷二十八、《太平圣惠方》卷八辨伤寒脉候皆作"阴气"。是。

〔6〕脉绵绵如泻漆之绝者：绵绵，连绵柔软貌。泻漆之绝，谓脉来如泻漆时漆汁下落的状态，即前大而后细，连绵柔软之状。参前阴脉弱，形容脉细弱之状。

【释义】第4~8条论阳结、阴结、阳气衰微、亡血等脉象特征。

本条承上文阳结、阴结、阳气衰微、阴血不足之义，谓有是证，必有是脉，故借助实物形态来描述脉象，以易于读者辨别体会各种脉象之特征。概括而言，实证的脉象盛而有力、有根，虚证的脉象弱而无力、无根，甚至摸不到。

009　脉來緩，時一止復來者，名曰結。脉來數，時一止復來者，名曰促。一作縱。脉陽盛則促，陰盛則結，此皆病脉。

【释义】论结脉与促脉及其病理机转。

结脉与促脉，均为有歇止之病脉。数以候阳，若阳气偏胜而阴不能与之相续，则脉来数而时有歇止，为促脉。缓以候阴，若阴气偏胜而阳不能与之相续，则脉来缓而时有歇止，为结脉。

010　陰陽相搏[1]，名曰動。陽動[2]則汗出，陰動[3]則發熱。形冷惡寒者，此三焦傷也。若數脉見於關上，上下無頭尾，如豆大，厥厥動搖[4]者，名曰動也[5]。

【校注】

〔1〕阴阳相抟：赵开美翻刻宋版《伤寒论》今存五部皆作"搏"(抟)，"搏"与"搏"形近而讹为"搏"，今正。抟(tuán 团)，有结合、聚集之义。阴阳相抟，即阳气与阴气交争。

〔2〕阳动：寸口脉动。

〔3〕阴动：尺部脉动。

〔4〕厥厥动摇：形容动脉搏动的形象，似有根动摇而不移。厥厥，动摇不定貌。

［5］名曰动也:《敦煌残卷》作"名为动脉"。

【释义】论动脉的形象特征和病理机转。

动脉乃阳气与阴气互相交争而成。动脉见于寸口者,寸口为阳,为阳先动而抟阴,阴不守,故汗出;动脉见于尺中者,尺部为阴,为阴先动而抟阳,阳气郁滞故发热。若不汗出发热,反见形冷恶寒者,为三焦阳气不能通达于外以温分肉之故。

动脉与数脉相类,但数脉三部俱见,动脉则单见一部,或见于关上,或见于寸部,或见于尺部,上下无头尾,如豆大。动脉又与滑脉相似,但滑脉圆滑流利而不居,动脉则动而不移。

011　陽脉[1]浮大而濡[2],陰脉[3]浮大而濡,陰脉與陽脉同等者,名曰緩[4]也。

【校注】

［1］阳脉:寸脉。

［2］濡:通"软"。

［3］阴脉:尺脉。

［4］缓:调畅柔和之意,非一息不及四至之谓。

【释义】论平人和缓脉的形象。

寸为阳,尺为阴,浮大为阳,濡软为阴。阴脉与阳脉均浮大而濡,乃阴中有阳、阳中有阴之象。阴脉与阳脉同等者,即寸口脉和尺中脉,上下相等,无偏胜之虞,是阴阳之气和缓的平人脉象。

012　脉浮而緊者,名曰弦也。弦者,狀如弓弦,按之不移也。脉緊者,如轉索無常[1]也。

【校注】

［1］转索无常:指脉来如正在绞动的绳索,旋转不拘,紧急而有力。无常,谓转动不定。

【释义】论弦脉的形态及与紧脉的鉴别要点。

脉浮而紧张有力,称作弦脉。弦脉与紧脉相类似,均劲急有力,但不可混为一谈。弦脉状如弓弦,端直以长,按之不移;紧脉按之紧急而有力,如绞索旋转不定,二者以此为辨。

013　脉弦而大,弦則爲减[1],大則爲芤[2],减則爲寒,芤則爲虚,寒虚相搏[3]，此名爲革[4]。婦人則半産漏下，男子則亡血失精。

【校注】

[1]减：减少，减弱。

[2]芤：芤脉。脉浮沉有力，中取无力，状如葱管。《本草纲目》卷二十六《菜·葱》："芤者，草中有孔也，故字从孔，芤脉象之。"

[3]抟：宋版《伤寒论》作"搏"（抟），后世讹为"搏"，今正。

[4]革：革脉。弦而芤曰革。如按鼓皮，外坚而内空。

【释义】论革脉的特征、病机和所主病证。

革脉弦大而芤，与弦脉、芤脉相类。弦而中取无力，为阳气衰减，阳虚则生内寒；大而中取无力，为芤脉，提示血虚不充；故革脉弦而芤，举之有力，按之不足，状如鼓皮，外急中空，乃阳气衰减、精血不足所致。因此临床见于妇人多半产漏下、男子则亡血失精。

014　問曰：病有戰而汗出，因得解者，何也？答曰：脉浮而緊，按之反芤，此爲本虚，故當戰而汗出[1]也。其人本虚，是以發戰，以脉浮，故當汗出而解也。若脉浮而數，按之不芤，此人本不虚，若欲自解，但汗出耳，不發戰也。

【校注】

[1]战而汗出：开始有全身寒栗振战，继而发热汗出，又称战汗。

【释义】论战汗的病理机转。

为什么病有战汗而解？举例而言，脉浮而紧，为伤寒表实之脉，但按之反芤，知此为本虚，当是伤寒表实兼正气内虚之证。此证脉浮，虽邪在表，但因正气内虚，必待正气得到充旺时，则有战汗作解之机。若脉浮数，按之不芤，正气不虚，则表证得汗出而愈，不会发生战汗。

可见，伤寒病解一般有"战汗"和"汗出"两种形式。战汗而解者，为正气本虚；直接汗出而解者，多为正气不虚。当然，临床还要根据实际情况综合判断。

015　問曰：病有不戰而汗出解者，何也？答曰：脉大而浮數，故知不戰汗出而解也。

【释义】承前条论不战汗出而解的机理。

浮数为邪盛于表，与上条的浮数相同，惟上条预断汗解前不作战汗的依据是"按之不芤"，表明正气不虚；本条的依据是脉大而浮数，表明正邪交争于肌表，正气旺盛，足以祛邪外出，故不战而汗出病解。前后合勘，使不战汗出而病解的机理进一步明确。

016　问曰:病有不战不汗出而解者,何也? 答曰:其脉自微,此以曾发汗、若^[1]吐、若下、若亡血,以内无^[2]津液,此阴阳自和,必自愈,故不战不汗出而解也。

【校注】

[1]若:或。

[2]无:通"亡"。伤也。

【释义】承前节再论不战不汗出而解的病理机转。

前两条说明病解的两种情况,其一是正气已虚,而邪尚羁表,汗解前必作战汗;其二是正气不虚而邪盛于表,不作振战而汗出解。本条指出病解的另一种情况,既不战汗,也不汗出,而病自解除。通过"其脉自微",知其曾用发汗、吐、下之治法,或病中失血、伤津,以致"内无津液",汗源不继,故不能汗出而解。待正气充实,津液得复,阴阳自和,则可病愈,此即不战不汗出而解也。即太阳病中篇所云"凡病若发汗、若吐、若下、若亡血、亡津液,阴阳自和者,必自愈"之义。

017　问曰:伤寒三日,脉浮数而微,病人身^[1]凉和者,何也? 答曰:此为欲解也,解以夜半^[2]。脉浮而解者,濈然^[3]汗出也;脉数而解者,必能食也;脉微而解者,必大汗出也。

【校注】

[1]身:《金匮玉函经》卷二"身"下有"自"字。

[2]夜半:指子时,乃阴尽阳生之时。

[3]濈(jí及)然:形容汗出连绵的样子。濈,水外流。

【释义】论表病欲解及病解不同的脉症。

上条不战不汗而病解的依据,是其脉自微。彼时的脉象不浮不数,单纯微弱,而且在屡治之后,正弱邪衰,所以不战不汗而病自解;本条脉浮数而微,与单纯的脉微不同,所以不是无汗,而是濈然大汗出而解。

浮为邪在表,数为胃气盛,微为正虚邪衰。若病仍在表,尚未及里,正能胜邪,且病人身体凉和,此为欲解之征兆。病乃寒伤于表,阳气被遏,夜半乃阴尽阳生之时,正气得天时之助,故为欲解。脉浮主濈然汗出而解者,邪从外散也;脉数主能食而解者,胃气和也;脉微主大汗出而解者,正虚而邪气微也。与第14条"其人本虚,是以发战,以脉浮,故当汗出而解也"义同。

018 問曰：脉病[1]欲知愈未愈者，何以別之？答曰：寸口、關上、尺中三處，大小浮沉遲數同等，雖有寒熱不解者，此脉陰陽爲和平，雖劇當愈。

【校注】

[1]脉病：即诊察疾病。脉，诊也。

【释义】论从脉诊而判断疾病的预后。

病有"寒热不解"，或为外感热病营卫失常，或为内伤杂病阴阳不和所致，若脉诊寸口、关上、尺中三部，表现为浮沉、大小、迟数均相等，则反映了阴阳趋于和平，提示病情虽剧，而有易愈之转机。

019 師曰：立夏[1]得洪—作浮大脉，是其本位[2]，其人病身體苦疼重者，須發其汗。若明日身不疼不重者，不須發汗。若汗濈濈[3]自出者，明日便解矣。何以言之？立夏脉洪大，是其時脉，故使然也。四時倣此。

【校注】

[1]立夏：节气名，为农历四月初旬之时。

[2]本位：弦、洪、毛、石之脉分别在春、夏、秋、冬出现，即是本位脉象，因其为四时所见的应时之脉，故其下亦称"时脉"。

[3]濈濈：汗出和缓畅快貌。

【释义】论脉象与四时的关系及兼表证的治法。

立夏得洪大脉，为脉与四时顺应，虽有身体疼重的表证，当须发汗解表。若明日身不疼不重，濈濈然汗出，为人体正气充盛，又得时令旺气之助，正胜邪却，病当自愈，故不需汗法治疗。本条举立夏得洪大脉为例，说明得四时旺气之脉而病可治愈之理。一年四季，春夏秋冬道理相同，故曰"四时仿此"。即《素问·平人气象论》"脉得四时之顺，曰病无他"之义。病得"时脉"，谓时旺之候，正气得助，故其病易解。

020 問曰：凡病欲知何時得，何時愈，答曰：假令夜半得病者，明日日中愈；日中得病者，夜半愈。何以言之？日中得病夜半愈者，以陽得陰則解也；夜半得病，明日日中愈者，以陰得陽則解也。

【释义】论阴阳和则病自解的机理。

日中为阳，夜半为阴。日中得病，是阳受病而偏盛，故夜半得阴气之相济而病可愈；夜半得病，是阴受病而偏盛，故日中得阳气之相助而病易解。此即用阳和阴,用阴和阳之理。在临床中,影响病愈与否的因素甚多,当须四诊合参,全面分析,综合判断。

021　寸口脉浮爲在表,沉爲在裏,數爲在府,遲爲在藏。假令脉遲,此爲在藏也。

【释义】论以浮沉迟数四脉,判断病变的部位。

寸口脉此指寸关尺三部脉。浮象在表,应病亦为在表;沉象在里,应病亦为在里;数为阳,阳主热,六腑为阳,阳脉应其腑,故数脉应病在腑;迟为阴,阴主寒,五脏为阴,阴脉应其脏,故迟脉应病在脏。

本条以浮沉迟数四脉,以审察表里,料度脏腑,自是脉诊常法,临床辨证具有一定参考价值。然临证之际,当脉证合参,方不致误。

022　跌陽脉[1]浮而濇,少陰脉如經[2]者,其病在脾,法當下利,何以知之? 若脉浮大者,氣實血虚也。今跌陽脉浮而濇,故知脾氣不足,胃氣虚也。以少陰脉弦而浮一作沉。纔見,此爲調脉,故稱如經也。若反滑而數者,故知當屎[3]膿也。《玉函》作溺。

【校注】

[1]跌阳脉:指足背部动脉,位于第二、第三跖骨之间,相当于冲阳穴部位。

[2]如经:如常。

[3]屎:当作“尿”,因与“屎”形近而讹。《金匮玉函经》卷二、《敦煌残卷》S.202、《太平圣惠方》均作“溺”。“溺”有两音两意,一音 nì,意为沉溺、淹没;一音 niào,为“尿”的异体字。

【释义】论以跌阳脉和少阴脉合参,判断疾病的部位和病机趋势。

跌阳脉可候中焦脾胃的病证,少阴脉可候下焦肾经的病证。本条指出少阴脉如常,表明少阴无病,跌阳脉浮而涩,标志着脾胃虚弱,为病在脾而不在肾,故法当下利。然而必须注意浮涩与浮大不同,若脉浮而大,为气实血虚,切不可与浮而涩相混。少阴脉弦而浮,为少阴无病之调和脉。此乃弦脉属肝属木,浮脉属肺属金,少阴脉弦而浮,是金能生水,水能生木,子母相生,经气调和,故称如经。若少阴脉见滑数,说明邪郁下焦,火热内伤经脉,会发生便脓血的疾患。综上可见,跌阳脉浮而涩,知下利缘于脾;太溪脉滑而数,知便脓血因于肾。此乃仲景握手必及足之诊法,以补“独取寸口”之不足。

023　寸口脉浮而緊,浮則爲風,緊則爲寒。風則傷衛,寒則傷榮[1],

榮衛俱病,骨節煩疼[2],當發其汗也。

【校注】

[1] 荣:《金匮玉函经》卷二作"营"。

[2] 烦疼:剧疼、甚疼。烦,剧也。

【释义】论太阳病表实证的脉证治法。

脉浮而紧,是太阳表实证的主脉。由于风寒外束,营卫受病,以致经气凝滞,所以骨节烦疼。邪既在表,当然须用发汗方法。"浮则为风,紧则为寒"是对"寸口脉浮而紧"的自注解释。"风则伤卫,寒则伤荣,荣卫俱病,骨节烦疼"四句旨在说明风寒袭表,荣卫俱病的病机及主要临床证候。本条论述风寒伤人的病理变化及脉证特点,后世"三纲鼎立"之说的产生,即源于此。

024 跌陽脉遲而緩,胃氣如經也。跌陽脉浮而數,浮則傷胃,數則動[1]脾,此非本病,醫特下之所爲也。榮[2]衛内陷,其數先微,脉反但浮,其人必大便鞕,氣噎而除[3]。何以言之?本以數脉動脾,其數先微,故知脾氣不治[4],大便鞕,氣噎而除。今脉反浮,其數改微,邪氣獨留,心中則飢,邪熱不殺穀[5],潮熱發渴,數脉當遲緩,脉因前後度數如法,病者則飢,數脉不時[6],則生惡瘡也。

【校注】

[1] 动:犹伤也。本条"伤"与"动"对举,是"动"犹"伤"也。

[2] 荣:《金匮玉函经》卷二作"营"。

[3] 气噎(ài 爱)而除:气机因噎气而畅通。

[4] 治:旺也。

[5] 杀谷:消谷,消化饮食。

[6] 数脉不时:数脉始终不退。

【释义】论据跌阳脉的变化辨析误下后的疾病转归。可分为三段理解:

第一段:"跌阳脉迟而缓……医特下之所为也",论下后脾胃损伤的脉象变化。跌阳,为胃脉,脉迟而缓,即和缓不数之意,是胃气正常之脉象。跌阳脉由迟缓变为浮数,表明胃气失常,即"浮则伤胃,数则动脾",此为脾胃两伤之脉,究其原因,乃医生误用下法所致。可有如下转归:

第二段:"荣卫内陷……气噎而除",论误下后荣卫内陷的病理转归。若"荣卫内陷,其数先微,脉反但浮",则表现为"其人必大便鞕,气噎而除"。为什么会出现这样的情况,"何以言之"后23字为自注句。这是因为数脉为误下伤脾所致,今见"其数先微"则知其病机为脾伤不能运化及转输,此即"脾气不治"

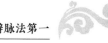

而大便硬;病本在脾而标于肠,不在于胃,故可见"气噫而除"。

第三段:"今脉反浮……则生恶疮也",论误下后邪气独留的病理转归。若"今脉反浮,其数改微,邪气独留",则见心中似饥、潮热发渴等症。此乃胃中有热,热则消谷,故心中似饥;邪热内扰,脾弱不运,故谷物不消;邪热独留,阳明不和则可见潮热发渴等症。此时,可以根据中医脉法描述的病前生理度数及病后病理度数,来进一步判断其转归:若是数脉变为迟缓,这是"胃气如经"之象,预示疾病向愈;若是"脉数不时",同时见"病者则饥"之症,乃是邪热经久不退,热郁肌腠,则生恶疮。

应该指出的是,文中所言"其数先微""其数改微"的两个"微"字,均是对数脉程度的形容,借以说明脉象发生了变化,而非微脉。理解本条,当着眼于"趺阳脉迟而缓,胃气如经"之义,知趺阳脉之常,便可借以衡其变也。

025　師曰:病人脉微而濇者,此爲醫所病也。大發其汗,又數大下之,其人亡血,病當惡寒,後乃發熱,無休止時,夏月盛熱,欲著複[1]衣;冬月盛寒,欲裸[2]其身。所以然者,陽微則惡寒,陰弱則發熱,此醫發其汗,使陽氣微,又大下之,令陰氣弱。五月之時,陽氣在表,胃中虛冷,以陽氣內微,不能勝冷,故欲著複衣。十一月之時,陽氣在裏,胃中煩熱,以陰氣內弱,不能勝熱,故欲裸其身。又陰脉遲濇,故知亡血也。

【校注】

[1]复:赵开美原刻本误作"複",字书无"複"字,当作"複"(即"复"之繁体字)。底本"複"与"複"杂出,凡作"複"者,皆径改为"複"。下同。又,《太平圣惠方》卷八作"厚"。

[2]裸:露也。赵开美原刻本误作裸(guàn 贯)。《注解伤寒论》卷一作"裸"。二者不可通假,故正之。下同。

【释义】论以脉微而涩,辨阳微阴弱之证。

"病人脉微而涩者,此为医所病也"说明本条所述之证为误治造成。脉微为阳气虚衰,脉涩为阴血不足,乃脉诊常法。今脉微而涩,阴阳俱虚,乃因大汗、大下误治所致。阳气伤则恶寒,阴血亏则发热,阴阳俱虚,故恶寒发热无休止时。夏季阳气在表,胃中虚冷,不能胜阴寒,故欲著复衣;冬季阳气在里,胃中烦热,不能胜内热,故欲裸其身。"所以然者"至"不能胜热,故欲裸其身"为自注句,解释上述脉证之机理。尺脉为阴,阴脉迟涩,为阴血不足之特征,"故知亡血也"。

本条论大汗伤阳,大下伤阴之脉证,对"夏月盛热,欲著复衣;冬月盛寒,欲裸其身"之说,应当活看,重在领会其义,不必拘泥。

026　脉浮而大,心下反鞕,有熱,屬藏[1]者,攻之[2],不令發汗;屬府[3]者,不令溲數,溲數則大便鞕。汗多則熱愈,汗少則便難,脉遲尚未可攻。

【校注】

[1] 属藏:此指病邪在里。

[2] 攻之:此理解为治疗。

[3] 属府:此指病邪在表。

【释义】论可攻与不可攻及发汗利小便的禁忌。

浮大脉一般主病在表,不应该心下硬。今脉浮而大,心下反硬,有热,属脏者为病在里,阳热之邪结于心下胃脘,当用治里之法,不可治以汗法。所谓攻之,并非专用攻下,包括清降通泄等法。若属腑者为病邪在表,即便兼有里证,治宜先表后里或表里双解,不可用利小便法,否则易伤津液而致大便硬。只要津液不伤,病邪在表,经发汗治疗,即可汗畅出而热解病愈。反之,若汗源匮乏,汗出不彻,津液更伤,则大便难。若脉迟为里实未甚,或病属阴结,不可误用攻下之法。

综上可见,表证当汗,发汗宜透,透则邪解而热去;里证当下,下之当慎。此即后世所谓"汗不厌早,下不厌迟"之意。

027　脉浮而洪,身汗如油,喘而不休,水漿不下,形體不仁[1],乍静乍亂[2],此爲命絶也。又未知何藏先受其災,若汗出髮潤,喘不休者,此爲肺先絶也。陽反獨留[3],形體如煙熏,直視搖頭者,此爲心絶也。唇吻[4]反青,四肢縶習[5]者,此爲肝絶也。環口黧黑[6],柔汗[7]發黄者,此爲脾絶也。溲便遺失,狂言、目反[8]直視者,此爲腎絶也。又未知何藏陰陽前絶,若陽氣前絶,陰氣後竭者,其人死,身色必青;陰氣前絶,陽氣後竭者,其人死,身色必赤,腋下温,心下熱也。

【校注】

[1] 形体不仁:即身体不知痛痒。

[2] 乍静乍乱:指时而安静,时而躁扰不宁。乍,忽然的意思。

[3] 阳反独留:即阳热独盛。

[4] 吻:嘴。

［5］四肢<ruby>瘈<rt></rt></ruby>习:形容手足震颤摇动之状态。<ruby>瘈<rt></rt></ruby>习,小鸟学习振奋腾飞之状。

［6］环口<ruby>黧<rt></rt></ruby>黑:指口的周围带黄黑色,为脾土败绝的征象。黧,黄黑色。

［7］柔汗:即冷汗。

［8］目反:指眼睛上视,不能转动。《素问》称戴眼。

【释义】论五脏命绝之脉证。本条可分为三段理解。

第一段:"脉浮而洪……此为命绝也",辨生命将绝的脉证。脉来浮洪涌盛,为气不归根,阳从外越;身汗如油,为津液外脱;喘而不休,为气脱;水浆不下,为胃气败绝;形体不仁,为营卫不行且不用,气血衰竭;乍静乍乱,为神明不用。综合以上脉证,实即《内经》"阴阳离决,精气乃绝"之候,均为生命将绝之征象,故曰"此为命绝也"。

第二段:"又未知何藏先受其灾……此为肾绝也",根据五脏生理、病理特点,辨五脏绝证。①肺绝:汗出发润,为津脱;喘而不休,为气脱。精气四溃而气脱于上,故为肺绝。②心绝:心主火而属阳,阳反独留,形体如烟熏,火热偏亢也。心主血而藏神,直视摇头,是营血竭,神明乱也,故为心绝。③肝绝:口唇吻四肢,属脾所主。肝色青,肝绝则真脏色见于所胜之部,故唇吻反青。肝主筋,肝绝则四肢筋脉振动,若四肢时时引缩,发生于所胜之部,故为肝绝。④脾绝:脾主口唇,黑,肾之色,水反侮土,故环口黧黑。柔汗,即冷汗。张令韶谓:"柔汗者,为柔软而腻,为脾之真液。"黄为脾之色,脾之精气外溃,真脏色见,故发黄,为脾绝。⑤肾绝:肾司开阖,下主二便。肾气绝则不能制约二阴,故溲便出而不知也。肾藏志,狂言是失志。肾藏精,目之瞳子属肾。五脏精气皆上注于目,目反直视者,是精气不能上荣而目系不转也。

第三段:"又未知何藏阴阳前绝……心下热也",辨阳气与阴气哪个前绝,哪个后竭的证候。寒病多阳气先绝,阴气后竭,故其人死,身色则青;热病多阴气先绝,阳气后竭,故其人死,身色则赤,腋下温,心下热也。

上述五脏命绝之脉证及其决死生预后之方法,尚有待结合临床进一步研究。

028 寸口脉浮大,而醫反下之,此爲大逆[1],浮則無血[2],大則爲寒,寒氣相搏[3],則爲腸鳴,醫乃[4]不知,而反飲冷水,令汗大出,水得寒氣,冷必相搏[3],其人即<ruby>饐<rt>音噎,下同。</rt></ruby>[5]

【校注】

［1］大逆:大错。逆:错也,指误治。

［2］浮则无血:方有执《伤寒论条辨》卷七:"浮为气,故曰无血。"无血,指

血分无病。

[3]抟:宋版《伤寒论》作"搏"(抟),后世讹为"搏",今正。

[4]乃:却也,反也。《敦煌残卷》作"反"。

[5]餶:指气逆而噎塞,与哕的情况略同,但哕有声而餶无声。

【释义】论寸口脉浮大之里虚证。

寸口脉浮大,有虚实之分。本条属里虚之证,若用下法,则为大逆。脉浮是病在气分而不在血分,脉大是阳显于外而阴乘于内,故云"大则为寒"。寒邪下趋肠间,"寒气相抟",而为肠鸣。设医者却不知此属虚寒,反令饮冷水,水寒相抟,饮邪上逆,则咽喉噎塞。

029　趺陽脉浮,浮則爲虚,浮虚相搏[1],故令氣餶,言胃氣虚竭也。脉滑則爲噦[2],此爲醫咎,責虚取實[3],守空[4]迫血,脉浮,鼻中燥者,必衄也。

【校注】

[1]抟:宋版《伤寒论》作"搏"(抟),后世讹为"搏",今正。

[2]哕:呃逆。

[3]责虚取实:用治疗实证的方法治疗虚证。

[4]守空:在里的营血空虚之意。营在内为守。

【释义】论趺阳脉浮之里虚证。

上条以寸口论虚候,本条以趺阳脉论虚候,手足并论,示人以免误治。趺阳脉浮,浮则为虚,此浮脉当浮而无力,如医者不明,误用祛实之法,可致胃气更虚。趺阳脉滑乃"责虚取实",误治后胃气搏击所致,故见哕逆。若脉浮而血虚,反更"迫血"劫阴,则出现鼻燥衄血等变证。本条所云"责虚取实,守空迫血"泛言误治,意味深长。

030　諸脉浮數,當發熱而洒淅惡寒。若有痛處,飲食如常者,畜積有膿也。

【释义】论痈肿初起脉证。

脉浮数,多为外感表证,同时伴有发热且洒淅恶寒。但是痈疡外科病证也会出现脉浮数,发热恶寒,必须注意鉴别。痈疡初起,可见脉浮数,发热恶寒,但必伴有局部疼痛,饮食如常,为其辨证要点。

031　脉浮而遲,面熱赤而戰惕[1]者,六七日當汗出而解,反發熱者,差遲[2]。遲爲無陽[3]不能作汗,其身必痒也。

【校注】

[1]惕:赵开美本《伤寒论》、日本安政翻刻宋本《伤寒论》以及《仲景全书·注解伤寒论》均作惕。惕(dàng),动也。作"惕"义长。

[2]差迟:病愈的日期延迟。"差"同"瘥"。《方言》卷三:"南楚病愈者谓之差。"

[3]无阳:犹言正气虚。

【释义】论表病阳虚不能作汗的脉证和病理机转。

邪在肌表,是以脉浮;阳气虚弱,是以脉迟。邪气怫郁,是以面热赤;正邪相争,是以战惕。病因表病里虚,故迁延至六七日之久,正气渐盛,正胜邪却,则汗出而解,此亦属战汗而解。如阳虚较甚,不战汗而反发热,则病程更为延长。正气虽能一时振奋,奋起与邪争而发热,但因阳虚不能蒸动津液以作汗也,使邪气怫郁肌表而发热身痒。

032　寸口脉陰陽俱緊者,法當清邪[1]中於上焦,濁邪[2]中於下焦。清邪中上,名曰潔也;濁邪中下,名曰渾也。陰中於邪,必內慄[3]也。表氣微虚,裏氣不守,故使邪中於陰也。陽中於邪,必發熱頭痛,項強頸攣,腰痛脛酸,所爲陽中霧露之氣。故曰清邪中上,濁邪中下。陰氣爲慄,足膝逆冷,便溺妄出。表氣微虚,裏氣微急,三焦相溷[4],內外不通。上焦怫音佛,下同鬱,藏氣相熏,口爛食齗[5]也。中焦不治,胃氣上衝,脾氣不轉,胃中爲濁,榮衛不通,血凝不流。若衛氣前通者,小便赤黄,與熱相摶[6],因熱作使,遊於經絡,出入藏府,熱氣所過,則爲癰膿。若陰氣前通者,陽氣厥[7]微,陰無所使,客氣內入,嚏而出之,聲嗢[8]乙骨切咽塞。寒厥相追[9],爲熱所擁,血凝自下,狀如豚肝。陰陽俱厥[10],脾氣孤弱,五液[11]注下。下焦不盍[12]一作闔,清便下重[13],令便數難,齊築[14]湫痛[15],命將難全。

【校注】

[1]清邪:指雾露之邪。

[2]浊邪:指水湿之邪。

[3]内栗:自觉心中寒冷震颤。

[4]溷(hùn诨):混乱不分之意。

[5]食齗:齿龈糜烂。"食"通"蚀";"齗"同"龈"。

[6]抟:宋版《伤寒论》作"摶"(抟),后世讹为"搏",今正。

[7]厥:乃。

[8]声嗢(wā):指声混浊而难出。

[9]相追:《注解伤寒论》卷一作"相逐"。

[10]厥:尽也,竭也。

[11]五液:即五脏的津液。

[12]盍:《金匮玉函经》卷二、《注解伤寒论》卷一并作"阖"。

[13]清便下重:大便有后重感。清,通"圊",用如动词。本论"清血""清脓血"之"清",义皆同此。

[14]齐筑:形容脐部悸动如捣。"齐"同"脐"。筑,捣也。

[15]湫痛:指寒气壅聚。湫(qiū 秋),《左传·昭公元年》:"勿使有所壅闭湫底。"杜预注:"湫,集也。"

【释义】论清邪中于上,浊邪中于下之脉证,以及表里不通三焦为病。分为两段:

第一段:"寸口脉阴阳俱紧者……便溺妄出。"辨清邪中于上,浊邪中于下之脉证。寸口脉阴阳俱紧,寸口脉指腕部脉,阴指尺,阳指寸。寸脉紧,主清邪中于上焦;尺脉紧,主浊邪中于下焦。所谓清邪,是雾露之邪,易中于上焦,名曰洁。所谓浊邪,是水湿之邪,易中于下焦,名曰浑。所谓"阴中于邪",阴指下,即浊邪中于下。表气虚微,里气不守而见内栗等,故使邪中于阴也。所谓"阳中于邪",阳指上,即清邪中于上,可见发热头痛、项强颈挛、腰痛胫酸等,系"阳中雾露之气"为患也。此即"清邪中上,浊邪中下"。并补述"阴中于邪"除"内栗"外,还可见足膝逆冷、便溺妄出等。

第二段:"表气微虚……命将难全。"辨表里不通三焦为病之证。若"表气微虚,里气微急"则内外不通,三焦混沌失司。①上焦怫郁。若邪在上焦,阳气怫郁,里热熏灼,可出现口腔和牙龈溃烂。②中焦不治。若邪在中焦,胃气上逆,脾气不运,浊气不降,气血生化无源,导致营卫不通,血凝不流。此时,可有三种转归:一是卫气先通,即邪气从阳化热,邪热游于经络,出入脏腑,故见小便黄赤,发为痈脓。二是阴气先通者,为阳虚从阴寒化,阳微阴竭,若外邪来犯,肺胃之气逆塞,则见喷嚏、声音混浊难出、咽部噎塞等。寒热相搏,热壅血凝,化腐成脓,故大便下血如豚肝。三是阴阳俱虚,中焦衰败,五液尽泄于下。③下焦不盍。为肾阳虚衰,关门不固。证见大便清谷而下重,小便频急而涩难,脐腹拘急而绞痛,此病重而危殆矣。

本条论清邪中上、浊邪中下之脉证,以及三焦之邪相混而使表里不通之病变,不仅强调了中焦脾胃之气对疾病传变及预后的重要意义,也对后世温病学三焦辨证及卫气营血辨证的创立,具有深远的影响。

033　脉陰陽俱緊者,口中氣出,脣口乾燥,蹏臥足冷,鼻中涕出,舌上胎滑[1],勿妄治也。到七日以來[2],其人微發熱,手足温者,此爲欲解;或到八日以上,反大發熱者,此爲難治。設使惡寒者,必欲嘔也;腹内痛者,必欲利也。

【校注】

[1]胎滑:即舌苔白膩而滑。

[2]以来:《注解伤寒论》作"已"。

【释义】论表里疑似的脉证及预后。

脉阴阳含义与上条同,指寸部和尺部。脉紧说明邪气盛。寸脉紧,口中气出,唇口干燥,鼻中涕出,是表闭寒郁之征象;尺脉紧,蜷卧足冷,舌上苔滑,又是阳虚里寒的确证。证情复杂,寒热虚实难辨,治疗应当谨慎,切勿乱投药物,以免误治,即所谓"勿妄治也"。

若病至七八日,热微而手足温和,为邪退正复,病情向愈;若反大热,为正虚邪盛,病势转剧而难治,仍当积极救治。设使恶寒者,为表寒外束,必致气逆欲呕;若腹部疼痛,为寒邪在里,脾寒气陷,则发生腹泻。

034　脉陰陽俱緊,至於吐利,其脉獨不解;緊去入安[1],此爲欲解。若脉遲,至六七日不欲食,此爲晚發[2],水停故也,爲未解;食自可者,爲欲解。病六七日,手足三部脉[3]皆至,大煩而口噤[4]不能言,其人躁擾者,必欲解也。若脉和,其人大煩,目重[5]瞼[6]内際黄者,此爲欲解也。

【校注】

[1]紧去入安:指邪去人安。《金匮玉函经》卷二、《敦煌残卷》以及《注解伤寒论》中,"入"皆作"人",可从。

[2]晚发:后来续发的病。

[3]手足三部脉:即寸口、趺阳、少阴三部脉。

[4]口噤:即口不能张开。

[5]目重:目胞微肿。

[6]瞼:当作"瞼"。赵开美原刻本误作"脸",《伤寒论条辨》卷七作"瞼"。

【释义】论脉阴阳俱紧的几种转归。本条以脉阴阳俱紧为例,脉证合参,辨病之欲解与未解。可分为三段理解:

第一段："阴阳俱紧……此为欲解。"脉阴阳俱紧并见吐利为阴盛里寒,有邪去为欲解与邪盛为未解两种转归,辨证的关键是观察紧脉之变化。"脉独不解",为寒邪仍盛,病亦未解;"紧去人安",为阳复阴退,故病欲解。

第二段："若脉迟……为欲解。"论晚发的水停之证。脉迟系中焦虚寒水停为病所致。只要中阳恢复,得以运化,水邪可解。因此,这种病的解与未解,进食情况有重要的参考价值。"至六七日不欲食",为中阳虚弱,寒水内停,病为未解;若"食自可",表明中阳振奋,食欲恢复,病为欲解。

第三段："病六七日……此为欲解也。"为病情突然发生变化,出现所谓"大烦"。其趋向如何?需观其脉证。若病六七日,手足三部脉皆至,且出现大烦、口噤不能言、手足躁扰者,为正邪交争,正胜邪却,也是紧去人安之象征,故为欲解。若大烦伴目胞微肿、眼睑内色黄,为土气胜,水气退。病人脉象平和,则为中气恢复,正气胜而病欲解的征象。

035 脉浮而數,浮爲風,數爲虛,風爲熱,虛爲寒,風虛相摶[1],則洒淅惡寒也。

【校注】

[1]摶:聚集,结合。赵开美原刻本作"搏"(摶),后世讹为"搏",今正。

【释义】论风邪在表的脉症与机理。

风邪外袭皮毛,卫阳浮盛抗邪于表,症见脉浮、发热,故云"浮为风""风为热";卫阳浮盛与邪相争,不能固护营阴,导致营阴外泄,肌腠疏松而恶风寒,症见脉数、恶寒,故云"数为虚""虚为寒"。"风虚相摶"是对中风表虚证卫阳浮盛、营阴外泄病机的概括,而"洒淅恶寒"是其代表性的证候之一,意在提示脉证合参。

036 脉浮而滑,浮爲陽,滑爲實,陽實相摶[1],其脉數疾,衛氣失度[2]。浮滑之脉數疾,發熱汗出者,此爲不治。

【校注】

[1]摶:赵开美原刻本作"搏"(摶),后世讹为"搏",今正。

[2]卫气失度:卫气失去循行的常度。

【释义】论从脉象辨阳亢阴竭危候。

脉浮而滑,浮为病在阳,滑为邪气实;阳实相摶表明邪热亢盛,此时脉象由浮滑转为数急而卫气失其常度。为何脉由浮滑转为数急,便出现卫气失其常度?发热汗出为其辨证要点,此乃邪热炽盛,迫津外泄,阴液亡失,阳无所依,故曰不治。

037　傷寒欬逆上氣[1],其脉散者死,謂其形損故也。

【校注】

[1]上气:气壅于上,不得下行。

【释义】论伤寒咳逆上气的危候。

伤寒咳逆上气,或由风寒闭遏,或由寒饮犯肺,其脉当为弦紧而不应见脉散。肺为娇脏,若久咳或内痈均可导致肺脏损伤,肺损气无所归,则见脉散。脉散者举之浮散,按之如无,来去不明而散漫无根,是元气将散,真脏脉见,故曰"脉散者死"。

平脉法第二(38-82条)

提要:本篇共45条。论述了平人不病之脉、四时平脉、阴阳相等之平脉等。"平脉"亦有辨脉之义,故篇中也阐述了多种病脉,如四时太过与不及之脉、脏腑阴阳乘侮之脉、百病错杂之脉等。

辨脉篇以阴阳为辨脉之纲,本篇则用五行生克理论以分析疾病纵横逆顺及生死预后之法,两篇合观,脉法备焉。

038　問曰:脉有三部,陰陽相乘[1],榮衛血氣,在人體躬。呼吸出入,上下於中,因息遊布[2],津液流通。隨時動作,效象形容[3],春弦秋浮,冬沉夏洪。察色觀脉,大小不同,一時之間,變無經常[4],尺寸參差[5],或短或長,上下乖錯,或存或亡。病輒改易,進退低昂[6],心迷意惑,動失紀綱。願爲具陳[7],令得分明。師曰:子之所問,道之根源。脉有三部,尺寸及關,榮衛流行,不失衡銓[8]。腎沉心洪,肺浮肝弦,此自經常,不失銖分。出入升降,漏刻[9]周旋,水下百刻,一周循環。當復寸口,虛實見焉,變化相乘,陰陽相干。風則浮虛,寒則牢堅,沉潛水滀[10],支飲急弦。動則爲痛,數則熱煩,設有不應,知變所緣[11]。三部不同,病各異端,大過可怪,不及亦然。邪不空見,終必有奸[12],審察表裏,三焦別焉。知其[13]所舍,消息[14]診看,料度府藏,獨見若神。爲子條記,傳與賢人。

【校注】

[1]阴阳相乘(chéng 成):是指阴阳相依,阴阳互根,对立统一之意。

[2]因息游布:借气息活动,而使营卫、津液得以游行敷布。

[3]效象形容:摹仿脉态加以形容,使人易于掌握。

[4]经常:"经""常"同义,规律。

[5]尺寸参差:即尺寸之脉不一致,有浮沉迟数之不同。参差(cēn cī),高低不齐之意。

[6]进退低昂:指脉之往来或快或慢,或高或低。

[7]具陈:详述。

[8]不失衡铨(quán 全):指荣卫运行不失正常法度。衡铨,量轻重的器具,这里喻作正常法度。

[9]漏刻:古计时器,以百刻分于昼夜,一百刻约合现在的 24 小时。

[10] 水潘（chù 触）：指水液停聚。

[11] 设有不应，知变所缘：脉与病不相符者，应该分析其原因。

[12] 邪不空见，终必有奸：邪气并非空无所见，穷究其源，必有邪恶可见。终必，《注解伤寒论》作"中必"。

[13] 知其：《脉经》卷五作"知邪"。

[14] 消息：谓进退、斟酌。消，消减。息，增长。

【释义】以问答形式阐述平脉总纲。本条可分三段理解：

第一段："问曰：……愿为具陈，令得分明。"描述人体脉的基本特点并提出问题。体表诊脉有三部，能反映出人体内部阴阳对立、营卫气血状态。脉动借肺气的呼吸出入，循环上下，气息游行输布，令津液畅达。人与天地相应，脉亦随四时变化，取类比象而为春弦、夏洪、秋浮、冬沉。察色辨脉，有大小不同，节律变化，寸尺长短上下之差异，或为时隐时现等变化。如果发生疾病，则变化更大，快慢高低不一，令人心意迷惑，难得要领。故请教详述，以求辨别之要点。

第二段："师曰：……变化相乘，阴阳相干。"从四个方面讲述了脉诊的基本原理及生理变化特征。一是诊脉部位分寸、关、尺三部；二是脉的搏动往来与人体营卫气血的流行一致；三是补充正常脉象的变化规律，不仅受四时之气的影响，会产生相应变化，亦受五脏特性的影响，而有心洪、肾沉、肺浮、肝弦等生理变化；四是脉会于寸口，随脏腑气机的升降出入，与漏刻相应，漏水下一百刻，营卫共行五十度而周于身，复会于寸口。因此，可据寸口脉来诊察人体的虚实、阴阳等变化情况。

第三段："风则浮虚……为子条记，传与贤人。"讲病脉的变化，如伤于风邪则脉浮虚，伤于寒邪则脉牢坚，脉沉潜的为水潘，脉急弦的为支饮，脉动为痛，脉数为烦热。假如脉证不符，则要审证求因。可根据三部脉象之太过与不及，体察病之异端。有其邪，必有其证。详查表里三焦，知邪之所在。斟酌诊察，以度脏腑，精断如神。特梳理于此，以传后学。

总之，本条指出脉会寸口，随呼吸而往来，应四时而改变。并阐述了五脏之平脉与病脉，对照合参，方能知常达变，故为平脉之纲领。

039　师曰：呼吸者，脉之头[1]也。初持脉，来[2]疾去[3]迟，此出[4]疾入[5]迟，名曰内虚外实也。初持脉，来迟去疾，此出迟入疾，名曰内实外虚也。

【校注】

[1] 头：源头。脉随呼吸之气出入而行，故言呼吸者，为脉之源头。

［2］［3］［4］［5］来、去、出、入：气之呼出者为来、为出；气之吸入者为去、为入。

【释义】论以呼吸对脉率的影响辨内外虚实。

气为血帅，脉随呼吸而行，故医者可通过呼吸与脉动的变化来判断内外虚实。来者为阳，去者为阴。呼出以候外，吸入以候内。初按脉搏时，来快去慢，即呼气时脉的跳动快而吸气时脉的跳动慢，故为"内虚外实"。初按脉搏时，来慢去快，即呼气时脉的跳动慢而吸气时脉的跳动快，故为"内实外虚"。

040　問曰：上工[1]望而知之，中工[2]問而知之，下工[3]脈而知之，願聞其説。師曰：病家人請云，病人若發熱，身體疼，病人自臥。師到，診其脉沉而遲者，知其差也。何以知之？若表有病者，脉當浮大，今脉反沉遲，故知愈也。假令病人云腹内卒痛[4]，病人自坐，師到脉之，浮而大者，知其差也。何以知之？若裏有病者，脉當沉而細，今脉浮大，故知愈也。

【校注】

［1］［2］［3］上工、中工、下工：是指医生的技术水平有高低之分。

［4］卒痛：骤然发作的疼痛。

【释义】论四诊合参，以测疾病之转归。

本条举例说明四诊合参而断病愈之理。如病人发热身疼，知其表有邪也，然病人怡然自卧，脉象不见浮大而反沉迟。脉沉而迟，乃热除身凉、正复邪衰之象，"故知愈也"。又如病人言腹中急痛，但不是护腹以拒按，反而是安坐其处，脉又显浮而大，亦断为将愈。里有病，脉应沉细，今脉象浮大，乃里气安和、正胜邪衰之象，"故知愈也"。

041　師曰：病家人來請云，病人發熱煩極。明日師到，病人向壁臥，此熱已去也。設令脉不和，處言[1]已愈。設令向壁臥，聞師到，不驚起而盻[2]視，若三言三止，脉之嚥唾者，此詐病[3]也。設令脉自和，處言此病大重，當須服吐下藥，針灸數十百處乃愈。

【校注】

［1］处言：断言。指告诉病人。

［2］盻（xì 细）：当作"眄"。《说文解字》："盻，仇视也。"古书"盻"与"眄"（miǎn）多相混。《说文解字》："眄，目偏合也，一曰邪视也。""眄"是眼睛半睁而斜着看的一种眼光。"闻师到不惊起而盻视"的"盻"字恰是"眄"字表现的

一种目光,故"眈"因与"䀩"形近而讹。

[3]诈病:假装或伪装患病。

【释义】论四诊合参,审察病情之法。

病人发热烦极,当不得静卧,次日医生前来,患者向壁而卧,表明"热已去也"。本条随后描述了两种转归。一是舍脉从症:"脉不和",断为"已愈",是通过向壁静卧,知其烦热已去,脉虽尚未完全恢复正常,只是暂时之象,故综合判断后,告之已愈。二是以脉辨别假症:病人向壁静卧,听见医生到来,不是惊喜相迎,而是躲躲闪闪不肯直视面对。问其所患,反复支吾却说不出病之所在。给他诊脉,患者装出喉咽难受、唾沫等假症,如果脉象平和,则可断定为"诈病"。

对于诈病的治疗,可采用"以诈治诈"之法,故意夸大病情,告患者"此病大重",需用剧烈吐泻及多处强刺重灸加以治疗,使诈病者产生畏惧而不敢再继续装病,故诈病"乃愈"。

042　師持脉,病人欠[1]者,無病也。脉之呻[2]者,病也。言遲[3]者,風也。搖頭言者,裏痛也。行遲者,表强[4]也。坐[5]而伏者,短氣也。坐而下一脚[6]者,腰痛也。裏實護腹,如懷卵物[7]者,心痛也。

【校注】

[1]欠:打呵欠。

[2]呻:病人因痛苦而呻吟。

[3]言迟:舌謇,语言不流畅。

[4]表强:因筋脉拘急,而行步不利。

[5]坐:古人坐状,两膝着地,臀着于足跟。

[6]脚:小腿。《说文解字·肉部》:"脚,胫也。"

[7]如怀卵物:形容双手护腹怕人触碰的样子。

【释义】论切脉与望、闻、问诊合参。

医生持脉时,病人打呵欠,乃平人倦怠之象,故曰"无病也"。诊脉时,病人呻吟不止,是身有病痛之象,故曰"病也"。言语迟钝者,是风中之象,故曰"风也"。欲言而头为之振振摇者,是里有痛而难以言表,故曰"里痛也"。行动迟缓者,是经脉引急而步行不利,故曰"表强也"。坐而身体前伏者,是喘疾不得息,故曰"短气也"。腰痛病,不能正坐,故坐时放下一脚以缓解疼痛者,曰"腰痛也"。里实证腹痛拒按,双手护腹怕人触碰者,是心下实邪作痛,故曰"心痛也"。

043　師曰:伏氣[1]之病,以意候之,今月之內,欲有伏氣。假令舊有伏氣,當須脉之。若脉微弱者,當喉中痛似傷,非喉痹[2]也。病人云:實咽中痛。雖爾[3],今復欲下利。

【校注】

[1]伏气:伏藏于体内的邪气,过时发病。

[2]喉痹:咽喉闭塞疼痛之证。

[3]尔:如此。

【释义】论伏气病的特点及其平脉辨证。

伏气之病,伏藏于内,不即见于病,不即见于脉,故在发病之前可根据其发病规律加以推理预测及判断,即所谓"以意候之"。如推测"今月之内,欲有伏气"发病,当须密切观其脉证。假使以前确有邪气内伏,应当以脉诊之,查看是否发病。如病人脉微弱,此乃邪伏少阴而成里虚寒证,当伴有喉中痛,似乎受伤一样,但不同于热毒壅喉之喉痹。少阴属肾,肾司二便,而经脉循行咽喉,故少阴伏气病,法当咽喉疼痛而又下利。因此,"今复欲下利"则是邪在少阴之佐证。

044　問曰:人[1]恐怖[2]者,其脉何狀? 師曰:脉形如循絲累累[3]然,其面白脱色也。

【校注】

[1]人:《脉经》卷一、《注解伤寒论》卷一下有"病"字。是。

[2]恐怖:恐惧惊怕。

[3]累累:羸惫之貌。这里是指细小无力的意思。

【释义】论受惊恐刺激后脉象与面色变化。

患者受到惊恐刺激,使得气血骤然逆乱而影响到心主血脉的功能,脉道不充,故脉形累累如循丝之细;恐则气下,血亦随气而下行,故面白脱色无华。

045　問曰:人不飲,其脉何類? 師曰:脉自濇,唇口乾燥也。

【释义】论津液匮乏之脉证。

人若是长久不能正常饮水,则会导致体内的津液匮乏。津液缺乏,所以脉涩不利;阴液亏虚,肌肤不得润泽,故见唇口干燥。

046　問曰:人愧者,其脉何類? 師曰:脉浮而面色乍白乍赤。

【释义】论羞愧时的脉象与面色变化。

人有愧则心气馁，气血消阻，气散于外，故脉见虚浮；心神不宁，气血不定，则面色白一阵红一阵，气上则血荣于面而乍赤，气下则面无血荣而乍白。

047　問曰：經説脉有三菽[1]六菽重者，何謂也？師曰：脉人以指按之，如三菽之重者，肺氣也；如六菽之重者，心氣也；如九菽之重者，脾氣也；如十二菽之重者，肝氣也；按之至骨者，腎氣也。菽者，小豆也。假令下利，寸口、關上、尺中，悉不見脉，然尺中時一小見，脉再舉頭[2]一云按投。者，腎氣也；若見損脉[3]來至，爲難治。腎爲脾所勝，脾勝不應時。

【校注】

[1] 菽（shū 叔）：豆也。

[2] 脉再举头：一呼脉再起头，一吸脉再起头，合为四至。

[3] 损脉：脉一呼一至，一吸一至，名为损脉。

【释义】论诊脉举按指法轻重与五脏的对应关系；并论以尺脉之至数测肾气之有无。本条可分两段理解：

第一段："问曰：经说脉有三菽六菽重者……肾气也"，以菽豆多少来衡量切脉指力之轻重，以候肺心脾肝肾五脏之气。以三粒菽豆重量的指力切得的脉为肺脉，以六粒菽豆重量的指力切得的脉为心脉，以九粒菽豆重量的指力切得的脉为脾脉，以十二粒菽豆重量的指力切得的脉为肝脉，按之至骨而切得的脉为肾脉。其机理可参滑寿《难经本义》："肺最居上，主候皮毛，故其脉如三菽之重；心在肺下，主血脉，故其脉如六菽之重；脾在心下，主肌肉，故其脉如九菽之重；肝在脾下，主筋，故其脉如十二菽之重；肾在肝下，主骨，故其脉如十五菽之重。"

第二段："假令下利……为难治"，强调肾脉的重要性。肾位于下焦，内寓元阴元阳，为人之根本，肾脉的有无，对于判断疾病的预后至关重要。按之至骨候肾气，所以沉候为脉之根本，然而这只是从切脉的指力方面而言。此外，脉有寸关尺三部高下之分，尺部候肾，故尺部脉亦为脉之根本。以下利重症为例，初切脉时，寸关尺均无脉；再切，尺部时一小见；再切，"脉再举头"者，反映肾气未绝，尚可医治。若脉来一呼仅一至，一吸仅一至，不能再举头，是为损脉，反映肾气将绝，故曰难治。

048　問曰：脉有相乘[1]，有縱[2]有橫[3]，有逆[4]有順[5]，何謂也？師曰：水行乘火，金行乘木，名曰縱；火行乘水，木行乘金，名曰橫；水行乘金，火行乘木，名曰逆；金行乘水，木行乘火，名曰順也。

【校注】

［1］乘：凌也，谓欺凌、克伐。

［2］纵：放纵其势，指五脏所主之脉乘其所胜。

［3］横：反乘不胜，指五脏所主之脉反侮其所不胜。

［4］逆：以下犯上，指五脏所主之脉子行乘母。

［5］顺：以尊临卑，指五脏所主之脉母行乘子。

【释义】论以五行乘克论脏脉之纵横逆顺。

五脏禀五行之气，各有主脉，并有四时平脉与之相应，如春脉弦（肝木），夏脉洪（心火），长夏脉缓（脾土），秋脉浮（肺金），冬脉沉（肾水）。

脉有相乘，即为病脉，如夏应见洪脉，反见沉脉，为水行乘火的纵克；冬应见沉脉，反见洪脉，为火行乘水的横克；春应见弦脉，反见洪脉，为火行乘木的逆克；夏应见洪脉，反见弦脉，为木行乘火的顺克。总之，四时五脏之脉贵在平和，太过、不及均可导致克贼为病。一般来说，纵克病甚，横克病微，逆克病虚，顺克病实。

049　问曰：脉有残贼[1]，何谓也？师曰：脉[2]有弦、紧、浮、滑、沉、涩，此六脉名曰残贼，能爲诸脉作病也。

【校注】

［1］残贼：指邪气伤人所见之脉。残，伤也。贼，害也。

［2］脉：《脉经》卷一《辨灾怪恐怖杂脉》作"经"，可参。

【释义】论残贼六脉。

病邪侵犯人体，伤害正气，或五脏疾病互相影响伤伐，均可从脉象反映出来。本条用弦、紧、浮、滑、沉、涩六种病脉，以概其他病脉。一般而言，弦为肝气横逆，紧为寒邪内结，浮为病在表，滑为痰火壅滞，沉为病在里，涩为营血虚滞。但也有一脉而主数病，一病多证而见复合之脉等，因此通过六种残贼之脉，可以了解人体三阳三阴诸经作病等多种病情变化，临证之时当需全面分析。

050　问曰：脉有灾怪[1]，何谓也？师曰：假令人病，脉得太陽，與形證相應，因爲作湯，比還[2]送湯[3]，如食頃，病人乃大吐、若下利、腹中痛。师曰：我前來[4]不見此證，今乃變異，是名災怪。又問曰：何緣作此吐利？答曰：或有舊時服藥，今乃發作，故爲災怪耳。

【校注】

［1］灾怪：出乎意料的变化。此指用药与脉证相符，而反发生意外的变化。

［2］比还:等到回来。

［3］送汤:《脉经》卷一"汤"下有"之时"二字,无"如食顷"。可从。

［4］前来:《脉经》卷一"来"下有"脉时"二字。可从。

【释义】论灾怪之诊。

医生问病切脉,诊断患者为太阳病,脉证相符,对证下药。然而,医生为患者煎药返回送服汤药之际,大约一顿饭的功夫,患者出现剧烈呕吐、下利腹痛等异常表现,此为灾怪。因为,之前诊病时并无这些证候表现,此刻疾病发生了变化,故名灾怪。究其原因,吐利从何而来? 答曰:此前曾服用过其他药物,现在发生了作用,所以出现灾怪。

分析灾怪的原因,通常涉及两个方面的因素:一是医生的疏忽大意,没有问清楚病人的治疗经过;二是病家故意隐瞒,使得医生不能全盘掌握。遇到灾怪情况发生时,当遵"坏病"处置原则,观其脉证,知犯何逆,随证治之。

051　問曰:東方肝脈,其形何似? 師曰:肝者,木也,名厥陰,其脉微弦濡[1]弱而長,是肝脉也。肝病自[2]得濡弱者,愈也。假令得純弦脉者,死。何以知之? 以其脉如弦直,此是肝藏傷,故知死也。

【校注】

［1］濡(ruǎn 软):通"软"。方有执《伤寒论条辨》卷七:"凡脉言濡,皆读软。"

［2］自:假如。

【释义】论肝的平脉、病愈脉及死脉。

五脏与五行、五方相应,各有所主之脉,但皆以胃气为本。脉有胃气,就是和缓悠扬之象。肝应东方,在天为风,在地为木,而属于厥阴。肝脉弦而濡弱者,是有胃气,为肝之平脉。如弦多于濡,而脉欠柔和,则主肝病。肝病如得濡弱之脉,主邪气退而正气复,则其病将愈。假如出现纯弦之脉,而按之弦直劲急,绝无濡弱柔和之象,主胃气已绝,肝之真脏脉见,亦称纯肝脉,表明肝病加重,预后不良,故曰"死也"。正如《内经》所云:"死肝脉来,急益劲,如新张弓弦。"本条以肝脏平脉为标准推论病邪进退及生死脉,总以胃气为本,有胃气者生,无胃气者死。

052　南方心脉,其形何似? 師曰:心者,火也,名少陰,其脉洪大而長,是心脉也。心病自得洪大者,愈也。假令脉來微去大[1],故名反,病在裏也。脉來頭小本大[2],故名覆,病在表也。上微頭小[3]者,則汗出。下微本大[4]者,則爲關格不通,不得尿;頭無汗者,可治,有汗者死。

【校注】

[1]来微去大:指脉来不盛去反盛之意。

[2]头小本大:来小去大。头,指脉之来;本,指脉之去。

[3]上微头小:上微,指脉浮而微;头小,指脉来则小。

[4]下微本大:下微,指脉沉而微;本大,指脉去则大。

【释义】论心的平脉、病愈脉及死脉。

心应南方,在天为暑,在地为火,而属于少阴。其脉洪大而长,来盛去衰,来大去长,形势如钩者,乃心之平脉而有胃气。心病见洪大之脉,为得心脉之正,脉证相符,其病易愈。假若心脉"来微去大",与来盛去衰之平脉相反,属反常之脉象,反映心火旺盛,故曰"病在里也"。若脉来"头小本大",成无己注曰:头小本大者,即前小后大也。小为正气,大为邪气,则邪气先在里,今复还于表,故名曰复。不云去,而云来者,是知在表。脉"上微头小"者,主心气外虚,故汗出;脉"下微本大"者,为心气内郁,小肠之气凝结,则为关格不通,不得小便。若头上无汗者,为津液内藏,尚可治疗;若头有汗,则为心气上厥,津液上泄,而预后不良。

053 西方肺脉,其形何似?师曰:肺者,金也,名太陰,其脉毛浮也。肺病自得此脉,若得緩遲者,皆愈。若得數者則劇。何以知之?數者,南方火,火尅西方金,法當癰腫,爲難治也。

【释义】论肺的平脉、病愈脉及死脉。

肺应西方,在天为燥,在地为金,而属于太阴。肺之平脉名毛,如毛之轻浮在皮也。肺病见毛脉,而有迟缓之象,主病欲愈。如肺病不见毛脉,而反见数脉,主病剧。"何以知之"之后为自注句,阐释其机理。即数为南方心火之脉,肺金为病,反见数脉,为火来克金,火热盛则发痈肿,故曰"难治"。

《辨脉法》篇以阴阳为辨脉之纲领。以上三条以木、火、金为例,用五行生克之理推其疾病预后之顺逆,发人深思。正如《素问·脉要精微论》所云:"微妙在脉,不可不察,察之有纪,从阴阳始。始之有经,从五行生。"

054 問曰:二月得毛浮脉,何以處言至秋當死?師曰:二月之時,脉當濡弱,反得毛浮者,故知至秋死。二月肝用事[1],肝屬木,脉應濡弱,反得毛浮者,是肺脉也。肺屬金,金來尅木,故知至秋死。他皆倣此。

【校注】

[1]二月肝用事:五脏分属于四季,二月春季与肝相应,肝气应旺,故称二月肝用事。

【释义】以春季肝脉为例,论相克脉预后不良的机理。

脉与四时相应,春弦、夏洪、秋毛、冬石也。二月春时为肝木当令,脉应弦而濡弱,今反见毛浮脉,即"二月得毛浮脉",乃春见秋脉,为金克木。在春季尚能借升发之气而无大害;至秋时,则肺金愈旺,木愈受克,故至秋死。举此为例,说明五脏若得非时之脉,则预后不良。

055　師曰:脉肥人責[1]浮,瘦人責沉。肥人當沉,今反浮,瘦人當浮,今反沉,故責之。

【校注】

[1]责:求也。此谓求其病因。

【释义】论胖、瘦之人的平脉与病脉。

一般来说,胖人肌肉丰厚,经脉不易显露,脉以沉为多见;瘦人肌肉浅薄,经脉易于显露,脉以浮为多见。如果胖人反见脉浮,瘦人反见脉沉,这是反常现象,应当考虑有疾病的存在。说明诊脉之法不仅有阴阳、五行之理,还应结合病人之体质和禀赋,方不致误。

056　師曰:寸脉下不至關,爲陽絕;尺脉上不至關,爲陰絕。此皆不治,決死也。若計其餘命生死之期,期以月節剋之[1]也。

【校注】

[1]月节克之:指月令节气与疾病相克的时期。

【释义】论阳绝脉、阴绝脉及其预后。

寸脉为阳,尺脉为阴,关脉在中,为阴阳升降之交会处。若脉仅见于寸部,而关部尺部脉不见,是阳气有升无降,为阳绝于上;若脉仅见于尺部,而寸部关部脉不见,是阴气有降无升,为阴绝于下。阴阳偏绝,故其预后凶险,如《内经》所云"阴平阳秘,精神乃治,阴阳离决,精气乃绝"。如果计算死期,可推测其大多死于和疾病相克的月令季节,如肝病死于秋,心病死于冬,脾病死于春,肺病死于夏,肾病死于长夏。

057　師曰:脉病人不病,名曰行屍[1],以無王氣[2],卒眩仆不識人者,短命則死。人病脉不病,名曰內虛,以無穀神[3],雖困無苦。

【校注】

[1]行尸:喻其虽像常人行动,但生气已绝,如尸一样。

[2]王气:脏腑的生气。王,通"旺"。

[3]谷神:水谷精微之气。

【释义】论脉病人不病与人病脉不病的机理与预后。

所言"脉病人不病"是真脏脉见,而病症尚未显露,非真无病也。名曰"行尸"者,生气已绝,将短期而死之谓。患者随时都有可能出现猝然昏倒、不省人事等危候,如不高度重视,积极救治,势必预后不良。所谓"人病脉不病",是指患者外形羸弱似病,故曰"内虚",但其脉有根,胃气尚在,只是缺乏水谷精微的滋养,虽自觉为病所困,但预后多吉,并无大碍。

058 問曰:翕奄沉^[1],名曰滑,何謂也?師曰:沉爲純陰,翕爲正陽,陰陽和合,故令脉滑,關尺自平。陽明脉微沉,食飲自可。少陰脉微滑,滑者,緊之浮^[2]名也,此爲陰實,其人必股內汗出,陰下濕也。

【校注】

[1]翕奄沉:指脉忽浮忽沉,往来流利,应指圆滑,如珠滚玉盘之状。翕,羽也,盛也,表示浮盛,与沉相对。奄(yǎn 掩),忽也。

[2]紧之浮:脉浮而有力。之,通"而"。紧,指脉有力。

【释义】论阴阳之合而成滑脉的脉象特征及机转。

沉为纯阴者,少阴也;翕为正阳者,阳明也。少阴脉沉,阳明脉浮盛,阴阳相合,脉浮动而忽沉,滚动流利,故令脉滑。常人见滑脉表明气血充盛,经脉畅行流利。关脉属阳明,尺脉属少阴,阴阳相合,故关尺自平。若阳明关脉微偏于沉,乃脉气升浮不足,但虽虚尚不太甚,所以饮食还能自可;若少阴尺脉微滑,其滑呈现浮而有力之象,此乃少阴中有阳热实邪为病,大腿外侧为阳面、内侧为阴面,内侧为阴经所行之地。阳加于阴谓之汗,故见股内汗出、阴下潮湿等症。

《刘渡舟伤寒论专题讲座》论本条指出:少阴脉沉是水脉、是肾脉,滑是阳脉,沉滑就是阴中伏热。女子若见有带下,气味很大,此乃少阴藏有湿热之邪,可用黄柏、茯苓、滑石、知母、苦参,清阴分之热。男子若见腰痛、腿胀、小便短黄而味重,为湿热下陷阴中,酌用二妙丸、泽泻、茯苓等清热利湿、通利小便等法。

059 問曰:曾爲人所難^[1],緊脉從何而來?師曰:假令亡汗,若吐,以肺裏寒,故令脉緊也。假令欬者,坐^[2]飲冷水,故令脉緊也。假令下利以胃虚冷,故令脉紧也。

【校注】

[1]为人所难:被人问难。

[2]坐:因为。

【释义】论紧脉的成因。

要问紧脉在什么条件下形成,主要有三种来路。一是误治,包括亡汗,误用吐法,导致肺寒;二是受寒,饮冷水等;三是阳气虚,自利益甚,正虚寒盛。可见,紧脉的产生,大多与寒邪有关。故《金匮要略》曰"寒令脉急"。举一反三,紧脉主肺寒、水寒、胃寒、里寒,亦主表寒。可见,紧脉往往与寒邪关系密切。

060　寸口衛氣盛,名曰高[1]。高者暴狂而肥。榮氣盛,名曰章[2]。章者暴澤而光。高章相搏[3],名曰綱[4]。綱者,身筋急,脉强直故也。衛氣弱,名曰慄[5]。慄者,心中氣動迫怯。榮氣弱,名曰卑[6]。卑者,心中常自羞愧。慄卑相搏[3],名曰損[7]。損者,五藏六府俱乏氣虛惙[8]故也。衛氣和,名曰緩[9]。緩者,四肢不能自收。榮氣和,名曰遲[10]。遲者,身體俱重,但欲眠也。緩遲相搏[3],名曰沉[11]。沉者,腰中直,腹内急痛,但欲臥,不欲行。

【校注】

[1]高:高大。形容脉气盛。

[2]章:同"彰",彰著。指脉气充实有余。

[3]抟:宋版《伤寒论》作"搏"(抟),后世讹为"搏",今正。

[4]纲:同"刚",强劲。指脉强盛有力。

[5]慄(dié 蝶):恐惧的样子,形容脉气不足。

[6]卑:低下之意,形容脉气不足。

[7]损:减少之意,指气血不足的脉象。

[8]惙(chuò 辍):疲乏。

[9]缓:舒展之意,指气血平和之脉象。

[10]迟:从容之意,指气血平和之脉象。

[11]沉:指沉实而不虚浮的脉象。

【释义】论以寸口脉候荣卫之强弱与和平。

由于荣卫阴阳之气皆会于寸口,所以可据寸口脉象的变化以测荣卫之盛衰。

若荣卫之气偏盛有余,则寸口脉高、彰而强盛有力,"高章相抟,名曰纲",纲者,刚也。刚劲有力状,表明营卫太盛,多为邪气所致,故反映邪气有余。

若荣卫之气虚弱不足，则寸口脉惵、卑而虚软无力，"惵卑相抟，名曰损"，损者，减也。反映营卫气血不足，表明营卫之气受到了损害，反映正气不足。

卫气和曰缓，营气和曰迟，"迟缓相抟，名曰沉"，沉者，不虚、不浮、不散也。反映营卫抱团，阴阳谐调，故阴平阳秘而无病。

061 寸口脉緩而遲，緩則陽氣長[1]，其色[2]鮮，其顏[3]光，其聲商[4]，毛髮長。遲則陰氣盛，骨髓生，血滿，肌肉緊薄鮮鞕，陰陽相抱，榮衛俱行，剛柔相得，名曰強也。

【校注】

[1] 长（zhǎng 掌）：生长。

[2] 色：《说文解字·色部》："色，颜气也。"

[3] 颜：《说文解字·页部》："颜，眉之间也。"

[4] 商：五音之一，其声清越，属金，合之于肺。

【释义】论寸口脉来和缓，则荣卫谐和而体健无病。

正常情况下，"卫气和，名曰缓"即舒缓之意；"荣气和，名曰迟"即平稳而不快不慢。故寸口脉缓而迟是荣卫谐和的脉象。脉缓为卫气和，阳气生长，故肤色鲜亮，颜面光泽，声音有力而清脆，毛发茂盛柔长。脉迟为荣气和，精血充盈，故骨髓生长，肌肉紧张柔润而结实、富有弹性。荣卫俱行，气血充盈，刚柔相济，阴阳调和，身体强健无病而"名曰强也"。

062 跌陽脈滑而緊，滑者胃氣實[1]，緊者脾氣強[2]，持實擊強[3]，痛[4]還自傷，以手把刃，坐作瘡[5]也。

【校注】

[1] 胃气实：指胃中有实邪。

[2] 脾气强：指脾之邪气实。强（jiàng 匠），僵硬之意。

[3] 持实击强：指脾胃之邪互相搏击。

[4] 痛：病也。《说文解字·疒部》："痛，病也。"

[5] 坐作疮：乃产生创伤。作，产生。疮，同"创"。

【释义】论跌阳脉滑而紧，主脾胃邪强而病。

跌阳脉主要察脾胃之气，其以和缓为平脉，今跌阳脉滑而紧为病脉，滑者胃气实，紧者脾气强，"胃气实""脾气强"，言邪气之盛，非正气强也。滑主食积，主痰；紧主寒，主疼痛。若脉滑而紧，好比持实击强，脾胃邪气强实，互相搏击，自伤本气，而两脏俱伤，若以手把刃，病由自伤而生。

063 寸口脉浮而大,浮爲虛,大爲實,在尺爲關,在寸爲格,關則不得小便,格則吐逆。

【释义】论阴阳上下不通而致关格的脉证。

寸口脉浮而大,浮为正气虚,大为邪气实。若见于尺,则正虚于下,邪闭不开,故不得小便,其名为"关"。若见于寸,则正虚于上,邪格不通,故食则吐逆,其名为"格"。

"关格"是证候名,也是病机。关,关闭也,因病在下,又称关阴;格,格拒也,因病在上,又称格阳。故"关格"之病为正虚而邪实,阴阳之气上下不通。

064 跌陽脉伏而濇,伏則吐逆,水穀不化,濇則食不得入,名曰關格。

【释义】论脾胃升降乖戾而致关格的脉证。

跌阳脉主候脾胃。伏涩之脉,多为脾胃邪闭气结之象。伏,即沉伏不起,主胃气呆滞不能腐熟水谷而失于和降,故见吐逆、水谷不化;涩,即涩而不畅,主脾不散精而运化失司,故见食不得入。此中州气机升降乖戾、壅滞不通,是为关格。

上两条均论关格但病机重点不同:前者从浮大而虚之脉,论正虚邪实,阴阳上下不通谓之关格,证见"关则不得小便,格则吐逆"。本条此前从跌阳脉伏而涩,论中焦脾胃不和,升降失职亦谓之关格,证候特征是以吐为关,以食不得下为格,指的是中焦的关格。均为"关格"之证,一在于阴阳不济,一在于升降乖戾。

065 脉浮而大,浮爲風虛[1],大爲氣强[2],風氣相搏[3],必成隱瘮,身體爲痒。痒者,名泄風,久久爲痂癩[4]。眉少髮稀,身有乾瘡而腥臭也。

【校注】

［1］风虚:即虚风,指虚邪不正之风。

［2］气强:指邪气强。

［3］抟:宋版《伤寒论》作"搏"(抟),后世讹为"搏",今正。

［4］痂癩:指皮肤有溃烂结痂。成无己注曰:"痂癩者,厉风也。眉少发稀,身有干疮而腥臭。"

【释义】论泄风脉证。

脉浮而大。"浮为风虚",揭示不正之风邪乘人体正气虚弱之时外袭伤人;"大为气强",指脉大揭示邪气强盛。"风气相抟"指风邪与人的正气相抟。轻者,邪犯皮表发为隐疹,身体瘙痒。"痒者,名泄风,久久为痂癞"是自注句。泄风,即风邪外泄,从里向外。风在外,会出现皮肤瘙痒,日久病及血分,形成痂癞。泄风又叫疬风,西医称之为大麻风。

066 寸口脉弱而遲,弱者衛氣微,遲者榮中寒[1]。榮爲血,血寒則發熱。衛爲氣,氣微者心内飢,飢而虛滿,不能食也。

【校注】

[1]寒:此作"虚"解。与前一句中的"微"互文见义。《刘渡舟伤寒论专题讲座》:"这里的寒也当虚字讲,也即荣中虚。"

【释义】论荣卫不足之脉证。

寸口脉弱而迟。弱者,卫气微,卫阳之气不足也;迟者,荣中虚,营阴不足也。荣为血,血虚则发热也。卫为气,气微者表现为心下空虚而若饥,虽饥而虚满不能食,说明中焦脾胃失调是导致卫气化生不足的原因。此处揭示出脾胃阴阳不足与营卫阴阳不足的密切关系。

寸口可候荣卫之虚实。荣卫即气血之意,浅而言之谓荣卫,深而言之谓气血,故曰"卫为气""荣为血"。叶天士结合温病发病特点阐述卫气营血深浅层次云"卫之后方言气,营之后方言血",堪称是继承和发扬仲景学术的典范。

067 趺陽脉大而緊者,當即下利,爲難治。

【释义】论正虚邪盛之下利。

趺阳者,胃脉也。胃脉当迟缓,今反大而紧者,大主虚,紧主寒,脾胃阳虚,阴寒内盛必下利不止,下利则阳气更伤,正虚邪盛,故云难治。

068 寸口脉弱而緩,弱者陽氣不足,緩者胃氣[1]有餘[2],噫而吞酸,食卒不下,氣填於膈上也。一作下。

【校注】

[1]胃气:此指胃中谷气。

[2]有余:此指有宿食也。

【释义】论中虚食滞不化的脉证。

寸口脉弱而缓,为中虚食滞之脉。弱者阳气不足,阳气不足则不能消化食物;缓者胃气有余,则胃中有不消化谷物。中虚食滞不化,虚中夹实,升降不利,气壅于上,故见噫气吞酸、食卒不下。《刘渡舟伤寒论专题讲座》指出,此证"单纯的消导或补益都是不行的,必须补中有消,消中有补,才能治疗夹实的效果",方如厚朴生姜半夏甘草人参汤。

069 趺陽脉緊而浮,浮爲氣,緊爲寒,浮爲腹滿,緊爲絞痛,浮緊相抟[1],腸鳴而轉,轉即氣動,膈氣乃下。少陰脉[2]不出,其陰腫大而虛也。

【校注】

[1]抟:宋版《伤寒论》作"抟"(抟),后世讹为"搏",今正。

[2]少阴脉:即太溪脉,位于内踝与跟腱之间的凹陷处。

【释义】论中焦虚寒的脉症及其与下焦虚寒的关系。

趺阳脉候中焦。趺阳脉紧而浮,浮为胃气虚,紧为脾中寒,说明脾胃虚而有寒邪,寒邪能凝滞气血,而出现腹满而疼痛。"浮紧相抟,肠鸣而转"指胃气之虚与脾寒之邪相互聚集,寒气转动而出现肠鸣,中气下陷影响于上而膈气乃下。

少阴脉候下焦。若中焦之寒,中气下陷影响于下,累及下焦肾阳,则见少阴脉不出。肾气虚弱,虚寒之气积于下焦,聚于阴器,则见阴部肿大或痿而不用等症。

070 寸口脉微而濇,微者衛氣不行,濇者榮氣不逮[1]。榮衛不能相將[2],三焦無所仰[3],身體痺不仁[4]。榮氣不足,則煩疼,口難言。衛氣虛者,則惡寒數欠,三焦不歸其部。上焦不歸者,噫而酢吞[5];中焦不歸者,不能消穀[6]引食;下焦不歸者,則遺溲。

【校注】

[1]不逮:不及也,即不足。

[2]相将:相扶持,相协调。

[3]三焦无所仰:指三焦失去依靠。仰,依靠之意。

[4]不仁:失去感觉,不知痛痒。

[5]酢(cù 促)吞:即吞酸。酢,古与"醋"通用。

[6]消谷:指脾胃消化水谷的功能。

【释义】论荣卫不能相将,以致三焦失调的脉症。

寸口脉微而涩,微则卫气不行,涩则荣气不足。卫不行,荣不足,则荣卫不能相互协调、不能相互扶持,导致荣卫功能失常,而三焦之气不能仰借荣卫以循行出入于上下内外。三焦无所仰,则不能出气以温肌肉,而身体麻痹不仁。荣为血,血不足,筋骨失于濡养则烦疼;心主血脉,荣血不足,心受影响则语言困难。阳者,卫外而为固也。卫气虚,则不能卫外而恶寒;阳气不足,欲引阳外出,故呵欠频频。

三焦各有其所归之部,若荣卫不能相将,三焦无所仰,则不能各归其部。《灵枢·营卫生会》指出"上焦出于胃上口,并咽以上,贯膈而布胸中""中焦亦并胃中,出上焦之后""下焦者,别回肠,注于膀胱而渗入焉",故上焦之气不归其位则噫气吞酸,中焦之气不归其位则不能消谷引食,下焦之气不归其位则遗尿。

荣卫之气,出于中焦,而上、中、下三焦之气是否能够运行正常,各归其所,又仰赖于荣卫之气。故仲景提出"荣卫不能相将,三焦无所仰",正是对荣卫与三焦,在生理上密切相关、在病理上相互影响的高度概括。这进一步拓展了对《内经》荣卫生理、病理功能的认识。

071　跌陽脉沉而數,沉爲實,數消穀,緊者病難治。

【释义】论以跌阳脉测脾胃病证之顺逆。

跌阳脉,以候脾胃之病。脉沉为里实,数为阳热,胃热消谷。此乃脉证相合,故为顺也。若脉不沉数而反沉紧,弦甚似紧,此紧为肝脉,亦主里寒,见于脾部,为中焦虚寒,肝木易乘,木来克土,此为逆也,故云难治。

072　寸口脉微而濇,微者衛氣衰,濇者榮氣不足。衛氣衰,面色黄;榮氣不足,面色青。榮爲根,衛爲葉,榮衛俱微,則根葉枯槁而寒慄、欬逆、唾腥、吐涎沫也。

【释义】论荣卫两虚的脉症。

寸口脉微而涩,微者为卫气衰弱,涩者为荣气不足。卫生于中焦脾胃,卫衰则土虚而面色黄;荣藏于肝,荣不足则木枯而面色青。荣为卫根,卫为荣叶,荣卫俱微,则根叶枯槁,外邪易侵,肺叶首当其冲,肺失宣肃,可见寒栗、咳逆、唾腥、吐涎沫等症,以土败不能生金故也。

073　跌陽脉浮而芤,浮者衛氣虚,芤者榮氣傷,其身體瘦,肌肉甲錯[1],浮芤相摶[2],宗氣[3]微衰,四屬[4]斷絶。四屬者,謂皮、肉、脂、髓。俱竭,宗氣則衰矣。

【校注】

[1] 肌肉甲错:皮肤干燥皲裂成鳞状,摸之碍手而不润泽。

[2] 摶:宋版《伤寒论》作"搏"(摶),后世讹为"搏",今正。

[3] 宗气:水谷精微,外达四肢,上聚胸中,以贯心脉之气。

［4］四属：即四肢，亦有认为是皮、肉、脂、髓。

【释义】论宗气微衰，四属断绝的脉症。

趺阳脉主候脾胃之气，今趺阳脉浮而芤，浮主卫气虚，芤主荣气伤。究其原因，乃中土衰微，荣卫无所禀受，以致卫气虚而荣气伤。荣卫之气若伤，而不充养肌肉、润泽皮肤，故身体瘦，肌肉甲错。胃之大络，名曰虚里，出于左乳下，谓之宗气。浮芤之脉，荣卫既虚，宗气亦微，气血不能布达，不能充养四肢，故四肢百骸失去营养，表现为四肢无力或手足不温。可予《金匮要略》黄芪桂枝五物汤。

074 寸口脉微而緩，微者衛氣疎[1]，疎則其膚空；緩者胃氣實，實則穀消而水化也。穀入於胃，脉道乃行；水入於經，其血乃成。榮盛則其膚必疎，三焦絕經[2]，名曰血崩。

【校注】

［1］疎：赵开美本作"疎"。《康熙字典》释"疎"："《正字通》：疎字之讹。本从疋。《玉篇》：误从足。"

［2］三焦绝经：指三焦无所依靠而经气不循常道。经者，常也。

【释义】论荣盛卫疏之脉症。

寸口脉微而缓，微是卫气不固护，则腠理空虚；缓是胃气充实，则饮食消化如常。胃实而不虚，气血生化有源，如《灵枢·邪客》所云"泌其津液，注之于脉，化以为血"，故曰"脉道乃行""其血乃成"。今"荣盛则其肤必疏"是指一旦荣气失常，势必导致营卫失和而卫气更虚，在外则不能固密皮肤而气疏，在内则"三焦绝经"不能固摄，血不归经，故见血崩等症。

075 趺陽脉微而緊，緊則爲寒，微則爲虚，微緊相搏[1]，則爲短氣。

【校注】

［1］搏：宋版《伤寒论》作"搏"（抟），后世讹为"搏"，今正。

【释义】论趺阳微紧相抟之脉症。

趺阳脉候脾胃，此趺阳脉微而紧乃浮取而微，沉取而紧。微主中气虚，紧主里有寒；虚寒相抟，本虚标实，肺气不利，宗气不行，则为短气。

076 少陰脉[1]弱而濇，弱者微煩，濇者厥逆。

【校注】

［1］少陰脉：即太溪脉，位于足内侧，内踝后方与跟骨筋腱之间的凹陷处。

也有医家认为,寸口尺部为少阴脉。

【释义】论少阴弱涩之脉症。

少阴脉弱而涩,"弱""涩"二者互文见义,揭示少阴阴阳两虚。阳气虚衰,阴液亦亏,心神失养而烦躁,阳气不能达四末则见厥逆。

077　跌陽脉不出,脾不上下[1],身冷膚鞕。

【校注】

[1]脾不上下:指升降失司。方有执《伤寒论条辨》卷七:"言其不能灌输水谷之精气以荣养于周身之上下也。"

【释义】论跌阳脉不出之证。

脾胃为荣卫生化之源,跌阳脉不出,乃沉微似无,是胃气大虚而脾不能健运,水谷运化失司,升降紊乱。荣卫之气无所禀,不得上下周流,卫气不温分肉故身冷,荣血不濡肌肤故肤硬。

078　少陰脉不至,腎氣微,少精血,奔氣促迫,上入胸膈,宗氣反聚,血結心下,陽氣退下,熱歸陰股,與陰相動,令身不仁,此爲尸厥[1],當刺期門[2]、巨闕[3]。 宗氣者,三焦歸氣也,有名無形,氣之神使也。下榮玉莖,故宗筋聚縮之也。

【校注】

[1]尸厥:厥冷而没有知觉,好像死去一样,但脉搏尚在跳动。

[2]期门:肝之募穴,前胸乳头直下2个肋间。即第6肋间隙,前正中线旁开4寸。

[3]巨阙:心之募穴,属任脉,位处胸腹交接处的凹陷部位,脐中上6寸。

【释义】论尸厥的脉症及治疗。

少阴脉不至,为肾气虚衰,精血不足,虚阳上越,入于胸膈,宗气受阻,气聚血结。本证病本为下焦虚寒,无根之阳被阴寒格拒。虚阳上越,可迫入胸膈;虚阳退下,浮越于大腿内侧,则阴股间发热。若虚阳之气与阴寒之邪相互搏动,则会失去知觉"令身不仁"、意识丧失发为"尸厥"。治疗施以刺法急救,刺期门疏导血脉,以通心下血结;刺巨阙通达气机,以行宗气之聚。

079　寸口脉微,尺脉紧,其人虚損多汗,知陰常在,絕不見陽也。

【释义】论阴盛阳虚的脉症。

寸口脉微,为在表有阳气虚;尺脉紧,主阴寒盛于里。表阳不足,阴寒内盛,阳不摄阴则"虚损多汗"。此证病机,一是阳虚,一是阴盛。若虚损汗多,阳气更伤,则阴寒内盛加剧。进一步发展可导致阴盛亡阳,此证往往是凶多吉少,预后不良。

080　寸口諸微亡陽,諸濡亡血,諸弱發熱,諸緊爲寒。諸乘寒[1]者,則爲厥,鬱冒不仁,以胃無穀氣,脾濇不通,口急不能言,戰而慄也。

【校注】

[1]乘寒:被寒邪所伤害。

【释义】论微濡弱紧四种脉象的辨证意义及脾胃虚寒之证。

寸口,泛指寸关尺三部,若见脉微无力,多为阳气虚弱;见浮细无力的濡脉,多为血虚;弱脉发热多称为虚热,一般有两种情况,一是阴虚内热,二是虚阳浮越;见紧脉,则多主寒邪。若被寒邪所伤者,荣卫之气不能达于周身,可见厥逆、郁冒、周身不仁。这是因为诸虚之人,气血不能自生,需借助胃中水谷精气化生。若胃不能受纳、脾不能转输,水谷精微不能上归于心,则口急不能言。

《灵枢·本脏》云:"卫气者,所以温分肉,充皮肤,肥腠理,司开阖者也。"谷精之气不能上输肺,肺气不足,不能温养肌肤,则身发战栗也。

本条近于篇末,举诸微、诸濡、诸弱、诸紧之脉加以概括,具有总结之义。更举"胃无谷气,脾涩不通",寒邪上乘所致诸症,强调中焦脾胃之气的重要作用。

081　問曰:濡弱何以反適[1]十一頭[2]? 師曰:五藏六府相乘[3],故令十一。

【校注】

[1]反适:反而适合。

[2]十一头:十一种,此指五脏六腑之脉象。

[3]相乘:相加。

【释义】论胃气濡弱之脉为五脏六腑十一脉的根本。

濡弱为胃气柔和之象,五脏六腑皆依赖胃气而滋生,各脏腑的病脉虽相异,但均以濡弱之脉而有胃气为贵。若无胃气,则为真脏脉现,其预后不良。如肝脉有胃气,则弦而濡弱。以此类推,这个道理适用于十一脏。五脏心、肝、脾、肺、肾,六腑胆、小肠、胃、大肠、膀胱、三焦,二者相加合计 11 种。换言之,凡十一脏脉气,都离不开濡弱和缓这样的胃气之脉。从而强调了脉以胃气为本的重要性。

082　問曰：何以知乘府？何以知乘藏？師曰：諸陽浮數爲乘府，諸陰遲濇爲乘藏也。

【释义】论病邪乘腑乘脏之脉象。

脉分阴阳，内应于脏腑。六腑为阳，泄而不藏；五脏为阴，藏而不泄。因而腑病多实而脏病多虚。阴阳相乘，各从其类。腑为阳，故浮、数等诸阳之脉以候邪气在腑；脏为阴，故迟、涩等诸阴之脉以诊邪气在脏。本条与《辨脉法》第1条"凡脉大、浮、数、动、滑，此名阳也；脉沉、涩、弱、弦、微，此名阴也"前后呼应，强调了辨脉、平脉以"阴阳为纲"的重要意义。

伤寒论卷第二

汉　张仲景述　晋　王叔和撰次
宋　林　亿校正
明　赵开美校刻
沈　琳仝校

伤寒例第三　辨痓湿暍脉证第四
辨太阳病脉证并治上第五

伤寒例第三（83-108条）

提要:本篇共26条。可视为外感热病学的概论,伤寒辨证之准则。内容包括四时正气之序,预防伤寒之法,感而即病之伤寒,伏气所发之温病与暑病,时行疫气之寒疫与冬温,新感激发伏邪的温疟、风温、温毒与温疫,六经伤寒与两感为病等,并以斗历候气法占测正令,以验太过与不及,还对外感病的治疗、护理及预后作了原则性论述。

083　四時八節[1]二十四氣七十二候[2]決病法:
立春正月節[3]斗[4]指艮　雨水正月中[5]指寅
驚蟄二月節指甲　春分二月中指卯
清明三月節指乙　穀雨三月中指辰
立夏四月節指巽　小滿四月中指巳
芒種五月節指丙　夏至五月中指午
小暑六月節指丁　大暑六月中指未
立秋七月節指坤　處暑七月中指申
白露八月節指庚　秋分八月中指酉
寒露九月節指辛　霜降九月中指戌

立冬十月節指乾　小雪十月中指亥

大雪十一月節指壬　冬至十一月中指子

小寒十二月節指癸　大寒十二月中指丑

二十四氣,節有十二,中氣有十二,五日爲一候,氣亦同,合有七十二候,決病生死。此須洞解之也。

【校注】

[1]八节:指四立、二分与二至。四立即立春、立夏、立秋、立冬。二分即春分、秋分。二至即夏至、冬至。

[2]七十二候:指二十四节气的进一步划分。一个节气共15天,每5天为一候,则二十四节气分为七十二候。

[3]节:即节气。指每月五日前后的那个节气。

[4]斗:指斗柄。为北斗七星排列而成。根据斗柄所指的方向来测知节气的递变,称作"斗历"。

[5]中:即中气。指每月二十日前后的那个节气。

【编者按】二十四节气与天干地支二十四气七十二候决病法,标明了春夏秋冬四时、二十四节气与天干地支的对应关系,为第84条以斗历推算季节和节气的变化奠定了基础,本书将其编为第83条。另,依据赵开美复刻本条文划分方法(详见"编写体例"),以下第84条计872字独立为一条,是宋本《伤寒论》中最长的条文。为方便校注及释义将其分为9个部分,分别编号为084-1、084-2、084-3、084-4、084-5、084-6、084-7、084-8、084-9。

084-1　《陰陽大論》[1]云:春氣温和,夏氣暑熱,秋氣清凉,冬氣冰列[2],此則四時正氣[3]之序也。冬時嚴寒,萬類深藏,君子[4]固密[5],則不傷於寒,觸冒之者,乃名傷寒耳。其傷於四時之氣,皆能爲病,以傷寒爲毒[6]者,以其最成殺厲之氣也。

【校注】

[1]《阴阳大论》:汉以前医学典籍之一,今佚。

[2]冰列:严寒之意。"列"字误,当作"洌"。

[3]正气:指四时正常气候。

[4]君子:指讲究养生之道者。

[5]固密:保护周密。

[6]毒:厉害的意思。

【释义】论四时之气及伤寒为病的特点。可分三段理解:

第一段：“《阴阳大论》云：春气温和……此则四时正气之序也”，指出春温、夏热、秋凉、冬寒是四季正常的气候。“序”就是顺序，由春温到夏热，由夏热到秋凉，由秋凉到冬寒，这样的寒热往复循环变化，属于正常的气候变化规律。

第二段：“冬时严寒……乃名伤寒耳”，谈伤寒病预防之法及成因。冬季严寒，万类收藏，摄生之人，顺应自然，注意防护固密，远寒就温，则不伤于寒。若防护不当，触冒寒邪，感而即发，名为伤寒。

第三段：“其伤于四时之气……以其最成杀厉之气也”，论伤寒的特点。伤于四时之气，皆可为病，然以寒邪最为猛烈、伤人最重。

本条指出外感疾病的发生与四时气候变化的关系，揭示顺时调摄，预防疾病的重要性。同时强调，外感六淫伤人，以寒邪伤人危害最大。

084-2 中而即病者，名曰傷寒。不即病者，寒毒藏於肌膚，至春變爲溫病，至夏變爲暑病。暑病者，熱極重於溫也。是以辛苦之人，春夏多溫熱病者，皆由冬時觸寒所致，非時行之氣也。

【释义】论中而即病伤寒，以及邪伏于内，春夏发为温病或暑病。

中邪即病，乃冬时触冒寒邪，感寒即病者，称为伤寒。其感而不即病者，寒毒藏伏，及至次年春季阳气升发，发为温病；也有春季未病，至夏季暑热之时，郁遏已久的邪气随炎暑而外发，发为暑病。由于自然阳气渐升之故，所以至夏所发之暑病，热势往往会重于春季而发的温病。之所以春夏发为温病，与劳苦之人，缺衣少食，冬季触冒寒邪而邪伏于内有关。与时行之邪为病，感而即病有所不同。此为后世伏气温病理论奠定了基础。

084-3 凡時行者，春時應暖而反大寒，夏時應熱而反大涼，秋時應涼而反大熱，冬時應寒而反大溫，此非其時而有其氣，是以一歲之中，長幼之病多相似者，此則時行之氣也。

【释义】与四时正气为病对举，指出时行病的成因及病证特点。

时行病的成因与四时正气为病不同，乃四时气候反常所致。比如，春季应当温暖反而大寒，夏季应当炎热反而大凉，秋季应当凉爽反而大热，冬季应当严寒反而温暖，人体对反常的气候变化不能适应，容易触冒而为病。而且，时行之气为病大都是流行性的，其特点在于：同一时段，无论长幼，病多类似。

084-4 夫欲候知四時正氣爲病及時行疫氣之法，皆當按斗曆[1]占[2]之。九月霜降節後宜漸寒，向冬大寒，至正月雨水節後宜解也。

所以謂之雨水者,以冰雪解而爲雨水故也。至驚蟄二月節後,氣漸和暖,向夏大熱,至秋便涼。

【校注】

[1]斗历:根据北斗七星斗柄所指方位的变化,来确定季节和节气递变的一种方法。如斗柄东指是春季,南指是夏季,西指是秋季,北指是冬季。斗,指北斗星;历,指历法。

[2]占:测候。

【释义】以斗历推算节气变化作为辨别四时正气为病及时行疫气的依据。

四时各有主气,人体感受其主气而发病的,称"正气为病"。感受四时反常气候而得病的,称"时行疫气为病"。要了解两者,可按照斗历来推算。本条举霜降、雨水、惊蛰等节气为例,说明季节、节气与气候变化的规律。农历九月霜降节以后,天气应当逐渐寒凉,到了冬天更加寒冷,至第二年正月雨水节以后,寒冷方才逐渐得以解除。之所以称为雨水节,因冰雪溶解而成雨水的缘故。至二月惊蛰节后,气候逐渐暖和,到夏季转为炎热,到了秋天便又开始凉爽。此即四时气候变化之规律,乃辨别四时正气为病及时行疫气的依据。

084-5 從霜降以後至春分以前,凡有觸冒霜露,體中寒即病者,謂之傷寒也。九月十月,寒氣尚微,爲病則輕。十一月十二月,寒冽已嚴,爲病則重。正月二月,寒漸將解,爲病亦輕。此以冬時不調,適有傷寒之人,即爲病也[1]。其冬有非節之暖者,名爲冬溫。冬溫之毒與傷寒大異,冬溫復有先後,更相重沓[2],亦有輕重,爲治不同,證如後章。

【校注】

[1]九月十月……即为病也:此五十四字,《注解伤寒论》卷二为注文。

[2]重沓(chóng tà 虫踏):重叠。此指冬温发病有先后参差不齐、重叠交叉的现象。

【释义】以伤寒与冬温为例,说明正气为病与时行之气为病的区别。

从霜降节以后,至春分节前这段时间,触冒霜露,感寒而即发者,称为伤寒。九月十月间,气候还不太冷,发病比较轻浅;十一月十二月间,气候已经非常寒冷,发病必然严重。正月二月间,寒冷逐渐解除,发病也较轻微。这都因冬时调摄不当,恰又感受冬季当令之寒邪,即时发病,属于正气为病的范畴。如果因为感受冬季非时之暖而发病者,称为冬温。冬温具有时行病的特点,其病邪与伤寒迥异,而且冬温的发病有迟有早,更相重叠交叉,病势有轻有重,所以治法也不相同。参见以下篇章节。

084-6 從立春節後，其中無暴大寒，又不冰雪，而有人壯熱爲病者，此屬春時陽氣發於冬時伏寒，變爲温病。

【释义】论春季伏气温病的发病机理。

立春节以后，天气由寒转暖，这时发生的高热疾病，既不同于感寒即病的伤寒，也不都是春时正气为病的温病，此属因冬季感受寒邪，没有即时发病，伏藏体内，至次年春季阳气升发之时，激发伏邪热化而成温病。后世称为伏气温病。感寒之因虽同，而发病的季节和疾病的性质已发生改变，所以特提出"变为温病"。

084-7 從春分以後，至秋分節前，天有暴寒者，皆爲時行寒疫也。三月四月，或有暴寒，其時陽氣尚弱，爲寒所折，病熱猶輕。五月六月，陽氣已盛，爲寒所折[1]，病熱則重。七月八月，陽氣已衰，爲寒所折，病熱亦微，其病與温及暑病相似，但治有殊耳。

【校注】

［1］为寒所折：即被寒邪所伤害。折，伤害之意。

【释义】论寒疫的成因，并说明其热势的轻重与季节气候的关系。

时行寒疫是发生于温暖季节的时行病，时间跨度是从春分后至秋分前，这一时期如有暴寒，即非时之气，人被伤害，则发为寒疫。寒疫的病热轻重取决于天时阳气的强弱，即阳气盛则病热重，阳气衰弱则病热轻。即三四月阳气尚弱，病热较轻；五六月阳气已盛，病热则重；七八月阳气已衰，病热亦微。寒疫的证候表现与温病、暑病相似，均以病热为主症，但病因迥异，故治法截然不同，必须明确分别。

084-8 十五日得一氣，於四時之中，一時有六氣，四六名爲二十四氣。然氣候亦有應至仍不至，或有未應至而至者，或有至而太過者，皆成病氣也。但天地動靜，陰陽鼓擊[1]者，各正一氣耳。是以彼春之暖，爲夏之暑；彼秋之忿，爲冬之怒[2]。是故冬至之後，一陽爻升，一陰爻降[3]也；夏至之後，一陽氣下，一陰氣上也。斯則冬夏二至，陰陽合也；春秋二分，陰陽離也。陰陽交易[4]，人變病焉。此君子春夏養陽，秋冬養陰[5]，順天地之剛柔也。小人觸冒，必嬰[6]暴疹[7]。須知毒烈之氣，留在何經，而發何病，詳而取之。是以春傷於風，夏必飧泄[8]；夏傷於暑，秋必病瘧；秋傷於濕，冬必咳嗽；冬傷於寒，春必病温。此必然之道，可不審明之。

【校注】

［1］阴阳鼓击:阴气与阳气相互鼓动、推进。

［2］彼秋之忿,为冬之怒:比喻秋季肃降,秋风乍起,转变到冬季的严寒,朔风怒号,如同由忿发展到怒。

［3］一阳爻升,一阴爻降:喻一分阳气长,一分阴气消。爻(yáo 摇),本为交错变化之义。《易》把组成卦的基本符号亦称作爻。"—"为阳爻,"– –"为阴爻。十月为冬之始,阴气最盛,用六爻表示,为坤卦。阴极则阳生,到十一月中冬至节后,阳气渐长,阴气始消,故十一月的卦象则增一阳爻,减一阴爻,而为复卦,此即"一阳爻升,一阴爻降",表明阴气和阳气的消长变化,冬至和夏至是其转折点。

［4］阴阳交易:指四时阴阳变异。

［5］春夏养阳,秋冬养阴:出《素问·四气调神大论》,为中医因时制宜养生原则之一。强调君子养生,调养阴阳,要顺应自然界阴阳之气生长收藏的变化规律。

［6］婴:沾染,遭受。

［7］暴疹:暴病。暴,谓急疾猛烈。疹(chèn 衬),意同病。

［8］飧泄:指大便泄泻清稀,夹杂不消化的食物残渣。多因肝郁脾虚,清气不升所致。

【释义】论季节气候变化与疾病发生的关系,以及养生防病的原则。本条可分三段理解:

第一段:"十五日得一气……阴阳交易,人变病焉。"此段阐述四季阴阳气候变化规律。每十五天为一气,一季中有六气,一年四季,合而为二十四气,其变化虽有规律,但也有或迟或早,或太过不及,皆可成为致病因素。天地运行,阴阳消长,四季更迭,各主一时,这是自然界的正常规律。由春暖到夏暑、由秋凉到冬寒,遵从循序渐进的变化规律,如同忿的状态发展到一定程度便会上升为怒一样。冬至之后,阴尽阳生,一阳爻升,一阴爻降,如同《周易》六十四卦阳爻、阴爻循序渐进的变化规律。夏至之后,一阳气下,一阴气上,道理相同。冬至、夏至为阴阳交会更迭之时;春分、秋分为阴阳属性转化的分水岭。如此四时阴阳变化,如果人不能遵循并适应这样的自然气候变化规律,便会导致疾病的发生。

第二段:"此君子春夏养阳……顺天地之刚柔也。"此段提出了顺应自然的养生原则。春夏季节阳气升发,万物生长,养生者宜顺时而养,注意调整饮食起居以养阳之生长。日常生活可适度以凉,益阴以和阳,防止阳气太过,或阳气耗伤。令春夏调养以有助于"阳长",此即春夏养阳之意。秋冬季节阴寒渐甚,万物收藏,养生者宜顺时而养,注意调整饮食起居以养阴之收藏。日常生活可适度以温,扶阳以摄阴,勿令阴气太过,或阴精耗竭。令秋冬调养有助于"阴藏",此即秋冬养阴之意。其指导思想是要顺应天地阴阳四时变化规律来养生,增强人体的适应性,以防疾病的发生。

第三段:"小人触冒……此必然之道,可不审明之。"此段讲不懂得防病的人,感触四时邪气,则必然患病。欲知感受四时毒疫之气,邪留何经,发为何病,须详细明察,方可施治。以下引《内经》"春伤于风,夏必飧泄"等,论四时之邪伤人,伏邪发病的一般规律。春伤于风,风木之邪克伤脾土,故至夏则可发为飧泄;夏伤于暑,热伏于内,与外感之秋凉合而为病,故至秋则可病疟,一阵冷一阵热;秋伤于湿,内蕴为痰饮,冬感于寒引动在内之痰饮扰肺,故至冬则可病发咳嗽;冬伤于寒,寒邪入里化热,到了春天,阳气透发,故至春则可发为病温。这些客观规律,当医生的一定要详审明察。

084-9　傷寒之病,逐日淺深,以施方治。今世人傷寒,或始不早治,或治不對病,或日數久淹[1],困乃告醫[2]。醫人又不依次第而治之,則不中病。皆宜臨時消息制方,無不效也。今搜採仲景舊論,錄其證候、診脉、聲色、對病真方有神驗者,擬防世急也。

【校注】

[1]日数久淹:指病缠绵,拖延不愈。

[2]困乃告医:指病情危重,才请医生诊治。

【释义】论伤寒病的失治、误治,并说明搜采仲景旧论的动机。

伤寒病的发展是随着日程由浅入深而逐渐加重,表明了早期治疗的重要意义,医者应该根据病情的具体情况斟酌治法方药。如今世人诊治伤寒,或开始就没能及时治疗,或治不对证,或拖延日久直至病危才请医生。即便是医生看病,若不遵循传经变化规律及表里先后等治疗原则,则治疗之法与所患疾病不能相符,必然是治而无功。临证之时,需全面分析,方证(病)对应,则获佳效。

此处王叔和提出编次《伤寒论》的动机。其一,来源。采集仲景旧论。其二,重点收录内容。包括"证候""诊脉""声色",以及"对病真方有神验者"。其三,意义。以备世间疾病之急用。

085　又土地溫涼,高下不同[1];物性剛柔,飡居[2]亦異。是故黃帝興四方之問[3],岐伯舉四治之能[4],以訓後賢,開其未悟者。臨病之工,宜須兩審也。

【校注】

［1］土地温凉,高下不同:《外台秘要》卷一作"土地高下,寒温不同",可从。

［2］湌居:饮食居处。湌,《太平圣惠方》卷八作"餐"。

［3］四方之问:指《素问·异法方宜论》中关于东西南北等地域、风土习俗的差异,对疾病之影响与治法之不同的讨论。

［4］四治之能:指《素问·异法方宜论》中所言砭石、毒药、微针、灸焫等四种疗法的作用。焫(ruò 若),燃烧。

【释义】论治病应遵循因地制宜、因人制宜的原则。

《素问·异法方宜论》以黄帝、岐伯问答形式提出:东方地处海滨,居民食鱼而嗜咸,鱼者使人热中,盐者胜血,患病多为痈疡,治疗宜砭石。西方丘陵沙石而多风,水土刚强,居民华食而脂肥,患病多生于内脏,治疗宜毒药。北方地高风寒,居民野处而乳食,故多脏寒生满病,治疗宜灸焫。南方地处卑湿,雾露所聚,居民嗜酸而食腐,故多病挛痹,治疗宜微针。中央地处平原,居民食杂而不劳,患病多为痿厥寒热,治疗宜导引按跷。在此重申这些治疗原则"以训后贤,开其未悟者"。"宜须两审"则是强调既要审时,也要审地。本段体现了中医学因时制宜、因地制宜、因人制宜的整体观念及辨证论治思想内涵。

086　凡傷於寒,則爲病熱,熱雖甚不死。若兩感於寒而病者,必死。

【释义】论一般伤寒与两感于寒的预后不同。

患外感病,出现发热,属阳经病。发热是人体正气奋起抗邪的表现,所以即使热势很盛,但最终正气战胜邪气而病愈。如果两感于寒,属两经同病,即阳经与阴经同时受病,一方面邪气盛,一方面正气虚,无力抗邪,故不发热,或微发热,若最后正气不胜邪气,则往往是病危重,预后不良。此条源于《素问·热论》。

087　尺寸俱浮者,太陽受病也,當一二日發。以其脉上連風府,故頭項痛,腰脊强[1]。

088　尺寸俱長者,陽明受病也,當二三日發。以其脉夾鼻絡於目,故身熱目痛鼻乾,不得臥。

089　尺寸俱弦者,少陽受病也,當三四日發。以其脉循脇,絡於耳,故胸脇痛而耳聾。此三經皆受病,未入於府者,可汗而已[2]。

090 尺寸俱沉細者,太陰受病也,當四五日發。以其脉布胃中,絡於嗌[3],故腹滿而嗌乾。

091 尺寸俱沉者,少陰受病也,當五六日發。以其脉貫腎,絡於肺,繫舌本,故口燥舌乾而渴。

092 尺寸俱微緩者,厥陰受病也,當六七日發。以其脉循陰器絡於肝,故煩滿[4]而囊縮[5]。此三經皆受病,已入於府,可下而已。

【校注】

[1] 强(jiàng 匠):不柔和。

[2] 已:病愈。

[3] 嗌(yì 益):泛指咽喉部。

[4] 煩滿:即煩悶。滿(mèn 悶),胸中氣悶,此义后作"懣",亦作"闷"。本论凡"胸满""胁下满""喘满"之"满",音义皆同此。

[5] 囊缩:指阴囊上缩。

【释义】第87~92条所论源于《素问·热论》的六经分证。

本处所论六经分证是据《素问·热论》内容,且条文中六经症状均是从经络角度来看的,疾病的性质均属热实证。病在三阳主表证,头项痛,腰脊强,寸关尺三部脉浮,病在太阳经脉;身热目疼鼻干,寸关尺三部脉长,病在阳明经脉;胸胁痛而耳聋,寸关尺三部脉弦,病在少阳经脉。此三阳经脉受病,当外邪未传入腑时,治疗则"可汗而已",这里不应局限于发汗法,而是寓意着治疗应从表解,从外驱散经络邪气。病在三阴主里证,腹满而嗌干,寸关尺三部脉沉细,病在太阴经脉;口燥舌干而口渴,寸关尺三部脉沉,病在少阴经脉;胸胁胀满,烦躁而阴囊内缩,寸关尺三部脉缓,病在厥阴经脉。此三阴经脉受病,外邪已入里,治疗则"可下而已",这里不应局限于下法,而是寓意着治从里,治疗脏腑里热。

但需注意的是,《内经》中的六经分证与《伤寒论》六经病证有着质的区别,不应相提并论。因为仲景在继承前人理论的基础上,已经将六经病赋予了新的内涵。《伤寒论》的六经证治,已不局限于经络形证,也不单是表里的热实证,还有寒证和虚证,也不仅是汗下两法,而是汗、吐、下、和、温、清、消、补八法齐备。

093 若兩感於寒者,一日太陽受之,即與少陰俱病,則頭痛口乾、煩滿而渴。二日陽明受之,即與太陰俱病,則腹滿身熱,不欲食,讝之廉切,又女監切,下同。語。三日少陽受之,即與厥陰俱病,則耳聾、囊縮而厥,水漿[1]不入,不知人者,六日死。若三陰三陽五藏六府皆受病,則榮衛不行,藏府不通,則死矣。

【校注】

[1]漿:泛指汤水。

【释义】论两感于寒的证候表现及预后。

六经病中,两感证的特点是阳经和阴经同时受邪,且两经往往有表里关系,故本条论述的证候表现是表证、里证一起发作。如见头痛、口干、烦满而渴为太阳少阴两经受病;腹满身热、不欲食、谵语为阳明太阴两经受病;耳聋、囊缩而厥为少阳厥阴两经受病。如果失治误治,导致汤水不入,昏不知人的危候则多不治,其死亡的机理是"三阴三阳五藏六府皆受病,则荣卫不行,藏府不通"。本证的发病特点是邪气充盛,正气不支,进展迅速,病情严重,若不能积极采取正确的救治措施,往往预后不良。关于本证的治疗,《刘渡舟伤寒论专题讲座》提出:《伤寒论》中治疗太少两感的代表方有麻黄附子细辛汤,后世张洁古大羌活汤(羌活、独活、防风、细辛、防己、黄芩、黄连、苍术、白术、炙甘草、知母、川芎、生地黄),刘河间防风通圣散(防风、荆芥、连翘、麻黄、薄荷、川芎、当归、白芍、白术、山栀、大黄、芒硝、石膏、黄芩、桔梗、甘草、滑石)等,可供参考。

094　其不兩感於寒,更不傳經,不加異氣[1]者,至七日太陽病衰,頭痛少愈也。八日陽明病衰,身熱少歇也。九日少陽病衰,耳聾微聞也。十日太陰病衰,腹減如故,則思飲食。十一日少陰病衰,渴止舌乾,已而嚏也。十二日厥陰病衰,囊縱,少腹微下[2],大氣[3]皆去,病人精神爽慧也。

【校注】

[1]异气:指另一种致病因素。

[2]少腹微下:言少腹拘急之证微有缓解。

[3]大气:此指大热之邪气。

【释义】论六经分证病势由盛到衰的日程及临床表现。

外感病只要不是阴阳两经同时受病,病在一经,又未向其他经传变,并且没有重感其他病邪的,经过六七天时间,邪气渐衰,正气渐复,症状缓解,就会转向痊愈。表证七日为一个周期,病至第七日,太阳病势衰减,则头痛减轻;第八日,阳明病势衰减,则身热可渐轻;第九日,少阳病势衰退,则耳聋改善可闻也;第十日,太阴病势衰退,则腹满减,欲饮食;第十一日,少阴病势衰退,则口不渴,舌不干,随即喷嚏,此阳气通达之象;第十二天,厥阴病势衰退,则阴囊缓纵,少腹之拘急渐渐松软下来。此大邪皆去,故病人的精神也随之爽慧。至于各经病证的愈期,是由发病日期推算而来,临证之时不可拘泥。

095 若過十三日以上不間[1],寸尺陷[2]者,大危。若更感異氣,變爲他病者,當依後壞病證[3]而治之。若脉陰陽俱盛[4],重感於寒者,變成温瘧[5]。陽脉浮滑,陰脉濡弱者,更遇於風,變爲風温。陽脉洪數,陰脉實大者,更遇温熱,變爲温毒[6],温毒爲病最重也。陽脉濡弱,陰脉弦緊者,更遇温氣,變爲温疫。一本作瘧。以此冬傷於寒,發爲温病。脉[7]之變證,方治如说。

【校注】

[1]间:病愈。《方言》卷三:"南楚病愈者谓之差,或谓之间。"

[2]寸尺陷:三部脉按摸不到,如同下陷。意指三部脉沉伏。

[3]坏病证:即坏病、变证,亦称坏证。其治则为"观其脉证,知犯何逆,随证治之"。

[4]脉阴阳俱盛:尺寸脉均紧而有力。阴指尺部,阳指寸部,盛是紧盛。

[5]温疟:病名。据《素问·疟论》"先热而后寒也,亦以时作,名曰温疟。"

[6]温毒:病名。又称时毒。多由伏毒与时热相互触发所致。

[7]脉:用如动词,意为诊察。

【释义】论过期不愈、正气虚衰之危候及更感异气为病、变生他病,应遵变证治则。本条可分两段理解:

第一段:"若过十三日以上不间,寸尺陷者,大危",论过期不愈、正气虚衰,为危候。外感疾病,不论病在何经,都有邪退正复的过程。外感病的愈期一般六至十二天,但不是绝对的,亦有过期不愈,病情依然进展的情况。此承上条厥阴病应在十二日病衰而向愈,论病至十三日以上的另一种转归。病过十三日,病势不减,反而继续加重,同时三部脉皆沉伏,说明邪盛正衰,病情危重,预后不良。由此可见,治疗外感病,十二日是一个分水岭。而人体正气、抗邪功能状态,往往在决定疾病转归方面发挥至关重要的作用。

第二段:"若更感异气……方治如说",论更感异气为病,变生他病,应遵变证治则。异气为病,与两感、伏邪均不同。两感证是具有表里关系的阴阳两经、表里脏腑同时发病;伏邪为病是伤寒受邪未发,伏藏于皮腠之间,到时而发病;异气为病则是先感邪气未愈,又新感其他病邪,两邪相合,变为他病,正如成无己所说"异气者,为先病未已,又感别异之气,两邪相合,变为他病"。本条并举温疟、风温、温毒和温疫为例进行阐释。

关于异气的治疗,可依照坏病的处置方法,即"观其脉证,知犯何逆,随证治之"。如三部脉均盛实有力,是因再次感受了寒邪,变为温疟。若寸脉浮滑、尺脉濡弱,是因又遭受了风邪,变为风温。如寸脉洪数、尺脉实大,是因又感受了温热,变为温毒,温毒致病最为严重。如寸脉濡弱、尺脉弦紧,是因又遭受了温邪,变为温疫。上述温疟、风温、温毒等,均是冬季先感受了寒邪,又感他邪,而发为温病之变。当详察其脉证的不同变化,依据辨证论治的原则予以治疗。

096　凡人有疾,不時即治,隱忍冀差[1],以成痼疾。小兒女子,益以滋甚[2]。時氣不和[3],便當早言,尋其邪由,及在腠理,以時治之,罕有不愈者。患人忍之,數日乃説,邪氣入藏,則難可制。此爲家有患,備慮之要。凡作湯藥,不可避晨夜,覺病須臾,即宜便治,不等早晚,則易愈矣。如或差遲,病即傳變,雖欲除治,必難爲力。服藥不如方法,縱意違師,不須治之。

【校注】

[1] 隐忍冀差:指得了病隐瞒忍耐,希望能自行好转。冀,希望、期望。

[2] 滋甚:意指更加严重。

[3] 时气不和:指感受时令不正之气,身体不适。

【释义】患病应及早治疗、切勿拖延,以及服药必须遵照医嘱。本条可分四段理解:

第一段:"凡人有疾……益以滋甚。"患病必须早治,切勿隐瞒忍耐,希望侥幸获愈,以成痼疾。尤其是小儿和妇女,这种情况就更加严重了,这或许与小儿气血未全、女子经带胎产等生理病理特点具有一定关系。

第二段:"时氣不和……备虑之要。"感受外邪,若能早期发现,针对病因,及时治疗,则大多能够治愈。如果隐瞒病情,造成延误,邪气入里,则难治矣。外感病的病情变化快,更应该早期治疗,以防病邪内传。这是家有病人的,应该特别注意的要点。

第三段:"凡作汤药……必难为力。"讲服药要及时,不应拘于是早晨还是夜晚,感觉有病,立即治疗,不论早晚,"则易愈矣"。稍有拖延,病邪传变,再想找医生除治,则难以获得功效。

第四段:"服药不如方法,纵意违师,不须治之",论服药必须遵照医嘱。不同方药,服用时有着不同的要求,无论在煎药、服药、药后调护等方面都有一定的法度,均应遵照医嘱执行,才能取得预期疗效。若纵意妄行,违反医嘱,难以获效,也就没有必要去治疗了。

097　凡傷寒之病,多從風寒得之。始表中風寒,入裏則不消矣。未有溫覆[1]而當不消散者。不在[2]證治,擬欲攻之,猶當先解表,乃可下之。若表已解,而內不消,非大滿,猶生寒熱,則病不除。若表已解,而內不消,大滿大實,堅有燥屎,自可除下之,雖四五日,不能爲禍也。若不宜下,而便攻之,內虛熱入,協熱遂利[3],煩躁諸變,不可勝數,輕者困篤[4],重者必死矣。

【校注】

[1]温覆:服药后用衣被覆盖,使身体暖而得汗出。

[2]在:察。《尔雅·释诂》下:"在,察也。"

[3]协热遂利:指挟表热而下利。协,通"同"。

[4]困笃:指病情严重。

【释义】论治病当遵先表后里的原则以及误下后的变证。本条可分三段理解:

第一段:"凡伤寒之病……乃可下之。"讲表里同病而里不虚的证候,治疗应当遵先表后里之序。大凡伤寒为病,多感风寒而得,故邪气在表易解,入里则难消。病在表,当以汗解,若治疗及时,温覆得当,则病邪易除。有不察病之所在,即欲意攻下者,当知表里先后治疗原则,表证犹在者,"当先解表,乃可下之"。

第二段:"若表已解……不能为祸也。"表解后可否攻下,还当明辨里实成与未成。如果表已解,有腹满,但腹满的程度不重("非大满"),或者表证虽解而未尽("犹生寒热")者,则均非下法所宜。如果表已解,腹满重,肠有燥屎,大实坚满,说明里实证已甚,则可用下法解除。虽然下之稍晚,也不会为害。故后世有"伤寒汗不厌早、下不厌迟"之说。

第三段:"若不宜下……重者必死矣。"论不宜下而用攻下法,则造成内虚而邪热内陷,从而发生协热下利、烦躁等,变证丛生。此类情况,十分常见,导致轻病加剧,重病则垂危莫救。

098　夫陽盛陰虛[1],汗之則死,下之則愈。陽虛陰盛[2],汗之則愈,下之則死。夫如是,則神丹[3]安可以誤發?甘遂何可以妄攻?虛盛之治,相背千里,吉凶之機,應若影響,豈容易哉!況桂枝[4]下嚥,陽盛則斃;承氣[5]入胃,陰盛以亡。死生之要,在乎須臾,視身之盡[6],

不暇計日，此陰陽虛實之交錯，其候至微。發汗吐下之相反，其禍至速。而醫術淺狹，懵然[7]不知病源，爲治乃誤，使病者殞歿[8]，自謂其分。至令冤魂塞於冥路，死屍盈於曠野，仁者鑒此，豈不痛歟！

【校注】

[1] 阳盛阴虚：指邪热内盛，阴液被灼的证候。

[2] 阳虚阴盛：指外感寒邪，卫阳被遏的证候。

[3] 神丹：一种发汗剂。

[4] 桂枝：指桂枝汤。

[5] 承气：指大承气汤。

[6] 视身之尽：眼看着病人死亡。

[7] 懵然：昏蒙不清之貌。

[8] 殞歿：指死亡。

【释义】论汗、下误治之危害，并剖析误治原因。本条可分两段理解：

第一段："夫阳盛阴虚……其祸至速。"以汗、下两法的运用为例，说明不明辨病证而误用方剂所造成的危害。辛温发汗法适用于表寒证，苦寒攻下法适用于里热证，法随证施，庶不致误。如果治法与证相反，里热证误用辛温发汗，表寒证误用苦寒攻下，必致病变加剧，甚至死亡。正是因为如此，神丹不可用于误汗，甘遂不可用于妄攻。虚实之法，迥然不同，病情的吉凶变化，如同随影和响立见安危。可见，治病救人并非易事。"桂枝下咽，阳盛则毙；承气入胃，阴盛以亡"便是误治之例。生死关头，即在瞬间，甚至眼见病人死去，都来不及计算时间。阴阳虚实错综复杂的变化，表现得十分微妙。无论是"发汗"还是"吐下"，凡与病机相反的治疗，造成危害，极为迅速。

第二段："而医术浅狭……岂不痛欤！"论误治的原因及给患者带来的灾难。让那些医道浅薄、头脑不清而不知病源的人去治病，必然铸成大错，以致患者死亡，他们还认为这是病情严重而应该死亡。使得冤死之人，充塞于通往阴间的道路上，死尸遍及旷野。善良之人，面对如此悲惨的情景，怎能不痛心呢。

099　凡兩感病俱作，治有先後，發表攻裏，本自不同，而執迷用意[1]者，乃云神丹甘遂合而飲之，且解其表，又除其裏，言巧似是，其理實違。夫智者之舉錯[2]也，常審以慎；愚者之動作也，必果而速。安危之變，豈可詭[3]哉！世上之士，但務彼翕習[4]之榮，而莫見此傾危[5]之敗，惟明者居然能護其本，近取諸身[6]，夫何遠之有焉？

【校注】

［1］执迷用意:指固执错误,主观臆断。用意,《注解伤寒论》卷二作"妄意"。

［2］举错:即举动、动作。错,通"措"。

［3］诡:欺罔,强辩。

［4］翕习:盛貌,荣华富贵的样子。

［5］倾危:倾覆之危。

［6］近取诸身:指从身边的物中受到启发。

【释义】论大凡祛邪之法,用当谨慎;并强调人命关天,不可孟浪从事。

治疗两感病,应当全面权衡病情的轻重缓急,来确定治疗步骤,一般应先表后里,表解后才可攻里,但也不是绝对的,也有先攻其里的变法,应当具体问题具体分析。而"发表"与"攻里"本来就是完全不同的两种治法。如有臆断妄为者,将发汗的神丹和攻里的甘遂合用,两解表里,貌似合理,实则违反了因势利导的治疗原则,且两者均为祛邪之品,易致病情恶化,实不可取。高明的医生,一举一动,常常是小心谨慎;庸医的举止行为,常常是盲目追求速效。患者病情变化和生命安危,怎能用强辩而蒙混过去呢。现在一般的人,只是追求表面上的荣华富贵,而看不到它所造成的恶果。只有明智而懂道的人,才能随时注意保护自己的生命,并从周围环境和事物中汲取有益于健康的哲理。可见,要使自己健康长寿并非遥不可及。

100　凡發汗溫煖[1]湯藥,其方雖言日三服,若病劇不解,當促其間[2],可半日中盡三服。若與病相阻,即便有所覺。病重者,一日一夜,當晬時[3]觀之,如服一劑,病證猶在,故當復作本湯服之。至有不肯汗出,服三劑乃解。若汗不出者,死病也。

【校注】

［1］温煖:《注解伤寒论》卷二作"温服"。是。

［2］当促其间:指应缩短服药的间隔时间。

［3］晬时:指一昼夜。晬(zuì 醉),即周时。

【释义】论温服汤药与发汗之法。

本条与中十篇太阳病第12条桂枝汤方后所附服法大致相同,可互参。与桂枝汤方后注比较,本条多出两项"方不对证"的临床转归,具有重要临床意义:

"若与病相阻,即便有所觉":指如果服药后与病证不符,服完药很快就会出现不适的感觉。此时应当立即停药,细诊详察,知犯何逆,随证治之。

"若汗不出者,死病也":指如果服药后始终不出汗,那就是死证。论中"死"

证,往往指的预后不良之证。临证之时,一定要全力以赴,积极救治。

101 凡得時氣病,至五六日而渴欲飲水,飲不能多,不當與也。何者? 以腹中熱尚少,不能消之,便更與人作病也。至七八日,大渴欲飲水者,猶當依證而與之。與之常令不足,勿極意也[1],言能飲一斗,與五升。若飲而腹滿,小便不利,若喘若噦[2],不可與之也。忽然大汗出,是爲自愈也。

【校注】

[1] 勿极意也:不使过度的意思。

[2] 哕:指呃逆。

【释义】论对时气病口渴的护理。

口渴是时气病的常见症状,但渴饮的情况各有不同,应当分别对待。

病"至五六日而渴欲饮水,饮不能多,不当与也",原因是病人里热还不盛,不能消水,如果再给他喝水,必然导致水饮内停等疾病。

"至七八日,大渴欲饮水者,犹当依证而与之",是指虽病程发展,口渴很厉害而想喝水,还需要根据病情酌量给水。其原则为"与之常令不足,勿极意也",即饮水常常不能喝足,更不能任意大量饮水。譬如要一斗,只给五升。

若饮水后感觉腹满、小便不利,或是出现气喘呃逆等,便是水饮内停为患,当立即停止饮水。若"忽然大汗出",乃正气得津液相助,驱邪外出,故曰"是为自愈也"。

102 凡得病,反能飲水,此爲欲愈之病。其不曉病者,但聞病飲水自愈,小渴者乃强與飲之,因成其禍,不可復數也。

【释义】论欲愈之病,饮水过量的危害。

凡虚寒证大多不口渴,当出现口渴欲饮,乃寒去阳复,"为欲愈之病"。例如服小青龙汤后,渴者,此寒去欲解也。但初愈病人决不可恣意多饮,因为阳气刚复,还不能运化大量水分。假使仅是轻微口渴,乃强与饮之,必致水停不化,而酿成水邪为患,这种情况不可胜数。

103 凡得病,厥[1]脉動數,服湯藥更[2]遲,脉浮大減小,初躁後静,此皆愈證也。

【校注】

[1] 厥:作"其"字解。

［2］更:读平声,改变的意思。

【释义】论病欲愈的脉证。

诊脉需注意前后比较,阳热亢盛,脉多动数,服药以后,转变为迟,表明邪热已退。脉浮为邪在表,脉大是邪势盛,如变为小脉,提示邪势已衰,表证已除,即所谓“大则病进,小则病退”。病由躁烦不安,转为神情安静,更是邪退正安的表现。因此,根据前后脉证的比较,就可以预断这是病将向愈的机转。

104 凡治温病,可刺五十九穴[1]。又身之穴,三百六十有五,其三十穴灸之有害,七十九穴刺之爲災,并中髓[2]也。

【校注】

［1］五十九穴:指《素问·水热穴论》《素问·刺热论》《灵枢·热病》等提到的具有退热作用的59个穴位。

［2］中髓:指脑髓、脊髓等受到损伤。中(zhòng 众),受到、伤到的意思。髓,可包括脑髓、脊髓等。

【释义】治温病可用刺法以泻热,以及禁灸、禁刺的孔穴与误施的后果。本条内容可分两段理解:

第一段:“凡治温病,可刺五十九穴”,论温病可用刺法以泻热。针刺法具有良好的泄热作用,《素问》和《灵枢》均有专篇论述,五十九穴主治各有所宜,主要分布在头部二十五穴,胸部、四肢三十四穴,可以根据具体病情选取。成无己《注解伤寒论》指出,五十九穴的名称及其主治功用如下:①泻诸阳之热,计二十五穴:上星、囟会、前顶、百会、后顶(各一穴),五处、承光、通天、络却、玉枕(各二穴),临泣、目窗、正营、承灵、脑空(各二穴)。②泻胸中之热,计八穴:大杼、膺俞、缺盆、背俞(各二穴)。③泻胃中之热,计八穴:气街、三里、巨虚上廉、巨虚下廉(各二穴)。④泻四肢之热,计八穴:云门、髃骨、委中、髓空(各二穴)。⑤泻五脏之热,计十六穴:心俞、肝俞、肺俞、肾俞、脾俞(各二穴)。

第二段:“又身之穴……并中髓也”,论禁灸、禁刺的孔穴与误施的后果。人身共有365个穴位,其中有30个穴位艾灸会有害,有79个穴位针刺会有害。禁针禁灸的穴位,大多分布于邻近重要的脏器或内脏等部位,应当慎用针灸,否则容易发生严重的损害,并且伤及骨髓,甚至危及生命,不容忽视。

105 脉四损,三日死。平人四息,病人脉一至,名曰四损。

106 脉五损,一日死。平人五息,病人脉一至,名曰五损。

107 脉六损,一時死。平人六息,病人脉一至,名曰六损。

【释义】第 105~107 条论损脉及其预后。

正常人脉搏，一呼时两至，一吸时两至，所以一呼一吸（一息）之间，约四至或五至。呼吸许多次，脉才跳动一次的，名为损脉，标志着脏气损伤，所以预后极其不良。脉搏间歇的时间越长，即脉搏愈慢，提示损害的程度愈甚。因此，有四损三日死、五损一日死、六损一时死之说，临证不必拘泥。

108　脉盛身寒，得之傷寒；脉虚身熱，得之傷暑。脉陰陽俱盛，大汗出不解者死。脉陰陽俱虛，熱不止者死。脉至乍數乍疎者死。脉至如轉索，其日死。讝言妄語，身微熱，脉浮大，手足溫者生；逆冷，脉沉細者，不過一日死矣。此以前是傷寒熱病證候也。

【释义】论伤寒与伤暑的脉证特点，以及凭脉辨危重证。本条可分六段理解：

第一段："脉盛身寒，得之伤寒；脉虚身热，得之伤暑。"论伤寒与伤暑的脉证特点。寒主收引，寒邪易遏郁阳气，故伤寒必见恶寒，脉浮紧而呈实象。暑邪热盛夹湿，易伤津耗气，故伤暑必见身热，脉或濡或细而呈虚象。与《素问·刺志论》"气盛身寒，得之伤寒，气虚身热，得之伤暑"所述大体相同。

第二段："脉阴阳俱盛，大汗出不解者死。"论邪盛正虚的脉证及预后。脉寸、关、尺三部俱盛，为邪气大实，大汗出是阳气内虚，津液外脱，此正不敌邪，故曰"死"。与《内经》所述"汗出而脉尚躁盛者死"精神相符，邪气不为汗衰，则预后不良。

第三段："脉阴阳俱虚，热不止者死。"论正虚发热的脉证及预后。脉三部俱虚，是为正气大虚，发热不止，表示邪未去，且更伤阴液，势必阳衰阴竭而不治。

第四段："脉至乍数乍疏者死。脉至如转索，其日死。"论"乍数乍疏"及"至如转索"之病情危重的脉象。脉以柔和、平稳、有神为佳，若脉来搏动忽快忽慢，乃心气将竭、营卫之气断绝之兆；如果脉象紧急形如转索，绝无柔和之意，是真脏脉现，表明胃气将绝，"其日死"言当日死，意在强调病情紧急危重，预后不良。

第五段："讝言妄语……不过一日死矣。"论热病阳存者生、阳亡者死。谵言妄语，是热病常见证候，证情比较严重，但不一定是死候。此条即结合其他脉证来推断预后的例证。"身微热，脉浮大"为热势不甚，"手足温"为阳气尚存，预后良好。"逆冷，脉沉细"为邪热内闭，阳气厥脱，预后不良，故曰"不过一日死"。

第六段："此以前是伤寒热病证候也"，为《伤寒例》的结语。言本篇此条以上所说的，皆是伤寒热病的证候。故凡感受外邪，以发热为主症的病证，皆可参照本篇辨证论治或防治。

辨痉湿暍脉证第四（109-122条）

提要:本篇共 14 条。所论痉、湿、暍三病,皆与外邪有关,并皆从太阳经开始,故合为一篇讨论并与伤寒互相鉴别。痉病,外感内伤均可引起。本篇主要论述了外邪所致的"刚痉"和"柔痉"之脉证特点。湿病,有内湿与外湿之分。本篇所论之湿病,主要是湿着关节或湿留肌腠的外湿为患,即风湿证和湿痹证。暍即暑病。本篇所论暍病,有暑病夹虚、暑病夹湿及暑热盛实三种情况,大体上概括了暑病的主要证候。

109 傷寒所致太陽病痉[1]濕暍[2],此三種宜應別論,以爲與傷寒相似,故此見之。

【校注】

[1] 痉(zhì 至):《金匮玉函经》卷二作"痉"。是。痉,风强病也。《说文解字·广部》:"痉,强急也。"成无己《注解伤寒论》卷二注云:"痉,当作痉,传写之误也。痉者,恶也,非强也……痉者,强也。"

[2] 暍(yē 椰):指中暑。《说文解字·日部》:"暍,伤暑也。"

【释义】论《伤寒论》中痉湿暍篇的目的与意义。

痉、湿、暍三病,本属杂病。因其发病与感受风寒暑湿外邪有关,症状与伤寒相似,而病机和主症变化又各具特点,故曰"宜应别论"。《伤寒论》中列入痉湿暍篇,意在与伤寒鉴别。

110 太陽病,發熱無汗,反惡寒者,名曰剛痉。

【释义】论刚痉的症状特点。

太阳伤寒与痉病均见恶寒、发热、无汗,然痉病必有项背强急,或口噤、背反张等症,条文中未列,为省文笔法。因其表实无汗,故称刚痉,可选用葛根汤治疗。

111 太陽病,發熱汗出而不惡寒,《病源》云惡寒。名曰柔痉。

【释义】论柔痉的症状特点。

上条发热、无汗、恶寒,类太阳伤寒表实,名为刚痉;此条言发热、汗出,不恶寒,类太阳中风,故名柔痉。然亦当见项背强急、口噤不开、背反张等症,方可诊为痉病。

112 太陽病,發熱,脉沉而細者,名曰痙[1]。

【校注】

[1] 名曰痙:《金匮要略》在"名曰痙"下有"为难治"。

【释义】论痙病怕见虚脉。

痙病初期,可见发热汗出等类太阳病之症,然其脉不浮,反沉而细,此脉多见于阴液不足,筋脉失养之证。属阳证反见阴脉,邪实而正虚,故《金匮要略》言"为难治"。

113 太陽病,發汗太多,因致痙。

【释义】论发汗津伤致痙。

太阳表证,当以汗解,但以遍身漐漐微似有汗出为佳,不可令如水流漓。若汗出过多,则耗津伤气,筋脉失却濡养与温煦,则易发生拘缩挛急而成痙病。

114 病身熱足寒,頸項強急,惡寒,時頭熱面赤,目脉赤[1],獨頭面搖,卒[2]口噤,背反張者,痙病也。

【校注】

[1] 目脉赤:指两眼脉络发红,即目赤。

[2] 卒:通"猝",忽然之意。

【释义】论伤于风阳之邪而成痙病。

风阳之邪袭表,营卫失和则身热恶寒;热壅于上则头热、面红、目赤;阳郁于上,不达于下,故足寒;邪滞经脉,筋脉失养而挛急,则颈项强急,或独头动摇,甚则角弓反张,卒口噤。概而论之,痙病或因风寒、风热、风湿之外邪客于经脉所致,或与发汗太过、新产、金创、出血太多、阴虚血少、经筋失濡有关。而口噤、颈项强急与背反张是其特征性症状。

115 太陽病,關節疼痛而煩,脉沉而細一作緩者,此名濕痹。一云中濕。濕痹之候,其人小便不利,大便反快,但當利其小便。濕家[1]之爲病,一身盡疼,發熱,身色如似熏黃[2]。濕家,其人但頭汗出,背強,欲得被覆向火,若下之早則噦,胸滿,小便不利,舌上如胎[3]者,以丹田[4]有熱,胸中有寒,渴欲得水,而不能飲,口燥煩也。

【校注】

[1] 湿家:指久患湿病之人。

[2] 熏黄:形容面黄晦暗如烟熏。

[3]舌上如胎:指舌上湿润白滑,似苔非苔。胎,同"苔"。

　　[4]丹田:穴位名,位于脐下三寸。此处与胸中相对,指代下焦。

　　【释义】论湿痹的脉证与治则、湿郁发黄证、湿郁于表证及误下后的变证。本条可分三段理解:

　　第一段:"太阳病……但当利其小便",论湿痹的脉证与治则。外感湿邪,首犯太阳,湿邪留注关节,着而不行,阻遏气血,故以关节烦疼、沉重不舒为特征。外感湿邪,脉应浮缓,今见沉而细,说明脾胃虚弱,运化不利,表里之湿相合。水湿内停,膀胱气化不利则小便不利,水湿下趋大肠,则大便反快。治当利小便,水道行、阳气通,则内外湿邪得除。

　　第二段:"湿家之为病……身色如似熏黄",论湿郁发黄的证候。久患湿病之人,湿浸筋脉关节,故初期一身疼痛。湿阻阳郁,日久化热,湿热蕴蒸,则发热。脾土之湿与热相争,则身黄暗如烟熏,此与黄疸之阳黄如橘子色有所区别。

　　第三段:"湿家,其人但头汗出……口燥烦也",论湿郁于表的证候及误下后的变证。湿邪外郁肌表,卫阳被遏,不达于外,则身冷欲得被覆向火。湿阻阳郁,郁而向上,故但头汗出。湿滞经络,经气不利,故背强。治当温经祛湿,宣展卫阳。若误下伤正,则变证丛生。中阳被伤,胃气上逆则哕;表湿内陷,气化不行,则在上胸满,在下小便不利;胸阳不振,寒湿郁阻,故舌苔白滑;"丹田有热,胸中有寒"是对误下可导致阳气受挫、胸阳下陷,出现寒热错杂之变证的一种描述,而此丹田有热,并非真热。"渴欲得水,而不能饮"则是进一步揭示出本证病机的本质仍为湿阻,津液不得输布;阳虚不能气化津液而上承故"口燥烦"。从而强调湿家不可下,当利其小便。

　　116　濕家下之,額上汗出,微喘,小便利一云不利。者死,若下利不止者,亦死。

　　【释义】论湿病误下,阳越阴脱的危证。

　　湿为阴邪,最易伤阳;久患湿病之人,脾气本虚,治当禁下。误下则脾气更衰,甚至殃及肺肾。阳气浮越于上则额上汗出;气脱于上则微喘;阳衰于下,肾气不固则小便利(失禁)或下利不止。此阳亡于上,阴竭于下,阴阳离决,故为危候。

　　117　問曰:風濕相搏[1],一身盡疼痛,法當汗出而解。值天陰雨不止,醫云此可發汗,汗之病不愈者,何也? 答曰:發其汗,汗大出者,但風氣去,濕氣在,是故不愈也。若治風濕者,發其汗,但微微似欲出汗者,風濕俱去也。

【校注】

［1］抟:宋版《伤寒论》作"搏"（抟），后世讹为"搏"，今正。

【释义】论外感风湿病的治则及注意事项。

风湿之邪相互聚集于肌肉筋骨之间，其病在表，治当发汗，使邪从汗解。但不宜大汗，尤其值阴雨天，此因风行急可骤驱，湿性黏滞当渐解，汗大出则风去而湿邪独留，故不愈。若微微似欲汗出，使湿邪缓缓蒸发，风湿俱去，营卫通畅则病愈。本条提示，湿家禁汗，但风湿相抟之证，采用汗法属治湿之变法，宜择风和日丽之日行之，则风湿之邪可汗而外逐，方不遗风去湿留之弊。

118　濕家病，身上疼痛，發熱，面黄而喘，頭痛鼻塞而煩，其脉大，自能飲食，腹中和無病，病在頭中[1]寒濕，故鼻塞。内[2]藥鼻中則愈。

【校注】

［1］中（zhòng 众）:遭受。

［2］内（nà 钠）:同"纳"，塞入。

【释义】论上焦寒湿为病的证治。

寒湿外袭，表气壅遏，故身痛发热;肺主皮毛而开窍于鼻，湿邪郁闭肺气，故头痛鼻塞，面黄而喘，烦躁不安。脉大、饮食如常、腹中和、无病，测知其湿不在里而在表。以其病在上，故取药纳鼻中，宣通肺气而泄上焦寒湿。纳药于鼻中，乃因势利导之法，后世注家有谓以瓜蒂散吹鼻或搐鼻为治，可资参考。

119　病者一身盡疼，發熱，日晡所[1]劇者，此名風濕。此病傷於汗出當風，或久傷取冷[2]所致也。

【校注】

［1］日晡所:为申时前后，即下午三至五时前后。日晡（bū 逋），为申时别称。所，不定之词，表约数。

［2］久伤取冷:长期贪凉被寒湿所伤。

【释义】论风湿之邪客于体表的证治。

风湿袭表，经络闭阻，故一身尽疼;热郁于内，阳气拂郁，发热而日晡所增剧者，此为风湿，病因汗出当风，未尽之汗蕴而成湿，风与湿合而成风湿;或久伤取冷，湿阻阳郁，而成风湿。据《金匮要略》，本证可治用麻黄杏仁薏苡甘草汤。

120　太陽中熱者,暍是也。其人汗出惡寒,身熱而渴也。

【释义】论太阳中暍的症状。

暑热之邪袭于太阳之表,暑热熏蒸,腠理开泄,故身热汗出。暑热伤气,汗出伤阳,肌肤失于温煦,故汗后恶寒,此以汗出在先、恶寒在后为特点,故曰"其人汗出恶寒"。暑热耗津,故口渴。证属热邪炽盛,津气两亏,治宜白虎加人参汤。

121　太陽中暍者,身熱疼重,而脉微弱,此以夏月傷冷水,水行皮中所致也。

【释义】论暑病夹湿的成因与证候。

上条论暑热耗气伤津,责之于邪热炽盛。此条亦言太阳中暍,故亦见身热,然其身重疼痛、脉反微弱,此湿邪之候,故云病因夏季炎热,冷水沐浴;水行皮中,为湿郁肌腠郁遏阳气所致。《金匮玉函经》及《金匮要略》载本证治以"瓜蒂散"。《刘渡舟伤寒论专题讲座》提出,本证可与《伤寒论》文蛤散证互参。

122　太陽中暍者,發熱惡寒,身重而疼痛,其脉弦細芤遲,小便已,灑灑然[1]毛聳,手足逆冷,小有勞身即熱,口開,前板齒燥。若發汗則惡寒甚,加溫針[2]則發熱甚,數下之則淋甚。

【校注】

[1] 洒洒然:很冷的样子。

[2] 温针:与烧针同类。

【释义】论暑邪夹有寒湿,表里为病的脉证。可分两段理解:

第一段:"太阳中暍者,发热……前板齿燥",论暑热夹寒湿,气阴两虚的脉症。发热恶寒、身重疼痛是暑湿为患;脉弦细芤迟,小便后毫毛耸立,洒淅形寒,手足逆冷,劳则发热、口开、前板齿燥等为气虚津亏。证属暑热兼湿,气阴两虚,治当清暑祛湿,益气生津。

第二段:"若发汗则恶寒甚……数下之则淋甚",论暑兼湿邪,正虚邪实,误治后变证丛生。如误用发汗,阳气伤则恶寒甚;误用温针,助暑邪而热愈炽;误用攻下,阴液伤则小便淋涩更甚。此中暍夹湿之证,治当清暑益气兼以化湿。《刘渡舟伤寒论讲座》提出方用白虎汤、益元散、苍术白虎汤,湿盛可用刘河间桂苓甘露饮。凡发汗、温针、攻下诸法皆当禁用。

辨太阳病脉证并治上第五（1-30条）

提要：本篇共30条。前11条主要论述了太阳病提纲证、太阳病分类、辨传经与否，以及病发阴阳与真假寒热。后19条则阐述了太阳中风证、桂枝汤加减证及其禁忌证，并举若干误治救逆之法。

001　太陽之爲病，脉浮，頭項强痛[1]**而惡寒**[2]**。**

【校注】

［1］头项强痛：指头项部疼痛拘急不柔顺。强（jiàng 匠），强硬，拘紧不柔和。

［2］恶寒：即畏寒怕冷。恶（wù 悟），厌恶之义。

【释义】论太阳病脉证提纲。

太阳主一身之表，为六经之藩篱，受邪首当其冲。外邪侵袭，正气抗邪于表，故脉浮；风寒外束，太阳经脉受邪，经气运行不利，故头项强痛；阳郁不宣，温煦不及故恶寒。脉浮、头项强痛、恶寒三症概述了太阳表病的共有脉证特点，故为太阳表病的辨证提纲。发热与恶寒并见是太阳表证特征之一，本条未言发热，为省文之法。

002　太陽病，發熱汗出，惡風[1]**脉緩**[2]**者，名爲中風**[3]**。**

【校注】

［1］恶风：即畏风，为恶寒之轻者。

［2］脉缓：脉象宽柔和缓，与"脉紧"相对，非迟缓也。

［3］中风：太阳病分类之一，与内伤杂病突然晕倒、口眼歪斜的中风病不同。

【释义】论太阳中风证的主要脉证。

首冠以"太阳病"，即指第1条太阳提纲脉证而言，这是太阳病的共有证候。风寒袭表，卫阳与邪相争则发热，营阴不能内守则汗出；风性疏泄，汗出肌疏，不胜风袭，故恶风；更因汗出营弱，故脉见松弛而缓。本证因风寒袭表，营卫失调而致，因感受风邪为重，故名"中风"。

003　太陽病，或已發熱，或未發熱，必惡寒，體痛，嘔逆，脉陰陽俱緊[1]**者，名为傷寒**[2]**。**

【校注】

[1]脉阴阳俱紧:此指寸关尺三部皆紧。脉象绷急,状如绳索,紧张有力。

[2]伤寒:指外感风寒,感而即发的太阳表证,为太阳病分类之一,属狭义伤寒范畴。

【释义】论太阳伤寒的主要脉证。

太阳伤寒证,指感受风寒邪气而见卫闭营郁的表实之证,为太阳表病之一,故脉当浮而头项强痛。感邪有轻重、体质有差异,故发热迟早有异。风寒袭表,寒邪为重,其性凛冽,卫阳被郁遏,肌表失其温煦,则恶寒必见,虽身居密室,覆被向火,亦不得减。寒性凝滞,伤人可外闭卫阳而内郁营阴,使营卫气血凝滞不通,而致周身疼痛。“呕逆”是寒邪外束,里气不和,胃气上逆的反映。卫阳郁遏,营阴凝滞则寸关尺三部脉俱浮紧。

中风与伤寒为太阳表病中的两类不同证候,两者之辨,在于脉之浮缓与浮紧、症之有汗与无汗。以上两条分论太阳中风与太阳伤寒,意在对比发明,用以加强辨证论治的分析。

004　伤寒[1]一日,太陽受之,脉若静[2]者,爲不傳;颇欲吐,若躁煩,脉數急[3]者,爲傳也。

【校注】

[1]伤寒:指太阳病,包括伤寒与中风在内。

[2]静:与“动”相对,静止未变。脉象未发生变化,与症状相应。

[3]脉数急:与脉静相对而言,脉象有了明显变化。

【释义】论凭脉症辨太阳病传与不传。

伤寒,包括太阳中风在内;一日,言病初起。外邪侵犯人体,太阳首当其冲,故曰“伤寒一日,太阳受之”。脉静,是太阳病初起的脉象,即浮紧或浮缓的脉象没有改变,提示病未传变。若症见颇欲吐,烦躁不安,脉转数急,此预示邪已化热入里,传入他经为病。

005　伤寒二三日,陽明、少陽證不見者,爲不傳也。

【释义】再论据脉症而判太阳病传变与否。

《素问·热论》云:“伤寒一日,巨阳受之,故头项痛,腰脊强;二日阳明受之……六日,厥阴受之,厥阴脉循阴器而络于肝,故烦满而囊缩。”依《素问·热论》日传一经,二日太阳病应传阳明,三日则传少阳。然太阳病二三日,未见汗出、烦渴引饮等阳明证,也未见口苦、咽干、目眩、喜呕等少阳证,则可判断病变仍在太阳,故谓之"不传也"。

由此看来,伤寒一日有传者,也有二三日不传者,欲知其是否传变,主要应以脉证为凭,而不可拘泥于发病的日数。伤寒外感热病,传变迅速、变化多端,故有"走马看伤寒"之说。提示医者应随时密切观察患者脉证,紧紧抓住传变的脉证反映,才可防患于未然,掌握防治疾病的主动权。

006 太陽病,發熱而渴,不惡寒者爲溫病[1]。若發汗已,身灼熱[2]者,名風溫[3]。風溫爲病,脈陰陽俱浮[4],自汗出,身重,多眠睡,鼻息必鼾,語言難出。若被下者,小便不利,直視失溲[5]。若被火[6]者,微發黃色,劇則如驚癇,時瘛瘲[7],若火熏之[8]。一逆[9]尚引日,再逆促命期。

【校注】

[1] 温病:属广义伤寒的范畴,太阳病分类之一,多因感受温热邪气所致。

[2] 身灼热:形容身热的程度,热如烧灼。

[3] 风温:此处为温病误用辛温发汗后变证,与后世温病学中发于春天的风温病不同。

[4] 脉阴阳俱浮:即寸关尺三部脉均现浮象,因热邪充斥表分而现浮象,非主表证。阴阳,指尺、寸。

[5] 失溲:此处指大小便失禁。溲,一般指小便。

[6] 被火:误用火法治疗。火法包括灸、熏、熨、温针等。

[7] 时瘛瘲:指阵发性手足抽搐。瘛(chì 赤),同"瘈",指收缩。瘲(zòng 纵),指松弛。

[8] 若火熏之:像烟火熏过一般,用来描述病人肤色晦暗。若,《金匮玉函经》卷二作"复以"。

[9] 逆:指误治。

【释义】论太阳温病的脉症特点及误治后的变证。本条可分两段理解:

第一段:"太阳病,发热而渴……为温病",论太阳温病的脉证特点。太阳病,症见发热口渴、不恶寒,此为温病;病因温热邪气所发,最易伤阴耗液,与太阳中风、伤寒不同,治法迥异。

第二段:"若发汗已……再逆促命期",论温病误汗、下、温针后的变证。太阳温病因感受温热邪气而发,误用辛温发汗,则助热伤津,热炽而身灼热。邪热充斥表里内外,脉寸关尺俱浮数有力;热迫津泄则自汗出;热壅气滞故身重;上扰神明,清窍不利而见多眠睡、鼻鼾、语言不利。邪热虽炽,然尚未化燥成实,故不可攻下。误下则津伤水枯而小便不利；若下焦肝肾阴精亏虚，不能上注于目则直视而转动不灵。如误用灸、熏、熨、温针等火法，轻则两阳相熏，皮肤发黄；重则灼津扰神，故筋脉抽搐痉挛，甚或惊痫。凡此皆误治所致，一次误治尚可苟延时日；若一误再误，则病重而危。

《难经·五十八难》曰："伤寒有五，有中风，有伤寒，有湿温，有热病，有温病，其所苦各不同……"可见太阳温病为广义伤寒的一种。本条列举温病、风温脉证，以便与风寒之证鉴别，以防误治。其中误火之各种变逆，可看成是温病不同阶段的临床表现，以示温热之邪伤阴与风寒之邪伤阳的证候迥然不同。

007　病有發熱惡寒者，發於陽也；無熱惡寒者，發於陰也。發於陽，七日愈。發於陰，六日愈。以陽數七，陰數六[1]故也。

【校注】

[1] 阳数七，阴数六：七为火的成数，属天属阳，故曰"阳数七"；六为水的成数，属地属阴，故曰"阴数六"。

【释义】辨病发于阳与病发于阴。

病，指疾病或病证。病在三阳，正气盛、邪气实，正邪相争较激烈，故既有恶寒又有发热；病在三阴，正气不足，抗邪无力，故只有恶寒而没有发热。本条从阴阳之本入手，并作为辨证论治的总纲，乃提纲挈领之法。《金匮玉函经》将本条置于六经病之首，强调了以阴阳统六经及伤寒首辨阴阳之意。

对于疾病愈期的预测——"发于阳，七日愈""发于阴，六日愈"，乃依据伏羲河图水火生成之数等推演而来，有待进一步研究，临床不必拘泥。

008　太陽病，頭痛至七日以上自愈者，以行其經盡[1]故也。若欲作再經[2]者，針足陽明[3]，使經不傳則愈。

【校注】

[1] 行其经尽：指太阳本经行尽。经，此处指太阳经。

[2] 欲作再经：指邪气欲传他经。

[3] 针足阳明：针刺足阳明经的穴位。

【释义】论太阳病七日经尽自愈之机及防止传经的针法。

头项强痛是太阳病的主症之一，其轻重有无，可作为判断太阳病进退的标志之一。《素问·热论》："七日巨阳病衰，头痛少愈。"太阳病经七日，正胜邪却，故有自愈之机。若过经不解，邪气欲传他经，可针刺足阳明经穴位，泄太阳传来之邪、振奋阳明胃气，截断传经之路，而使其不传。这种治法体现了仲景"治未病"的思想。

009　太陽病欲解時[1]，從巳至未上[2]。

【校注】

[1]欲解时：指病邪可能解除的时间，非病必愈之时。

[2]从巳至未上：指巳、午、未三个时辰，从上午九时至下午三时。

【释义】论太阳病欲解时。

自然界的阳气在巳、午、未三个时辰（上午九时至下午三时）最为旺盛，人体的阳气亦充盛于外。人得天时之助，正气盛则有助于驱散表邪而病欲解。然病解与否取决于邪正进退，与感邪轻重、调护是否得当、正气是否充足等多种因素相关，故临床宜灵活看待，不可一概而论。

010　風家[1]，表解而不了了[2]者，十二日愈。

【校注】

[1]风家：泛指患太阳表病之人。

[2]不了了：指病证缓解但未彻底痊愈，病人仍觉精神和身体还不爽快、病好得不彻底。了，了结、结束。

【释义】论太阳表解后精神未爽可待正复自愈。

太阳病发汗表解，大邪已去，尚有不爽快之感，此为邪已去而正气渐复，此时不必服药，休息调养一段时间便可痊愈。十二日乃约略之词，临床要视病人的具体情况而定，不必拘泥。本条提示，临证之时应该尽可能避免过度医疗。

011　病人身太[1]熱，反欲得[2]衣者，熱在皮膚[3]，寒在骨髓[4]也；身大寒，反不欲近衣者，寒在皮膚，熱在骨髓也。

【校注】

[1]太：通"大"。《广雅疏证》卷一上："太，亦大也。"《注解伤寒论》卷二"太"作"大"。是。

[2]得：《注解伤寒论》卷二下有"近"字。

[3]皮肤：言浅，指在表。

[4]骨髓：言深，指在里。

【释义】论寒热真假的辨证。

病人尽管肌肤大热，但喜近衣，此为阴寒内盛而虚阳外浮，为表热里寒、真寒假热；若病人尽管肌肤大寒，但却不欲近衣者，此为热邪深伏、阳气闭郁而不达于外,为表寒里热、真热假寒。

本条指出"欲"与"不欲",作为病人的主观愿望,常常是疾病本质的反映,辨证时必须重视,但临床还应四诊合参,如真寒假热的面红如妆、咽干不欲饮、小便清长、脉浮大虚数无根,真热假寒的口渴喜冷饮、小便短赤、舌红脉数等,切实做到去伪存真,方不致犯实实、虚虚之戒。

012　太陽中風[1],陽浮而陰弱[2]。陽浮者,熱自發;陰弱者,汗自出。嗇嗇惡寒,淅淅惡風[3],翕翕[4]發熱,鼻鳴[5]乾嘔者,**桂枝湯**主之。方一。

桂枝三兩,去皮[6]　芍藥三兩　甘草二兩,炙　生薑三兩,切　大棗十二枚,擘

上五味,㕮咀[7]三味,以水七升,微火煮取三升,去滓,適寒溫,服一升。服已須臾,歠[8]熱稀粥一升餘,以助藥力。溫覆令一時許,遍身漐漐[9]微似有汗者益佳,不可令如水流漓,病必不除。若一服汗出病差,停後服,不必盡劑。若不汗,更服依前法。又不汗,後服小促其間[10]。半日許,令三服盡。若病重者,一日一夜服,周時[11]觀之。服一劑盡,病證猶在者,更作服。若汗不出,乃服至二三劑。禁生冷、粘滑、肉麵、五辛[12]、酒酪、臭惡等物。

【校注】

[1]风:《太平圣惠方》卷八下有"脉"字。

[2]阳浮而阴弱:切脉时浮取明显,沉取则相对不足。脉轻按浮取为阳,重按沉取为阴。程郊倩说:"阴阳以浮沉言,非以尺寸言……"接下句,可知有病机之意。

[3]嗇嗇(sè 色)恶寒,淅淅(xī 息)恶风:畏缩怕冷之貌。"嗇嗇""淅淅"互文。

[4]翕翕:发热轻浅貌,言温热如羽毛覆盖状。翕(xī 夕),合羽之状。

[5]鼻鸣:鼻中窒塞,气息不利,出入时发出之声。

[6]去皮:《千金翼方》卷九、《金匮玉函经》卷七无。

[7]㕮咀(fǔ jǔ 府举):古代的制剂法。本意为咀嚼,引申为将生药于臼中捣碎,令如嚼碎之状。

[8]歠(chuò 绰):大口的喝。《说文解字·欠部》:"歠,饮也。"

[9]漐漐:谓小汗潮润貌,触之潮润。

[10]小促其间:适当缩短服药的间隔时间。

［11］周时：一昼夜，满十二时辰。《后汉书·班彪传》："周以钩陈之位。"李贤注："周，环也。"环，犹满也。

［12］五辛：《本草纲目》以小蒜、大蒜、韭菜、芸薹、胡荽为五辛。此处泛指各种辛辣刺激性食物。

【释义】论太阳中风表虚证的证治。

"太阳中风"即太阳病中风证，故本条见症应包括第1条的脉浮、头项强痛而恶寒，以及第2条的发热、汗出、恶风、脉缓等。"阳浮而阴弱"既言脉来浮缓之脉象，更寓卫强营弱之病机。太阳统摄营卫，若风寒外袭，卫阳抗邪于外，故脉浮发热如鸟羽覆身；卫阳浮越于外，营阴不能内守，则汗自出而营弱。"啬啬恶寒""淅淅恶风"乃恶风寒之互词，此因卫气失于温煦所致。肺应皮毛而上通于鼻，若邪客于表，肺气不利则鼻鸣；肺气不利，胃气因而上逆，故使干呕。据此脉症，知其证属风寒外袭，卫阳浮盛，卫外不固，营阴外泄，故治用桂枝汤解肌祛风、调和营卫。

桂枝汤是治疗太阳中风的主方。方以辛温之桂枝配生姜，解肌祛风，兼以止呕；以酸苦微寒之芍药敛阴和营，更以甘温之大枣，助芍和营；炙甘草调和诸药，其与桂枝相配辛甘发散，与芍药为伍，酸甘化阴。诸药相伍，于发汗之中寓敛汗之义，具有解肌祛风、调和营卫之功。

桂枝汤外能解肌祛风，谐和荣卫，内能燮理阴阳，调和脾胃气血，临床应用十分广泛，不仅用于外感，亦多用于杂病。仲景首举桂枝汤，寓意调和阴阳是治疗疾病的基本原则。

服用桂枝汤，当注意以下事项：①药后啜热粥，以助药力，并加衣被温覆使遍身微汗出为佳，不可过汗。②一服汗出病解，即可停后服。③若不汗，可适当缩短服药时间间隔，半天左右将一剂药服完。若仍不汗出者，可服至二三剂。④药后忌口，凡生冷、黏滑、肉面、五辛、酒酪、臭恶等物均应禁食。以上服药、药后护理及发汗要求、饮食禁忌等，乃为"药法"。论中诸方之后凡有"如前法"或"禁如药法"等语，即是指此而言。

013　太陽病，頭痛，發熱，汗出，惡風，桂枝湯主之。方二。用前第一方。

【释义】论桂枝汤证治。

上条言"太阳中风"，此仅曰"太阳病"，可见并不局限于中风。此即谓凡太阳病见头痛、发热、汗出、恶风等症，就可应用桂枝汤主治，这扩大了桂枝汤的床应用范围。柯韵伯谓："此条是桂枝本证，辨证为主，合此证即用此汤，不必问其为伤寒、中风、杂病也。"实为中肯之论。他常以桂枝汤加减治疗自汗、盗汗、虚痢等病而见上述证候者,每每"随手而愈"。

014　太陽病,項背強几几[1],反汗出惡風者,**桂枝加葛根湯**主之。方三。

葛根四兩　麻黃[2]三兩,去節　芍藥二兩　生薑三兩,切　甘草二兩,炙　大棗十二枚,擘　桂枝三兩,去皮

上七味,以水一斗,先煮麻黃[2]、葛根,減二升,去上沫,内[3]諸藥,煮取三升,去滓。溫服一升,覆取微似汗,不須歠粥,餘如桂枝法將息[4]及禁忌。臣億等謹按:仲景本論,太陽中風自汗用桂枝,傷寒無汗用麻黃,今證云汗出惡風,而方中有麻黃,恐非本意也。第三卷有葛根湯證,云無汗、惡風,正與此方同,是合用麻黃也。此云桂枝加葛根湯,恐是桂枝中但加葛根耳。

【校注】

[1]几几:紧固拘牵不柔和貌。"几"读音同"乭"(jǐn),与"紧(緊)"(jǐn)音近而通假。

[2]麻黄:《金匮玉函经》卷七无。是。

[3]内:同"纳",加入。

[4]将息:调养,休息,养息。指服药后的调护法。

【释义】论太阳中风兼经输不利的证治。

太阳经脉循头下项,挟脊抵腰。若风寒外袭,太阳经气不利,津液失布,筋脉失养,则项背拘紧不舒,俯仰不能自如。太阳伤寒,当不汗出而恶寒,故以"反"字强调其辨证之关键在于汗出、恶风,是知其证为太阳中风。所不同者,惟邪阻较重,经气郁滞更甚。此时若仅以桂枝汤为治,取效恐不如意。故在用桂枝汤解肌祛风、调和营卫的基础上,更加葛根以升散发表,宣通经脉,升津舒经,以缓经脉之拘紧。

015　太陽病,下之後,其氣上衝[1]者,可與桂枝湯,方用前法[2]。若不上衝者,不得與之。四。

【校注】

[1]气上冲:病人自觉胸中有气上冲。

[2]方用前法:指用第12条桂枝汤方后所注的煎服法、药后护理及饮食禁忌等。

【释义】论太阳病误下后,其气上冲的证治。

太阳表证，法宜汗解，若误用攻下，易致邪气内陷而变证丛生。今虽误下，病人仍自觉有气上冲，知太阳经气仍能向上向外抗邪，故治宜因势利导，仍从汗解。然毕竟已先行攻下之法，正气当有所损伤，此时发汗宜缓不宜峻，故用桂枝汤，并言"可与"，寓斟酌之意，提示用桂枝汤时，亦可随证适当取舍。若误下后，气不上冲，恐是外邪内陷于里，故不可与桂枝汤，如此则应观其脉证，知犯何逆，随证治之。

016 太陽病三日，已發汗，若吐、若下、若溫針，仍不解者，此爲壞病[1]，桂枝[2]不中[3]與之也。觀其脉證，知犯何逆，隨證治之。桂枝本爲解肌，若其人脉浮緊，發熱汗不出者，不可與之也。常須識[4]此，勿令誤也。五。

【校注】

[1] 坏病：又称变证。指因误治使原发病出现反常变化，证候错综复杂，已不属传经之变，难以用六经病证称其名。

[2] 桂枝：《千金翼方》卷九为"桂枝汤"。

[3] 不中：不可，不宜。

[4] 识（zhì 至）：通"志"，铭记。

【释义】论坏病及其救治法，与桂枝汤禁忌。本条可分两段理解。

第一段："太阳病三日……随证治之"，论坏病及其救治方法。太阳病已过数日，曾发汗、吐下或温针治疗，而病仍未解，因误治而使病情变得错综复杂，此为坏病。此时病情已发生变化，桂枝汤证已不复存在，故不能再用桂枝汤。"观其脉证"是指用望闻问切四诊合参的方法重新审察患者的脉症，这是辨证分析、诊断用药的基础。由于体质、素有疾病、误治方法以及其他因素之不同，会出现各种不同的症状和体征，必须全面完整地把握这些病情资料，以供分析病因病机之用。"知犯何逆"是在望闻问切，观其脉证基础上，进行辨证分析，运用中医的基本理论和辨证方法，由表及里，去伪存真，分析病因病机、病位病性，再确立病证诊断。"随证治之"是指在正确诊断基础上，确立治法，依法选择方药。因此"观其脉证，知犯何逆，随证治之"，实际上就是提出了中医诊治疾病的法则，这就是辨证论治，这一法则对治疗其他各种疾病都有普遍的指导意义。

第二段："桂枝本为解肌……勿令误也"，论桂枝汤禁例。桂枝汤为治疗太阳中风证的主方，功在解肌祛风、调和营卫，适用于发热、汗出、恶风、脉浮缓等症；若脉浮紧，发热，汗不出，为太阳伤寒证，当用麻黄汤。误施非但不能汗解，反可使表闭阳郁而使病情加重,甚或引发变证,故仲景谆谆告诫"常须识此,勿令误也"。

017 若酒客[1]病,不可與桂枝湯,得之則嘔,以酒客不喜甘故也。

【校注】

[1] 酒客:平素嗜好饮酒之人。

【释义】论酒客及湿热内蕴者禁用桂枝汤。

平素嗜酒之人,多湿热内蕴,得甘温则增逆满而呕。桂枝汤为辛甘温之剂,辛温生热,甘温助湿,故酒客等湿热内蕴者,虽有桂枝汤证,亦不可径用,否则因甘可助湿、温可增热,正如火上加油,亦必然加重病情而出现胃气上逆之呕吐。本条从酒客病不可与桂枝汤引申推广,示人凡湿热内盛者,均应慎用桂枝汤;示人不但要方证相应,尚需因人而异。

018 喘家[1]作桂枝湯,加厚朴杏子[2]佳。六。

【校注】

[1] 喘家:指素有喘病之人。

[2] 子:《千金翼方》卷九,"子"作"仁"。

【释义】论喘家患太阳中风的治法。

病人素有喘病,又新感风寒,患太阳中风之证。肺外合皮毛,风寒引动宿疾,致使喘息发作。故用桂枝汤解肌祛风、调和营卫,以治新感;加厚朴、杏仁利肺降气,既治宿喘,又助解表;如此新感可解,宿疾不能根治,故不谓"主之"而曰"佳"。此治卒疾而兼及痼疾之法,示人用药之活法。

019 凡服桂枝湯吐者,其後必吐膿血也。

【释义】论里有蕴热者禁用桂枝汤。

内有蕴热之人,忌用辛温之品,服之则内热更盛,肉腐成脓、灼伤血络则吐脓血。桂枝汤辛甘温之剂,若服之而呕,恐内有蕴热,服之则辛热助其阳,故有吐脓血之变。

020 太陽病,發汗,遂漏[1]不止,其人惡風,小便難,四肢微[2]急,難以屈伸者,**桂枝加附子湯**主之。方七。

桂枝三兩,去皮 芍藥三兩 甘草三兩[3],炙 生薑三兩,切 大棗十二枚,擘 附子一枚,炮,去皮,破八片上六味,以水七升,煮取三升,去滓,温服一升。本云桂枝湯,今加附子,將息如前法。

【校注】

[1]漏:谓汗出淋漓不绝。

[2]微:《太平圣惠方》卷八作"拘"。

[3]甘草三两:《金匮玉函经》卷七作"甘草二两"。是。

【释义】论太阳病过汗伤阳而漏汗不止的证治。

太阳病汗解,当遍身漐漐汗出,如此则邪去而正不伤。若发汗太过,汗出淋漓不绝,伤阳耗阴。阳虚卫外不固则恶风,汗出耗伤阴津则化源不足,阳气虚弱、气化不利则小便少而不畅。阳虚津亏,筋脉失却温煦和濡养,故四肢拘急、难以屈伸。证属卫阳不固,阴津不足,兼表证不解。治用桂枝汤解肌祛风、调和营卫,加附子温经扶阳以固表。此乃固阳摄阴之法,以扶阳为先,阳复则汗止,汗止则阴复。

021 太陽病,下之後,脉促[1]胸滿者,**桂枝去芍藥湯**主之。方八。促,一作縱。

桂枝三兩,去皮　甘草二兩,炙　生薑三兩,切　大棗十二枚,擘

上四味,以水七升,煮取三升,去滓,温服一升。本云桂枝湯,今去芍藥,將息如前法。

【校注】

[1]脉促:指脉来急促,非数而中止之谓。

【释义】论太阳病误下胸阳被遏的证治。

太阳表证误下,心胸之阳受损,阴气乘之而上,胸阳被遏,故症见胸闷气短而脉来急促。脉促一方面反映邪气由表入胸,人体正气尚能与邪抗争;另一方面也预示胸阳之气有所衰减,抗邪力不从心。证属胸阳不振,兼表邪不解。治当温通心阳,解肌祛风。故用桂枝配甘草,辛甘化阳,温通阳气;生姜合桂枝辛温发散,祛风解表;大枣佐甘草甘温补中和营;因芍药阴柔,不利于胸阳,故去而不用,此乃桂枝汤"避阴救阳"法。

022 若微寒[1]者,**桂枝去芍藥加附子湯**主之。方九。

桂枝三兩,去皮　甘草二兩,炙　生薑三兩,切　大棗十二枚,擘　附子一枚,炮,去皮,破八片

上五味,以水七升,煮取三升,去滓,温服一升。本云桂枝湯,今

去芍藥加附子。將息如前法。

【校注】

[1] 寒:《注解伤寒论》卷二、《金匮玉函经》卷二上均有"恶"。是。

【释义】论太阳病误下，胸阳不足的证治。

此条紧接上条，言太阳病误下，除脉促胸闷，又言"若微寒者"，提示阳虚较前为甚。故于上方再加附子一枚振奋心胸、以补阳气，而为温阳消阴之剂。仲景补心阳用桂枝、补肾阳用附子，心肾两虚而胸闷不解，则用桂枝去芍药加附子。

023 太陽病，得之八九日，如瘧狀[1]，發熱惡寒，熱多寒少，其人不嘔，清便欲[2]自可[3]，一日二三度發。脉微緩[4]者，爲欲愈也；脉微而惡寒者，此陰陽俱虚[5]，不可更發汗、更下、更吐也；面色反有熱色者，未欲解也，以其不能得小汗出，身必痒，宜**桂枝麻黄各半湯**。方十。

桂枝一兩十六銖，去皮 芍藥 生薑切 甘草炙 麻黄各一兩，去節 大棗四枚，擘 杏仁二十四枚，湯浸，去皮尖及兩仁者

上七味，以水五升，先煮麻黄一二沸，去上沫，内諸藥，煮取一升八合，去滓，溫服六合。本云桂枝湯三合，麻黄湯三合，併爲六合，頓服。將息如上法。臣億等謹按：桂枝湯方，桂枝、芍藥、生薑各三兩，甘草二兩，大棗十二枚。麻黄湯方，麻黄三兩，桂枝二兩，甘草一兩，杏仁七十箇。今以算法約之，二湯各取三分之一，即得桂枝一兩十六銖，芍藥、生薑、甘草各一兩，大棗四枚，杏仁二十三箇零三分枚之一，收之得二十四箇，合方。詳此方乃三分之一，非各半也。宜云合半湯。

【校注】

[1] 如疟状：恶寒发热好像疟疾一样。

[2] 欲：本书卷七《辨不可发汗病脉证并治》篇第16条作"续"。

[3] 清便欲自可：即大小便尚能如常。《金匮玉函经》卷二作"清便欲自调"。清，通"圊"，古代称路厕为行清。

[4] 脉微缓：指脉不浮紧，而趋于和缓。微，非指脉象微弱，乃稍微、略微之意。

[5] 阴阳俱虚：即表里皆虚。阴阳，指表里而言。

【释义】论太阳病日久不解的三种转归及表郁轻证的证治。

太阳病八九日，病久邪微郁于肌表；发热恶寒如疟状，即寒热发作有时；热多寒少，是阳气进而邪气退。不呕是邪未入少阳，便欲自可则邪未入阳明。一日二三度发，言恶寒、发热一日发作二三次，此时表证仍在，可有三种转归：

其一,若脉由浮紧趋于和缓,是邪气已衰,正气将复,表里气和,故为欲愈之兆。

其二,若脉微而恶寒,为表里俱虚,可选用芍药甘草附子汤、四逆汤之类,切不可再用汗、吐、下诸法以伐正气而虚其虚。

其三,若面部反有郁热之色,无汗、身痒,为邪郁日久,未能汗出作解,表郁不得宣泄之轻证,故仍当以解表为治。但因邪势已轻,非麻黄汤峻汗所宜,肌腠闭塞,又非桂枝汤所能解,故两方合用,并减小剂量,小发其汗。

桂枝麻黄各半汤为桂枝汤与麻黄汤各取 1/3,按 1∶1 比例合方,或将两方各三合煎液合并而成。如此则使麻黄汤发汗解表而不伤正,桂枝汤调和营卫而不留邪,为太阳表郁轻证而设,以补麻黄汤、桂枝汤治疗之不逮。

024 太陽病,初服桂枝湯,反煩不解者,先刺風池[1]、風府[2],却與桂枝湯則愈。十一。用前第一方。

【校注】

[1] 风池:足少阳经穴,位置在枕骨粗隆直下凹陷与乳突连线之中点,两筋凹陷处。

[2] 风府:督脉经穴,位置在项后入发际一寸,枕骨与第一颈椎之间。

【释义】论太阳病,服桂枝汤反烦不解,治宜针药并用。

太阳病中风证,治用桂枝汤,依法煮取三升,分三服,若初服桂枝汤一升,反烦不解者,是表邪偏盛,郁于太阳经表,药力不能胜邪之故。此时仍宜解表,可针药并用,先刺风池、风府,疏通经络以泄外邪,继服桂枝汤,即可获效。风池、风府虽非太阳穴道,但为太阳经脉所循之部,故刺之以衰太阳之病势。

此条所论邪盛于经,而取先针后药之法,启迪医者当度量病邪之微甚,采取针药并用等综合治疗手段。本条论药后不汗出,而下条接述药后大汗,对比启迪,耐人寻味。

025 服桂枝湯,大汗出,脉洪大[1]者,與桂枝湯,如前法。若形似瘧,一日再發[2]者,汗出必解,宜**桂枝二麻黄一湯**。方十二。

桂枝一兩十七銖,去皮　芍藥一兩六銖　麻黄十六銖,去節　生薑一兩六銖,切　杏仁十六箇,去皮尖　甘草一兩二銖,炙　大棗五枚,擘

上七味,以水五升,先煮麻黄一二沸,去上沫,内諸藥,煮取二升,去滓,温服一升,日再服。本云桂枝湯二分,麻黄湯一分,合爲二升,分再服。今合爲一方,將息如前法。臣億等謹按:桂枝湯方,桂枝、芍藥、生薑各

三兩,甘草二兩,大棗十二枚。麻黄湯方,麻黄三兩,桂枝二兩,甘草一兩,杏仁七十箇。今以算法約之,桂枝湯取十二分之五,即得桂枝、芍藥、生薑各一兩六銖,甘草二十銖,大棗五枚。麻黄湯取九分之二,即得麻黄十六銖,桂枝十銖三分銖之二,收之得十一銖,甘草五銖三分銖之一,收之得六銖,杏仁十五箇九分枚之四,收之得十六箇。二湯所取相合,即共得桂枝一兩十七銖,麻黄十六銖,生薑、芍藥各一兩六銖,甘草一兩二銖,大棗五枚,杏仁十六箇,合方。

【校注】

［1］脉洪大:脉形盛大如洪水泛滥,宽洪满指,但来盛去衰。

［2］一日再发:一日发作两次。

【释义】论服桂枝汤大汗出后的两种转归及证治。

服桂枝汤,汗大出,即所谓如水淋漓,病必不除;若脉见洪大,但无大热、烦渴等阳明里热之症,此脉虽变但证未变,提示太阳中风证仍在,宜从太阳施治,故再用桂枝汤如前法。此洪大脉乃药后大汗,阳气盛于外之象,与前第15条所谓“其气上冲”之表象相类。若症见寒热如疟,一日发作两次者,是汗后邪郁在表之轻证,但较桂枝麻黄各半汤证的一日二三度发又稍轻,故用桂枝二麻黄一汤,微发其汗,以解外邪。

桂枝二麻黄一汤为桂枝汤剂量的 5/12 与麻黄汤剂量的 2/9 相合而成,因二者比例近似 2∶1 而得名。本方剂量较桂枝麻黄各半汤更小,故发汗之力更微。

026　服桂枝湯,大汗出後,大煩渴不解,脉洪大者,**白虎加人參湯**主之。方十三。

知母六兩　石膏一斤,碎,綿裹　甘草二兩,炙　粳米六合　人參三兩[1]

上五味,以水一斗,煮米熟湯成,去滓,溫服一升,日三服[2]。

【校注】

［1］三兩:在本书卷七中为“二兩”。

［2］上五味……日三服:《外台秘要》卷二作“上五味,切,以水一斗二升,煮米熟去米,内诸药,煮取六升,去滓,温服一升,日三。”

【释义】论服桂枝汤后转属阳明的证治。

上条论服桂枝汤,大汗出,脉洪大而不烦渴,邪气犹在表,可更与桂枝汤。本条言大汗出而大烦渴不解,是转属阳明,里热炽盛,津气两伤,故用白虎汤辛寒清热,加人参益气生津。

027　太陽病，發熱惡寒，熱多寒少。脉微弱者，此無陽[1]也，不可发汗。宜**桂枝二越婢一湯**。方十四。

桂枝去皮　芍藥　麻黃　甘草各十八銖,炙　大棗四枚,擘　生薑一兩二銖,切　石膏二十四銖,碎,綿裹

上七味，以五升水，煮[2]麻黃一二沸，去上沫，内諸藥，煮取二升，去滓，温服一升。本云當裁爲越婢湯、桂枝湯，合之飲一升。今合爲一方，桂枝湯二分，越婢湯一分。臣億等謹按:桂枝湯方，桂枝、芍藥、生薑各三兩，甘草二兩，大棗十二枚。越婢湯方，麻黃二兩，生薑三兩，甘草二兩，石膏半斤，大棗十五枚。今以算法約之，桂枝湯取四分之一，即得桂枝、芍藥、生薑各十八銖，甘草十二銖，大棗三枚。越婢湯取八分之一，即得麻黃十八銖，生薑九銖，甘草六銖，石膏二十四銖，大棗一枚八分之七，棄之。二湯所取相合，即共得桂枝、芍藥、甘草、麻黃各十八銖，生薑一兩三銖，石膏二十四銖，大棗四枚，合方。舊云:桂枝三，今取四分之一，即當云桂枝二也。越婢湯方見仲景雜方中。《外台秘要》一云起脾湯。

【校注】

[1] 无阳:指阳气虚衰。

[2] 煮:《金匮玉函经》卷二、《千金翼方》卷九上均有"先"。

【释义】论太阳病表郁化热的证治。

"宜桂枝二越婢一汤"句当接在"热多寒少"后，此为汉文兜转笔法。太阳病，见发热恶寒，热多寒少，是表证仍在。然治以桂枝二越婢一汤，于疏解风寒之中，佐生石膏以辛寒清热，由此测知此因邪郁日久，已然化热，成外寒内热之证。若微弱，为阳气虚衰，故不可发汗。

本条所言桂枝二越婢一汤证与太阳病中篇之大青龙汤证，同为外有表寒而内有郁热，但此轻而彼重。"脉微弱者，此无阳也，不可发汗"，当与大青龙汤证中"若脉微弱，汗出恶风者，不可服之"之句相参，皆含有正虚禁汗之意。

桂枝麻黄各半汤、桂枝二麻黄一汤、桂枝二越婢一汤，三方均为太阳表证所设，凡太阳病多日不解，邪气有减但正气亦弱者，可参此三方之法而治。

028　服桂枝湯，或下之，仍頭項强痛，翕翕發熱，無汗，心下滿微痛，小便不利者，**桂枝去桂加茯苓白术湯**主之。方十五。

芍藥三兩　甘草二兩,炙　生薑切　白术　茯苓各三兩　大棗十二枚,擘

上六味，以水八升，煮取三升，去滓，温服一升，小便利則愈。本云桂枝湯，今去桂枝，加茯苓、白术。

【释义】论汗下后，水遏太阳经腑的证治。

"服桂枝汤,或下之"而"头项强痛,翕翕发热,无汗,心下满微痛"等症"仍"在,可知上述诸症在汗、下之前就已存在。因"头项强痛,翕翕发热"颇似太阳中风证,"心下满微痛"又与阳明腑实证有类似之处,故前医投以桂枝汤或攻下为治。然治后病未除且未生变,此时细心诊查,发现尚有"小便不利"。

"小便不利"是本证的辨证关键,反映了太阳膀胱气化不利,水饮内停之机。水邪为患,变动不居。若水饮壅滞太阳经表,经脉不畅,故头项强痛,翕翕发热;水饮内停,气血不利,则心下满微痛。此乃汗、下误治后水气内停,太阳经腑不利之证,治宜和营利水。方用桂枝汤去桂枝加茯苓、白术者,又名苓芍术甘汤。《金匮要略·水气病脉证并治》:"血不利则为水。"《神农本草经》载芍药能"除血痹,止痛,利小便"。故方用芍药、大枣和血脉以利水;茯苓、白术,健脾利水;生姜宣散水邪,化气行水;甘草调和诸药并和中州。药后水饮当从下出,故方后注云"小便利则愈",也证实本方作用不是发汗而是通利小便,无需桂枝走表以解肌,故当去之。

029　伤寒脉浮,自汗出,小便数,心烦,微恶寒,脚挛急[1],反与桂枝[2],欲攻其表,此误也。得之便厥[3],咽中乾,烦燥吐逆者,作甘草乾薑汤与之,以复其阳;若厥愈足温者,更作芍藥甘草汤与之,其脚即伸;若胃氣不和,谵语者,少与调胃承气汤;若重发汗,復加烧针者,四逆汤主之。方十六。

甘草乾薑汤方

甘草四兩,炙　乾薑二兩

上二味,以水三升,煮取一升五合,去滓,分温再服。

芍藥甘草汤方

白芍藥　甘草各四兩,炙

上二味,以水三升,煮取一升五合,去滓,分温再服。

調胃承氣汤方

大黄四兩,去皮,清酒[4]洗[5]　甘草二兩,炙　芒消半升

上三味,以水三升,煮取一升,去滓,内芒消,更上火微煮令沸,少少温服之。

四逆湯方

甘草二兩,炙　乾薑一兩半　附子一枚,生用,去皮,破八片

上三味,以水三升,煮取一升二合,去滓,分温再服。强人可大附子一枚、乾薑三兩。

【校注】

〔1〕脚挛急：即小腿拘急疼痛，屈伸不利。脚，指小腿。

〔2〕桂枝：《金匮玉函经》卷七、《注解伤寒论》卷二下均有"汤"字。

〔3〕厥：指手足逆冷。

〔4〕清酒：陈米酒。

〔5〕洗：《金匮玉函经》卷七、《注解伤寒论》卷二作"浸"。

【释义】论伤寒里虚误汗后的变证及其救治方法。本条可分三段理解。

第一段："伤寒脉浮，自汗出……此误也"，述原发证及其误治。脉浮、自汗出、微恶寒，为太阳中风证，然尚见小便数、心烦、脚挛急为里虚也。阳虚不能制水则小便数；阴虚筋脉失养兼阳虚失煦则脚挛急；虚阳上浮，阴虚邪扰则心烦。此阴阳两虚，虽有表证，亦不可径汗。桂枝汤虽为解肌祛风、调和阴阳而设，但因里虚不耐汗解，故谓之"欲攻其表"，汗之则阴阳更虚，变证由生，故曰"此误也"。

第二段："得之便厥，咽中干……其脚即伸"，论误治的变证与救误之法。若以桂枝汤攻表，则更损阳耗津。阳虚不温四末则厥冷，阴虚失润而咽中干。阴寒犯胃，升降失常则吐逆。阴阳两虚，心神失养则心烦而燥扰不宁。病情虽复杂，然以救阳为急，故先与甘草干姜汤复其阳，待阳回厥愈足温后，再投以芍药甘草汤，酸甘化阴，柔筋缓急，其脚即伸。

第三段："若胃气不和，谵语者……四逆汤主之"，论阴阳两虚救治不当，再生变证的随证治法。因其兼津液亏虚，若过用热药，邪从燥化而转属阳明，则胃中燥热而谵语，此时治用调胃承气汤，泄热和胃而止谵语；然宜中病即止，以防攻下太过，故曰"少与"。若医者对误施桂枝汤所致阴阳两虚之变证失察，见病不除，重发汗、烧针则亡阳损阴，致使邪气从阴化寒，肾阳虚衰，此时非甘草干姜汤所能胜任，当用四逆汤回阳救逆。

甘草干姜汤，亦见于《金匮要略》而治虚寒肺痿。本方甘草用量大于干姜，以扶脾胃之阳，因此证除阳虚外，伴见脚挛急、咽中干等阴虚之证，在扶阳之时须注意不可耗伤弱阴，故用干姜而不用附子，且倍用甘草监干姜之峻，以护其阴。

芍药甘草汤方用白芍药、炙甘草同量，二药相合，酸甘化阴，可养血、平肝、缓解筋脉挛急，善治血脉拘急疼痛，故有"去杖汤"之美称。

本条误治后变证多端，虚实寒热互见，阴阳转化无常，其治或扶阳，或滋阴，或和胃，或回阳，治从证变，对"观其脉证，知犯何逆，随证治之"的法则做了示范。

030 問曰：證象陽旦[1]，按法治之而增劇，厥逆，咽中乾，兩脛拘急而讝語。師曰：言夜半手足當溫，兩脚當伸，後如師言，何以知此？答曰：寸口脉浮而大，浮爲風，大爲虛，風則生微熱，虛則兩脛攣，病形象桂枝，因加附子參其間，增桂令汗出，附子溫經，亡陽故也。厥逆咽中乾，煩燥，陽明内結，讝語煩亂，更飲甘草乾薑湯，夜半陽氣還，兩足當熱，脛尚微拘急，重與芍藥甘草湯，爾乃脛伸，以承氣湯微溏，則止其讝語，故知病可愈。

【校注】

[1] 阳旦：指阳旦汤。《金匮要略·妇人产后病脉证治》"阳旦汤"下，宋林亿等注："即桂枝汤。"

【释义】以问答方式解释上条证治机理。本条综合采用了设问、倒装、分承并举、自注、省文等写作手法，可分为四段理解。

第一段："问曰：证象阳旦……两脛拘急而讝语"，论阴阳两虚外感误治后的表现。脉浮、自汗出、微恶寒等症颇似桂枝汤证，但心烦、脚挛急、小便数又非桂枝汤所宜，故曰"证象阳旦"。若按太阳中风表虚证用桂枝汤治疗，病非但不愈，反而出现四肢厥冷、咽喉干燥、下肢拘挛、屈伸不利、烦躁谵语等变症。

第二段："师曰：……何以知此"，对本证病因及预后的设问。出现变证后，老师预言，服用甘草干姜汤后，夜半手足当温；服用芍药甘草汤后，两胫拘急缓解，两脚当伸。"后如师言，何以知此"系设问引出下文。

第三段："答曰：……亡阳故也"，以论脉为引导，进一步阐述本证病机特点。"寸口脉浮而大"为外感而素体虚弱，故曰"浮为风，大为虚"。风邪袭表，卫阳与之相争则"生微热"；阴阳两虚，筋脉失养则"两胫挛"。病形象桂枝，但兼有里虚，可考虑用桂枝加附子汤，温经解表；否则，但增桂枝汤大汗出，阳气更伤，病情加重，所云"亡阳故也"。

第四段："厥逆咽中干……故知病可愈"，论误治后变证的治疗措施。"厥逆咽中干，烦燥，阳明内结，讝语烦乱"等均是误治后可能出现的复杂表现。此时，更饮甘草干姜汤先复其阳，至"夜半阳气还"，则厥逆得除，"两足当热"；若"胫尚微拘急"者，可"重与芍药甘草汤"以复其阴，则脚挛急得除，"尔乃胫伸"。若邪气从阳化热，而有阳明内结者，可与调胃承气汤，令大便微溏，燥结得除，谵语自止，"故知病可愈"。

本条未言"若重发汗，复加烧针者，四逆汤主之"，为省文之法。

伤寒论卷第三

汉　张仲景述　晋　王叔和撰次

宋　林　亿校正

明　赵开美校刻

沈　琳仝校

辨太阳病脉证并治中第六（31~127条）

提要：本篇共97条。主要论述了太阳伤寒表实无汗之麻黄汤证，及其加减证和禁忌证，兼述了太阳阳明合病之葛根汤证，补述了桂枝汤治疗杂病之荣卫不和的自汗出证。在太阳经邪之后，又论述了蓄水于下的五苓散证、火郁于上之栀子豉汤证、少阳气郁兼三焦不畅之小柴胡汤证、热与血结之桃核承气汤证和抵当汤证、抵当丸证。更以太阳病误治后之变证，以五脏病为例论述了心阳虚心悸之桂枝甘草汤证、脾虚水气上冲之苓桂术甘汤证、邪热壅肺作喘之麻杏甘石汤证、肾阳虚水泛之真武汤证等。

统观全篇，所赅甚广，外则论荣卫之不和，内则论气血之失畅，上则论火郁胸膈，下则论水蓄膀胱，兼及五脏杂病证治。

031　太陽病，項背强几几，無汗惡風，**葛根湯**主之。方一。

葛根四兩　麻黄三兩,去節　桂枝二兩,去皮　生薑三兩,切　甘草二兩,炙　芍藥二兩　大棗十二枚,擘

上七味，以水一斗，先煮麻黄、葛根，減二升，去白沫，内諸藥，煮取三升，去滓，温服一升。覆取微似汗，餘如桂枝法將息及禁忌。諸湯皆做此。

【释义】论太阳伤寒兼经输不利的证治。

风寒侵袭太阳经脉，气血运行不畅，经输为之不利，因而出现项背拘紧、活动不能自如。风寒郁表，玄府不通则无汗。恶风乃恶寒之互词。本条与第14

82

条桂枝加葛根汤相比较,两证仅存在有汗与无汗之分,故其用药只是有无麻黄之别。本方注云"先煮麻黄、葛根",旨在减麻黄、葛根辛散之性,以防发汗太过。药后不必啜粥,温覆即可汗出。

032　太陽與陽明合病[1]者,必[2]自下利,葛根湯主之。方二。用前第一方。一云,用後第四方。

【校注】

[1] 合病:即两经或三经同时发病,无先后次第之分。

[2] 必:假如。

【释义】论太阳与阳明合病下利的证治。

太阳与阳明合病,既有恶寒发热、头项强痛等太阳经表证,又有缘缘面赤、额头作痛、目痛鼻干、卧寐不宁等阳明经表证。风寒束表,肺气闭郁,内迫阳明,若大肠传导功能失常则下利,因其非误下所致,故曰"自"。既为风寒表证下利,故多见水粪杂下。本证虽为表里同病,但里证为表病引发,故其治重在解表,方用葛根汤辛温发汗,兼升清止利,如此则表解而里和,下利必自止。清代喻嘉言所谓"逆流挽舟"法,承此而来。

033　太陽與陽明合病,不下利,但嘔者,**葛根加半夏湯**主之。方三。

葛根四兩　麻黄三兩,去節　甘草二兩,炙　芍藥二兩　桂枝二兩,去皮　生薑二兩,切　半夏半升,洗　大棗十二枚,擘

上八味,以水一斗,先煮葛根、麻黄,減二升,去白沫,內諸藥,煮取三升,去滓,溫服一升。覆取微似汗。

【释义】承上条论太阳与阳明合病呕逆的证治。

上条言风寒袭表,内迫于肠而下利;此条谓邪犯于胃,气机上逆而呕吐,病因太阳、阳明表邪不解以致里气不和、升降失常,故仍用葛根汤解两经之表,加半夏和胃降逆止呕。

034　太陽病,桂枝證,醫反下之,利遂不止。脉促者,表未解也;喘而汗出者,**葛根黃芩黃連湯**主之。方四。促,一作縱。

葛根半斤　甘草二兩,炙　黃芩三兩　黃連三兩

上四味,以水八升,先煮葛根,減二升,內諸藥,煮取二升,去滓,分溫再服。

【释义】论太阳病误下,里热夹表邪下利的证治。此段可分两段理解:

第一段:"太阳病……表未解也",论太阳病误下,虽下利而仍以表证为主。太阳病,桂枝汤证,当从汗解而不可下。如误用下法,损伤脾胃,运化失职,因而下利不止。若脉数促迫,知下后胃肠虽伤,正气仍可抗邪于表,表邪尚未全部内陷,故曰"表未解也",治当解表。

第二段:"喘而汗出者,葛根黄芩黄连汤主之",论邪陷化热,下迫大肠的证治。表邪束肺,里热迫肺,肺气不利故喘。里热逼迫津液外越则汗出。既为热利,当见大便臭秽,暴注下迫、肛门灼热等症。既有表邪未解,又有里热下利,故可称之为里热夹表邪而下利,或称"协热利"。治宜清热止利,兼以解表,方用葛根黄连黄芩汤。

葛根黄芩黄连汤,重用葛根至半斤,解肌热、清肠热,又可升津止利;黄芩、黄连苦寒专清里热,坚阴以止利,加甘草扶中,调补下利之虚,助正祛邪,如此则表里双解,利止喘平。

035 太陽病,頭痛發熱,身疼腰痛,骨節疼痛,惡風無汗而喘者,**麻黄湯**主之。方五。

麻黄三兩,去節　　桂枝二兩,去皮　　甘草一兩,炙　　杏仁七十箇,去皮尖[1]

上四味,以水九升,先煮麻黄,減二升,去上沫,內諸藥,煮取二升半,去滓,溫服八合。覆取微似汗,不須歠粥,餘如桂枝法將息。

【校注】

[1] 杏仁七十个,去皮尖:《金匮玉函经》卷七、《千金翼方》卷九"个"作"枚"。《金匮玉函经》无"去皮尖"。《备急千金要方》"枚"下有"喘不甚,用五十枚"。

【释义】论太阳伤寒证治。

风寒外束,卫气奋起抗邪,正邪交争剧烈,故可见发热。卫阳郁遏,营血凝滞,经脉筋肉拘紧,故见头项强痛、身疼腰痛、骨节疼痛等诸般疼痛。寒性收引,毛窍腠理为寒邪闭塞,所以无汗。肺合皮毛而主表,表闭无汗,影响肺气宣发,故作喘。与第1条、3条互看可知,太阳伤寒还应见寸关尺三部皆浮紧之脉。上述诸症皆由风寒束表,卫阳被遏,营阴郁滞所致,故用麻黄汤辛温解表、宣肺平喘为治。

麻黄汤为辛温发汗解表之峻剂。方中麻黄辛温散寒解表,宣肺平喘,先煎去上沫,以免令人烦;桂枝助麻黄以发散风寒;杏仁伍麻黄,宣降相宜,利肺平喘,并助麻桂解表发汗;炙甘草和中护正。应用本方,以麻黄:桂枝:杏仁:

甘草 =3∶2∶2∶1 为宜。因其发汗力强,药后温覆即可汗出,不必啜粥,其他如发汗要求与禁忌等,皆同桂枝汤。

036　太陽與陽明合病,喘而胸滿者,不可下,宜麻黄湯。六。用前第五方。

【释义】论太阳阳明合病,喘而胸满的证治。

虽言太阳阳明合病,但证情以喘而胸满为主,其腹不满,知邪气侧重在太阳,故禁用攻下。治宜麻黄汤,宣肺解表,表邪解则喘满自除。

同是太阳与阳明合病,第 32、33 两条侧重在阳明经表,以下利为主,用葛根汤;本条重在太阳,以喘为主,故用麻黄汤。界限分明,不可混淆。

037　太陽病,十日以[1]去[2],脉浮細而嗜臥者,外已解也。設胸滿脅痛者,與小柴胡湯。脉但浮者,與麻黄湯。七。用前第五方。

小柴胡湯方

柴胡半斤　黄芩　人參　甘草炙　生薑各三兩,切　大棗十二枚,擘　半夏半升,洗

上七味,以水一斗二升,煮取六升,去滓,再煎[3]取三升,温服一升,日三服。

【校注】

[1]以:《金匮玉函经》卷二、《千金翼方》卷九作“已”。

[2]去:犹过也。

[3]煎:将液汁加热浓缩。西汉杨雄《方言》云:“凡有汁而干谓之煎。”

【释义】论太阳病日久的三种转归及证治。

太阳病已过十日,脉浮而细,见嗜卧,而无寒热、头项强痛等症,是表邪已去,正气渐复,故谓“外已解也”。此时虽略有不适,亦无需服药,只要静养即可。若胸满胁痛,是邪入少阳,枢机不利,故用小柴胡汤和解少阳,以利枢机(注:小柴胡汤方解见本篇第 96 条)。病虽十日,若还见太阳之浮脉,是表证仍在,仍可再用麻黄汤发汗解表。但因时间日久,应斟酌谨慎使用,故不曰“主之”,而言“与”,以示区别。

本条论太阳病日久的三种转归,一为邪退正复,其病已解;二为太阳之邪内传少阳;三为时间虽久,邪仍在表,当发其汗。从而示人判断疾病传变与否,当以脉证为凭,不可拘泥于病程长短。

038 　太陽中風，脉浮緊，發熱惡寒，身疼痛，不汗出而煩躁者，大青龍湯主之。若脉微弱，汗出惡風者，不可服之。服之則厥逆，筋惕肉瞤[1]，此爲逆也。**大青龍湯方**。八。

麻黄六兩，去節　桂枝二兩，去皮　甘草二兩，炙　杏仁四十枚，去皮尖　生薑三兩，切　大棗十二枚，擘　石膏如雞子大，碎

上七味，以水九升，先煮麻黄，減二升，去上沫，内諸藥，煮取三升，去滓，温服一升，取微似汗。汗出多者，温粉[2]粉之。一服汗者，停後服。若復服，汗多亡陽遂一作逆虚，惡風煩躁，不得眠也。

【校注】

[1] 筋惕肉瞤(shùn 順)：即筋肉跳動。"惕"，《仲景全書·注解伤寒论》同條作惕。惕(dàng 档)，通"荡"，動也。

[2] 温粉：炒温之米粉。

【释义】论太阳伤寒兼内热烦躁的证治，以及大青龙汤禁忌证与误服后的变逆。

"中风"是伤寒的互词。"太阳中风"实指太阳伤寒而言。从脉浮紧、发热恶寒、身疼痛，不汗出等证候也可确定证属太阳伤寒证无疑，治当用麻黄汤。然增烦躁一症，为外寒外束不解，卫闭营郁化热所致。故在麻黄汤的基础上，倍用麻黄散寒解表，加生石膏清解里热，加大枣与甘草相伍，和中扶正，并能资助汗源。本方药效迅速，犹如龙升雨降，郁热顿除，故而名大青龙汤。

大青龙汤是表里双解之峻汗剂，药后若汗出多者，可以炒温之米粉扑身止汗；若其人脉不浮紧而微弱，又见汗出恶风等症，说明证属营卫俱虚或营弱卫强，此时若误投大青龙汤，可因过汗而亡阳，发生四肢厥逆、肌肉跳动、恶风、烦躁不得眠等亡阳伤阴之变证。

039 　傷寒，脉浮緩，身不疼，但重，乍有輕時，無少陰證者，大青龍湯發之。九。用前第八方。

【释义】本条承上条再论大青龙汤的证治及其与少阴证的鉴别。

太阳伤寒，脉由浮紧变为浮缓，证由身痛变为身重且偶有减轻之时，这反映了在表之寒邪有入里化热的趋势。寒邪渐趋化热，脉则自然由紧变为不紧，证则亦随之由身疼痛变为不疼。但虽渐化热，却尚未入里，仍在于表。表闭未开，阳气仍然闭塞，全身气机不利，故见身重。邪气有入里之势，进退于表里之间，故身重一证又乍有轻时。表气闭郁，里有郁热，则烦躁与发热之证也自在言外。上条述表寒闭郁，偏于外；本条论表寒部分化热，趋于里，但并未见烦渴

欲饮之白虎汤证,故仍用大青龙汤发之。邪气入里,要注意与三阴里证鉴别。因少阴阳衰也会出现身重烦躁等,所以要注意和本条所述大青龙汤证的身重相鉴别。少阴阳衰应有脉微细、四肢厥逆等阳衰阴盛之证。

《金匮要略》指出"饮水流行,归于四肢,当汗出而不汗出,身体疼重,谓之溢饮""病溢饮者,当发其汗,大青龙汤主之",故亦有医家将本条与《金匮要略》之溢饮证相参,认为大青龙汤是发越溢饮之邪,其义可参。

040 傷寒表不解,心下有水氣,乾嘔發熱而欬,或渴,或利,或噎[1],或小便不利、少腹滿,或喘者,**小青龍湯**主之。方十。

麻黃去節 芍藥 細辛 乾薑 甘草炙 桂枝各三兩,去皮 五味子半升 半夏半升,洗

上八味,以水一斗,先煮麻黃,減二升,去上沫,内諸藥,煮取三升,去滓,溫服一升。若渴,去半夏,加栝樓根三兩;若微利,去麻黃,加蕘花,如一雞子,熬[2]令赤色;若噎者,去麻黃,加附子一枚,炮;若小便不利,少腹滿者,去麻黃,加茯苓四兩;若喘,去麻黃,加杏仁半升,去皮尖[3]。且蕘花不治利,麻黃主喘,今此語反之,疑非仲景意[4]。

臣億等謹按:小青龍湯,大要治水,又按《本草》,蕘花下十二水,若水去,利則止也。又按《千金》,形腫者應内麻黃,乃内杏仁者,以麻黃發其陽故也。以此證之,豈非仲景意也。

【校注】

[1] 噎(yē椰):指咽喉部有气逆阻塞感。

[2] 熬:炒、烘、焙。《说文解字·火部》:"熬,干煎也。"

[3] 若渴……去皮尖:此七十字,《注解伤寒论》不作原文而作为注释之文。

[4] 且蕘花不治利……疑非仲景意:此二十字,《千金翼方》卷九、《注解伤寒论》卷三无。

【释义】论太阳伤寒兼水饮内停的证治。

伤寒表不解,则头痛身疼、恶寒无汗发热等表证仍在。心下有水气,指胃脘部素有水饮停聚。水饮阻滞,胃气不降则上逆作呕;外寒内饮,上射于肺,肺失宣降则咳。水邪变动不居,可随气升降留著为患,故小青龙汤证可见诸多或然证。水饮内停,气不化津则口渴;水饮内走肠道则下利;水寒壅滞,气机失畅则噎;蓄于膀胱,气化失职,则小便不利、少腹满;寒饮迫肺,肺气上逆,则可见喘。以上诸症皆外寒内饮所致,故均以小青龙汤加减为治。

小青龙汤由麻黄汤去杏仁加干姜、细辛、五味子、芍药、半夏组成。麻黄发汗解表,宣肺平喘,兼以利水;桂枝辛温助麻黄宣散寒邪,通畅阳气;干姜、细

辛、半夏,温化水饮;芍药、五味子、甘草,酸收扶正,以防辛散太过,如此则散中有收,共奏外散表寒、内消寒饮之功。

小青龙汤集麻黄、桂枝、细辛、干姜、半夏于一方,通散之力较峻,易动阳耗阴,故不宜久服,一旦病情转缓,改投苓桂术甘汤为宜。《金匮要略·痰饮咳嗽病脉证并治》有小青龙汤使用禁忌和误服本方的变证及救治方法,可与本条合参。

041　傷寒心下有水氣,欬而微喘,發熱不渴。服湯已,渴者,此寒去欲解也。小青龍湯主之。十一。用前第十方。

【释义】论太阳伤寒兼水饮内停证治及服药后的转归。

本条"小青龙汤主之"应接在"发热不渴"之后,此为倒装文法。本条曰"咳而微喘",上条曰"干呕发热而咳",两条症状相互补充,指出外寒内饮的主证为咳喘。寒饮内伏,大多不渴,服小青龙汤后渴者,是寒饮已化,胃阳渐复之佳兆,故曰"此寒去欲解也"。此虽渴,乃温解之余,一时布津不周,可自行缓解,或少少饮水则愈。切不可饮水太多,恐水饮复聚,郁遏胃阳。

大、小青龙汤均可看作由麻黄汤加减而来,也均属表里两解之方。大青龙汤发散风寒兼清阳郁之热而除烦躁,小青龙汤发汗蠲除心下寒饮治咳喘。若水饮在内,阻遏阳气烦躁者,可于小青龙汤中加石膏为治。

042　太陽病,外證未解,脉浮弱者,當以汗解,宜桂枝湯。方十二。

桂枝去皮　芍藥　生薑各三兩,切　甘草二兩,炙　大棗十二枚,擘

上五味,以水七升,煮取三升,去滓,温服一升。須臾啜熱稀粥一升,助藥力,取微汗。

【释义】论太阳病脉浮弱的证治。

太阳病,外证未解,即表证仍在,治当解表。若脉浮弱者,即阳浮而阴弱,此言太阳中风,故治以桂枝汤。

第35条言太阳病脉浮,证属太阳伤寒,治宜麻黄汤;本条之太阳病,脉见浮弱,为太阳中风,治宜桂枝汤。在连续八条(第35~42条)论述麻黄汤及大小青龙汤等证治之后,从本条开始再次论述桂枝汤及其加减证治,实有虚实对比,以深化辨证论治的意义。

043　太陽病,下之微喘者,表未解故也,桂枝加厚朴杏子湯主之。方十三。

桂枝三两,去皮　甘草二两,炙　生薑三两,切　芍藥三两　大棗十二枚,
擘　厚朴二两,炙,去皮　杏仁五十枚,去皮尖

上七味,以水七升,微火煮取三升,去滓,温服一升,覆取微似汗。

【释义】论太阳病误下,表证不解兼肺气不宣的证治。

太阳病不解,本应发汗解表,误用下法后致表邪内陷而迫肺,肺气不宣,故而作喘。证属太阳病表证未解,兼气逆作喘,故与桂枝汤以解肌发表,加厚朴、杏仁降气平喘。

第18条言新感诱发宿喘,用本方治太阳中风兼以顾宿疾,为急则先治之法,故曰"佳";本条为新感表不解,误治邪陷致喘,属桂枝汤的兼证,用本方可解表平喘而诸证尽愈,故曰"主之"。

044　太陽病,外證未解,不可下也。下之爲逆,欲解外者,宜桂枝湯。十四。用前第十二方。

【释义】论太阳表证宜汗禁下。

太阳病表证未解,当先解表,虽有里证,亦不可下。若误用下法,易致外邪内陷,引发变证,故曰"下之为逆"。至于解表,考虑到误下后正气不足,不可峻汗,故以桂枝汤为宜。

045　太陽病,先發汗不解,而復下之,脉浮者不愈。浮爲在外,而反下之,故令不愈。今脉浮,故在外,當須解外則愈,宜桂枝湯。十五。用前第十二方。

【释义】论太阳病汗下后,表证仍在的证治。

太阳病,汗之后表证仍在,本应调整解表之剂继用汗法,而医却误用下法,病在表反治里,药不中的,故病不见愈。"脉浮者不愈"是以脉象提示病机依然在表,故宜用桂枝汤解外则愈。

046　太陽病,脉浮緊,無汗,發熱,身疼痛,八九日不解,表證仍在,此當發其汗。服藥已微除,其人發煩目瞑[1],劇者必衄,衄乃解。所以然者,陽氣重[2]故也。麻黄湯主之。十六。用前第五方。

【校注】

[1]目瞑:目视不明,视物昏花。《集韵》:"瞑,目不明也。"

[2]阳气重:阳气郁闭较甚。

【释义】论太阳伤寒邪郁日久的证治与转归。

本条为倒装文法，"麻黄汤主之"应接在"此当发其汗"之后。

太阳病，见脉浮紧、无汗、发热、身疼痛，为伤寒无疑。病虽已八九日，然表证仍在，故仍以麻黄汤发汗解表为正治。药后本应汗出而解，今"微除"者，是言汗出不彻，证候稍减。同时出现心烦、目瞑，甚者鼻衄等，这是因为邪郁日久，阳气郁闭较重，药后正邪交争更为剧烈，郁热上扰，内迫营血所致。汗血同源，若邪不从汗解，亦可从衄得解，故曰"衄乃解"，此现象又称"衄以代汗"，或谓"出红汗"。

047　太陽病，脉浮緊，發熱，身無汗，自衄者，愈。

【释义】承上条再论太阳伤寒得自衄者病愈。

脉浮紧，发热无汗，为太阳伤寒无疑，应以麻黄汤发汗解表。风寒束表，玄府郁闭，如不得汗解，邪无出路，郁于经络，重者可损伤阳络而衄血。因血汗同源，此虽未服药，亦可因邪随衄解而病自愈。

048　二陽併病[1]，太陽初得病時，發其汗，汗先出不徹，因轉屬陽明，續自微汗出，不惡寒。若太陽病證不罷者，不可下，下之爲逆，如此可小發汗。設面色緣緣正赤[2]者，陽氣怫鬱[3]在表，當解之熏之。若發汗不徹，不足言，陽氣怫鬱不得越，當汗不汗，其人躁煩，不知痛處，乍在腹中，乍在四肢，按之不可得，其人短氣，但坐[4]以汗出不徹故也，更發汗則愈。何以知汗出不徹？以脉濇故知也。

【校注】

［1］并病：一经证候未罢，另一经证候又起，二经证候有先后次第之分者，谓并病。

［2］面色缘缘正赤：满面持续发红。缘缘，持续不断。正赤，大红色。

［3］怫郁：悒郁、忧郁、郁闷。此引申为阳气被外邪所抑郁。

［4］坐：因为，由于。清代刘淇《助字辨略》："坐，犹云因也。"

【释义】论太阳病发汗不彻的转归与证治。本条可分三段理解：

第一段："二阳并病，太阳初得病时……不恶寒"，论太阳病汗出不彻，可转属阳明。初得太阳病，以发汗解表为正治，但汗出不彻，不仅太阳表证不解，而且病邪逐渐化热入里，成二阳并病。若持续汗出，而不恶寒，是里热炽盛，逼迫津液外泄，则为转属阳明。

第二段："若太阳病证不罢者，不可下……当解之熏之"，论二阳并病的治法与禁忌。二阳并病，若太阳表证未罢，虽有阳明燥热，亦不可先行攻下，否则会导致表邪内陷而发生他变,故曰"下之为逆"。此时当先解表,然因表邪已部分入里,故不可大汗,以防津液外泄反助阳明燥热。若满面通红,是阳明经气被邪气怫郁不散,阳气不得发越所致,应清解阳明经热,兼解太阳表邪。

第三段:"若发汗不彻,不足言……以脉涩故知也",再论二阳并病的成因与主症。太阳病若发汗不彻,不仅表邪不能发散,且阳气怫郁不得发越,郁而化热,扰动心神则烦躁不安;经气涩滞不利则痛无定处,忽而腹中,忽而四肢;邪气外闭,肺气不利,则短气。以上诸症皆由汗出不彻,经气闭郁所致。何以知是汗出不彻呢?因其脉涩,反映了邪气凝滞未散,营卫郁遏不畅。治当发汗解表,疏散营卫之邪,故言"更发汗则愈"。

049 脉浮數者,法當汗出而愈。若下之,身重心悸者,不可發汗,當自汗出乃解。所以然者,尺中脉微,此裏虛,須表裏實,津液自和,便自汗出愈。

【释义】论误下致里虚者禁汗。

一般而言,浮紧之脉略有数象,其病在表,治当发汗。若误用下法,损伤正气,气虚乏力,故觉身重;心无所主,因而心慌心悸。证属表邪未去,而正气已伤,故不可再用发汗治疗,可待其自汗出而病解。这是因为,尺中脉微,反映里气已虚,若误发虚人之汗,病情将愈加恶化。此时可借助饮食调养,待正气恢复,阴阳自和,便自汗出而愈。当然,对于正虚兼外感之证,亦不能坐等自愈,临床可据证采用扶正解表或先扶正、后解表之法。

050 脉浮緊者,法當身疼痛,宜以汗解之。假令尺中遲者,不可發汗。何以知然?以榮氣不足,血少故也。

【释义】论营血不足,虽有表证,亦不可发汗。

脉浮紧,身疼痛,当属太阳伤寒,宜发汗解表为治。若尺脉迟,即为本条所言营血不足。血汗同源,"夺血者无汗"(《灵枢·营卫生会》),营血衰少,汗源乏资,若再发汗,则更伤营血而有劫阴之变。当以补益营血为先务,俾营血充足后再图表邪之患。

尺脉微为阳气不足,尺脉迟为阴血不足,此二条示人凡阴阳之气虚者,虽有表证,因其不耐攻伐,故均禁用麻黄汤发汗。许叔微治伤寒夹虚者,先用小建中汤加当归、黄芪,后攻表发汗;后世治虚人外感有助阳解表、益气解表、滋阴解表等,可资参考。

051　脉浮者,病在表,可發汗,宜麻黃湯。十七。用前第五方。法用桂枝湯。

【释义】论表证脉浮,可以发汗。

正气抗邪于表,故脉应之而浮。邪气在表,治当发汗解表。然云"宜麻黄汤",而非"麻黄汤主之","宜"字已现斟酌审慎之意,临证不可断章取义,见脉浮即与麻黄汤为治。本条以脉略症,第35条以症略脉,两条互相参看,方能窥其全貌。

052　脉浮而數者,可發汗,宜麻黃湯。十八。用前第五方。

【释义】论表证脉浮数者,可以发汗。

浮脉主表,数有紧之意。从"可发汗,宜麻黄汤"看,其证属太阳伤寒,故其治当发汗解表。第51、52两条,承接上条并与之对比,指出凡太阳病,非尺脉微、尺脉迟者,可考虑应用汗法治疗。

053　病常自汗出者,此爲榮氣和。榮氣和者,外不諧,以衛氣不共榮氣諧和故爾。以榮行脉中,衛行脉外,復發其汗,榮衛和則愈。宜桂枝湯。十九。用前第十二方。

【释义】论营卫不和所致自汗出的证治。

生理情况下,营属阴行于脉中,卫属阳行于脉外。卫气温分肉,肥腠理,司开阖;营气和调于五脏,洒陈于六腑,二者功能协调,内外相贯,相随于周身运行不止,此为营卫调和。

病,泛指已病之人。症见自汗出者,这是在外的卫气与营气相离,卫气不能固护营阴,使其不能内守而汗出,此虽营气本身无病,但因卫气不能固密,致使营卫不能协调,即所谓"以卫气不共荣气谐和故尔"。桂枝汤可使营卫和合,卫外为固,营阴内守,汗出自愈。因病本汗出,而又用桂枝汤发汗以调和营卫,故曰"复发其汗",此为发汗以止汗之法。

054　病人藏無他病,時發熱,自汗出而不愈者,此衛氣不和也,先其時發汗則愈,宜桂枝湯。二十。用前第十二方。

【释义】论卫气不和,时发热自汗出的证治。

"病人藏无他病",指脏腑无病,此为里气和。夫卫气者,卫外而为固也。若卫气运行不畅则时发热,开阖失司、营阴不能内守则汗自出。因脏无病,病不在里而在表,故云"此卫气不和"。治宜桂枝汤调和营卫,并选择在病人发汗、汗自出发作之前服药,以免因服药汗出太多而伤正。

以上两条,皆论桂枝汤可治杂病之营卫不和的自汗出证。此类疾患,临床上并不少见,尤以妇女围绝经期综合征为多见,用滋阴、清热、敛汗、扶阳等治法难以奏效时,可试用桂枝汤加减。

055 傷寒脉浮緊,不發汗,因致衄者,麻黄湯主之。二十一。用前第五方。

【释义】论伤寒表实失汗致衄,仍须汗解。

伤寒、脉浮紧,则为太阳伤寒。"不发汗"既言病人无汗,又蕴因失治误治而不得汗出之义。太阳表邪不解,阳气郁遏较甚,损伤鼻窍血络致衄。本条与第46、47条参看,彼则衄而病解,此虽衄而外邪不去,恐是衄而不畅,犹如发汗不彻,故仍需以麻黄汤发汗,解太阳郁闭之邪,使汗出邪散而鼻衄自止,此属"汗以代衄"之法。

056 傷寒不大便六七日,頭痛有熱者,與承氣湯。其小便清者,一云大便青。知不在裏,仍在表也,當須發汗。若頭痛者,必衄。宜桂枝湯。二十二。用前第十二方。

【释义】论据小便清否,辨病位的表里。

本条属倒装文法,"若头痛者,必衄"当在"宜桂枝汤"之后。伤寒不大便六七日,症见头痛、发热,若因阳明腑实所致者,治疗自当用承气汤攻下。但又当验之于小便,小便黄赤,知为里热,下之不误。若小便清,则知里无燥热,下法断不可用。此病犹在表,治宜桂枝汤解外。若太阳经邪不解,头痛日久,阳郁较重者,亦可因热伤阳络而衄血,可参第46、47条。

057 傷寒發汗已解,半日許復煩,脉浮數者,可更發汗,宜桂枝湯。二十三。用前第十二方。

【释义】论伤寒汗后复烦的证治

伤寒发汗后病证已解,本应脉静身凉,病情向愈。今半日许发热复作,脉浮而数,此为邪仍在表,当继用汗法解之。然因已行发汗之治,出于护阳保阴之虑,不宜再施峻汗之法,故用桂枝汤调和营卫,解肌祛风,祛邪而不伤正。此为一汗不解可以再汗之法。

058 凡病若發汗、若吐、若下、若亡血、亡津液,陰陽自和者,必自愈。

【释义】论凡病阴阳自和者,必能自愈。

"凡病",泛指一切病证,非独指伤寒、中风而言。"若",假设之意,不定之辞。诸病若用发汗、或吐、或下治疗,损伤正气则有伤阴、伤阳、亡津液之变。若邪去而正衰,并非一定要用药物治疗,可通过饮食调补、休息疗养,待人体阴阳恢复平衡,即可自愈。此即"于不治中治之"之法。

仲景从病之本在于阴阳不和,推及病之愈由于阴阳自和,可谓善于发扬《内经》治病必求于本之义。无论治病用何法、何方、何药,必使其阴阳自和,方为上策。其言甚简,其义无穷,临床当奉为施治准则。

059 大下之後,復發汗,小便不利者,亡津液故也。勿治之,得小便利,必自愈。

【释义】论误治伤津,津复自愈。

大下本有伤津耗液之虞,复发其汗,是重伤阴津,故见小便不利。此时,切不可见小便不利而用渗利之法,否则势必更伤津液而加重病情,故曰"勿治之"。这种情况,可通过饮食、水谷调养,待津液恢复,化源充沛,阴阳自和,则小便自可通利。

此条可视为上条"阴阳自和者,必自愈"的具体说明。阳明病之大便硬,"当问其小便日几行,若本小便日三四行,今日再行,故知大便不久出……以津液当还入胃中,故知不久必大便也",亦是阴阳自和的例证。故治病不但要以阴阳自和为前提,亦应重视阴阳自和的表现及因势利导。

060 下之後,復發汗,必振寒,脉微細。所以然者,以内外俱虚故也。

【释义】论汗下后致阴阳两虚之变证。

汗下不仅损阴,且气随液脱,渐耗其阳。内外不足,阳气虚衰,无力鼓动脉道,故脉微。阳虚则寒,体失温煦,故见振栗怕冷;阴液不足,血脉失充,则脉微细。上条论汗下后损伤阴液,本条则出现振寒、脉微细之证,是阴阳两虚之候,故其病情更重。两条前后呼应,对比发明,以论治疗不当,可导致伤阴、伤阳及阴阳两伤的种种变证。

061 下之後,復發汗,晝日煩躁不得眠,夜而安静,不嘔不渴,無表證,脉沉微,身無大熱者,**乾薑附子湯**主之。方二十四。

乾薑一兩　附子一枚,生用,去皮,切八片

上二味,以水三升,煮取一升,去滓,頓服。

【释义】论阳虚阴盛烦躁的证治。

既下复汗,遂表里俱虚。阳旺于昼,阳欲复,虚不胜邪,正邪交争,故昼日烦躁不得眠。夜则阴主事,弱阳不能与盛阴相争,故夜而安静。不呕、不渴、无表证,知病不在三阳。脉沉主里,微主阳虚。阳气虚衰,阴寒内盛,即便是弱阳欲浮于外,亦当是身无大热。此为肾阳暴伤之证,故用干姜附子汤,急复其阳。方中干姜温补脾阳,附子生用破阴回阳,姜、附同用,煎汤顿服,意在集中药力,速破阴寒,匡扶欲脱之真阳。

062　發汗後,身疼痛,脉沉遲者,**桂枝加芍藥生薑各一兩人參三兩新加湯**主之。方二十五。

桂枝三兩,去皮　芍藥四兩　甘草二兩,炙　人參三兩　大棗十二枚,擘　生薑四兩

上六味,以水一斗二升,煮取三升,去滓,温服一升。本云桂枝湯,今加芍藥、生薑、人參。

【释义】论汗后气血不足身痛的证治。

太阳表证,汗后表解,身疼当除。此身疼未解,脉由浮转沉迟。沉脉候里,迟候血虚,即第50条所谓"荣气不足,血少故也"。故知此证属气血亏虚,经脉失养,治用桂枝汤调和营卫,因汗多荣血亏虚,故加芍药、人参补营卫气血之不足,增生姜至四两,使药力达表,专治营卫气血不足之身疼痛。本方在临床上用以治疗妇女产后,或失血后身疼,脉见沉迟无力者,效佳。

063　發汗後,不可更行[1]桂枝湯。汗出而喘,無大熱者,可與**麻黃杏仁甘草石膏湯**。

麻黃四兩,去節　杏仁五十箇,去皮尖　甘草二兩,炙　石膏半斤,碎,綿裹

上四味,以水七升,煮[2]麻黃,減二升,去上沫,内諸藥,煮取二升,去滓,温服一升。本云黄耳柸[3]。

【校注】

[1]更行:犹言再用。

[2]煮:《金匮玉函经》卷七、《千金翼方》卷十、《注解伤寒论》卷三上有"先"。是。

[3]黄耳柸:"柸",《千金翼方》卷十作"杯"。本书卷四亦作"杯"。"耳杯"

为古代饮器,亦称羽觞,椭圆形,多为铜制,故名,实容一升。

【释义】论邪热壅肺作喘的证治。

发汗后,不可更行桂枝汤者,知其病不在肌腠。汗出而喘,乃邪热内乘于肺而为肺热之证。肺热郁伏而不显见,故表无大热。然据临床观察,邪热壅肺作喘,亦可见到发热,甚或高热不退,临床不可拘泥于"无大热"。本证重点在肺热壅盛,治当清宣肺热,方用麻黄杏仁甘草石膏汤,于麻黄汤中去桂枝之辛热,加石膏之辛寒,一加一减,温解之方,转为凉散之剂。

麻黄汤治无汗之喘,以麻黄配桂枝,功在散寒;麻杏甘石汤疗有汗之喘,用麻黄配石膏,功在清热。寒热皆用麻黄者,以麻黄善宣肺而为治喘之要药。

064　發汗過多,其人叉手自冒心[1],心下悸[2],欲得按者,**桂枝甘草湯**主之。方二十七。

桂枝四兩,去皮　甘草二兩,炙

上二味,以水三升,煮取一升,去滓,頓服。

【校注】

[1]叉手自冒心:双手交叉按捺心胸。冒,有按捺、覆盖之义。

[2]心下悸:指心悸。

【释义】论过汗致心阳虚心悸的证治。

汗为心之液,发汗过多,心阳随汗外泄,以致心阳损伤。心阳虚则心无所主,故悸动不安。虚则欲得外护,故病人欲双手交叉按捺于心胸,以求稍安。此外,此类患者可见心前区憋闷不适等。证属心阳虚损,法当温复心阳,方用桂枝甘草汤。用桂枝辛温以补心阳,甘草甘温以滋心液,二药相合,辛甘化阳,且桂枝倍甘草,以补阳为主,阳生阴化以奉于心,更用顿服之法以急复心阳。

065　發汗後,其人臍下悸者,欲作奔豚[1],**茯苓桂枝甘草大棗湯**主之。方二十八。

茯苓半斤　桂枝四兩,去皮　甘草二兩,炙　大棗十五枚,擘

上四味,以甘爛水一斗,先煮茯苓,減二升,內諸藥,煮取三升,去滓,溫服一升,日三服。

作甘爛水法:取水二斗,置大盆內,以杓揚之,水上有珠子五六千顆相逐,取用之。

【校注】

[1]奔豚:病名,谓病发如豚之奔,其证从少腹上冲咽喉,发作欲死,复还

止。豚,指小猪。

【释义】论过汗心阳虚,欲作奔豚的证治。

心为五脏六腑之主,坐镇于上,普照于下,使下焦水气安伏不动。脾为中土,运化水湿,如堤坝居中,可护心阳不被下焦水寒之气所犯。若过汗损伤心脾,下焦水寒之气蠢蠢欲动,犹如奔豚之状,故见脐下筑筑然跳动不安。如此,可用茯苓桂枝甘草大枣汤,温通心阳,化气利水。

本方重用茯苓先煎,甘淡健脾利水,以制水于下,并有安神定魄之功。桂枝甘草辛甘合化以补心阳之虚;大枣健脾补中,合炙甘草培土制水。如此则心阳复,脾土健,水邪去,而悸动止。

甘烂水,亦名“甘澜水”,始见于《灵枢·邪客》半夏秫米汤,“以流水千里以外者八升,扬之万遍,取其清五升煮之”,后世又称“千里水”或“长流水”。柯韵伯:“甘澜水状似奔豚,而性则柔弱,故又名劳水。”李中梓曰:“用甘澜水者,取其动而不已,理停滞之水也。”其意是将水扬数遍,可去水寒之性而不助水邪之义。

066 發汗後,腹脹滿者,**厚朴生薑半夏甘草人參湯**主之。方二十九。

厚朴半斤,炙,去皮　生薑半斤,切　半夏半升,洗　甘草[1]二兩　人參一兩

上五味,以水一斗,煮取三升,去滓,温服一升,日三服。

【校注】

[1] 甘草:《注解伤寒论》卷三、《千金翼方》卷十下有“炙”字。

【释义】论汗后脾虚痰阻气滞腹胀的证治。

发汗后,表邪虽解,而腹胀满,此乃发汗伤及脾气,运化失司,痰湿中阻,气机郁滞,成虚实夹杂之证。此证不可徒补,补之则气愈滞;亦不可径攻,攻之则脾气更虚。治当健脾祛湿、消痰利气,方用厚朴生姜半夏甘草人参汤。

方中厚朴苦温宽中,下气消胀;生姜辛温宣散,配半夏燥湿化痰,降逆和胃;炙甘草、人参甘温健脾益气,复其运化。诸药相伍,消不伤正,补而不滞。本方重用厚朴、生姜、半夏以利气消痰除胀,配少量人参、甘草健脾益气,共成三补七消之剂,堪称虚中夹实证治之典范。

067 傷寒若吐、若下後,心下逆滿,氣上衝胸,起則頭眩[1],脉沉緊,發汗則動經[2],身爲振振[3]搖者,**茯苓桂枝白术甘草湯**主之。方三十。

茯苓四兩　桂枝三兩,去皮　白术　甘草各二兩,炙

上四味,以水六升,煮取三升,去滓,分温三服^[4]。

【校注】

[1] 眩:目眩。《说文解字·目部》:"眩,目无常主也。"《释名·释疾病》:"眩,悬也,目视动乱如悬物摇摇然不定也。"

[2] 动经:方有执《伤寒论条辨》:"伤动经脉。"

[3] 振振:动摇不定貌。

[4] 服:《金匮玉函经》卷七下有"小便即利"。

【释义】论伤寒误用吐下,脾虚水气上冲的证治。

本条"茯苓桂枝白术甘草汤主之"应接在"脉沉紧"后,属倒装文法。

伤寒本应汗解,若误吐、或下后,损伤脾阳,运化失司,水饮停聚,停聚心下,气机不利,则心下逆满,甚或气上冲胸。水饮阻滞,清阳不升,症可见头晕目眩。《金匮要略·水气病脉证并治》云:"脉得诸沉,当责有水。"沉脉主里主水,紧脉主寒。脾阳虚鼓动无力,水寒之气阻滞气机,故脉见沉紧。此脾阳虚水气上冲之证,治宜温阳健脾利水,方用茯苓桂枝白术甘草汤。若医见脉紧,误作表寒而复发汗,不但水饮不去,且更伤阳气,使经脉失养,为水饮浸渍则筋肉动惕,身体振振动摇。此为脾肾阳虚而水气泛溢,可参第82条真武汤证。

茯苓桂枝白术甘草汤是苓桂剂群的代表方剂。方用茯苓淡渗,配白术健脾利水,配桂枝通阳化气行水;桂枝配甘草温补心阳,且桂枝又善降冲逆。诸药相配,健脾布津,主治脾阳虚而水气上冲证。

068　發汗,病不解,反惡寒者,虛故也,**芍藥甘草附子湯**主之。方三十一。

芍藥　甘草各三兩,炙　附子一枚,炮,去皮,破八片

上三味,以水五升,煮取一升五合,去滓,分温三服。疑非仲景方^[1]。

【校注】

[1] 疑非仲景方:《金匮玉函经》卷八、《千金翼方》卷十无。方,《注解伤寒论》卷三作"意"。

【释义】论汗后阴阳两虚的证治。

太阳病,若汗出病解,恶寒当罢。今病不解,非指太阳病不解,而是汗后病情发生了变化。反恶寒,提示此恶寒与表证之恶寒不同,谓之因"虚"之故,乃过汗伤阳,阳虚不能温煦肌表所致。汗后阳虚,阴津恐亦必有所耗损,或兼脚

挛急、脉细微等症。证属阴阳两虚,治用芍药甘草附子汤,益阴扶阳。

方中芍药味酸微苦、敛阴和营,炙甘草甘温和中,二药相伍,酸甘化阴;附子辛热,温经扶阳,合甘草则辛甘化阳。三药共奏阴阳双补之功。本方药少而专,配伍精当,可为组方遣药之楷范。

069 發汗,若下之,病仍不解,煩躁者,**茯苓四逆湯**主之。方三十二。

茯苓四兩 人參一兩 附子一枚,生用,去皮,破八片 甘草二兩,炙 乾薑一兩半

上五味,以水五升,煮取三升,去滓,溫服七合,日二服。

【释义】论汗下后阴阳两虚烦躁的证治。

发汗太过则伤阳,泻下不当则伤阴,此先汗而后下,则阴阳两伤。病不解者,非太阳病不解,乃是治不得法,病生他变。太阳与少阴互为表里,太阳病误治,可虚其少阴。少阴为水火之脏,汗下之后,阴阳两伤,水火失济,故见昼夜烦躁不安。证属阴阳两虚,治用茯苓四逆汤,用四逆汤温经回阳,加人参益气生津,茯苓宁心安神。诸药合用,共奏扶阳救阴之功。

070 發汗後,惡寒者,虛故也。不惡寒,但熱者,實也,當和胃氣,**與調胃承氣湯**。方三十三。《玉函》云,與小承氣湯。

芒消半升 甘草二兩,炙 大黃四兩,去皮,清酒洗

上三味,以水三升,煮取一升,去滓,內芒消,更煮兩沸,頓服。

【释义】论汗后虚实两种不同的转归。

汗出而恶寒者,乃阳气不足,卫外不固,故谓之虚;不恶寒但热,是邪热入里成实,故用调胃承气汤泄热和胃。同为汗后,却有虚实两种不同转归,对比求辨,意在说明邪气从化有寒热,病变分虚实,示人当辨证施治。

071 太陽病,發汗後,大汗出,胃中乾,煩躁不得眠,欲得飲水者,少少[1]與飲之,令胃氣和則愈。若脉浮,小便不利,微熱消渴[2]者,**五苓散**主之。方三十四。即猪苓散是。

猪苓十八銖,去皮 澤瀉一兩六銖 白术十八銖 茯苓十八銖 桂枝半兩,去皮

上五味,擣爲散,以白飲[3]和服方寸匕[4],日三服。多飲煖水,汗出愈。如法將息。

【校注】

［1］少少：《脉经》卷七第三、第十五作"稍稍"，孙思邈本作"稍稍"，《金匮玉函经》第三、卷六第十九、卷六第二十八均作"稍稍"。《说文解字》："稍，物出有渐也。"魏晋前"稍"字的意义与现代汉语"逐渐地"相当。"稍稍与饮之"指让病人逐渐地饮水。

［2］消渴：形容口渴而饮水不得解。非指多饮、多食、多尿的消渴病。

［3］白饮：白米饮。

［4］方寸匕：量器。宋《政和证类本草·序例》："方寸匕者，作匕正方一寸，抄散取不落为度。"中国计量科学研究院《中国古代度量衡图录》考秦汉一寸约为今之 2.3cm，是知方寸匕即边长约为 2.3cm 的方形药匙。

【释义】论太阳病发汗后，胃中津液不足的调护与膀胱蓄水证的证治。此条可分两段理解：

第一段："太阳病，发汗后……令胃气和则愈"，论太阳病发汗后，胃中津液不足的调护。太阳病治当发汗，但若发汗太过，常变证丛生。若大汗出后，必然伤津，而使胃中津液匮乏，胃中不和，以致病人烦躁不得眠；津液亏虚，求助于外，故口渴欲饮。此为汗后胃中津液不足，此时切记不可图一时之快而暴饮，以免导致胃中停饮。证轻者，可嘱病人逐渐地饮水，滋润胃燥，待津液恢复，胃气调和则不药而愈。若津伤较重者，可据证选用其他方药。

第二段："若脉浮，小便不利，微热消渴者，五苓散主之"，论汗后水蓄膀胱的证治。太阳病汗后，若脉浮、发热，此为表邪仍在；而又见小便不利、消渴，太阳膀胱腑气不利，气化失司所致。本证外有太阳表邪未尽，内有膀胱蓄水，故用五苓散外疏内利，表里双解。

五苓散中以茯苓、猪苓、泽泻淡渗利水；白术助脾气之转输，使水精得以四布；桂枝辛温，可通阳化气行水，兼解肌祛风。以白饮和服，多饮暖水，可助药力以行津液而散表邪。本方通阳化气以利水道，水气去而外窍得通，故《辨可发汗病脉证并治》篇谓其"利小便发汗"。

072　發汗已，脉浮數，煩渴者，五苓散主之。三十五。用前第三十四方。

【释义】补述太阳蓄水证的脉症特点。

此条承上文而言。上条脉浮微热，本条脉浮数，自当微热；上条消渴，此言烦渴，则形容渴甚而烦，皆因水蓄膀胱，津液不布所致。故仍用五苓散，温阳化气行水，兼以解表。

073　傷寒汗出而渴者，五苓散主之；不渴者，**茯苓甘草湯**主之。方三十六。

茯苓二兩　桂枝二兩，去皮　甘草一兩，炙　生薑三兩，切

上四味，以水四升，煮取二升，去滓，分溫三服。

【释义】论下焦蓄水与中焦水停证治之不同。

上二条言汗后，脉浮数，汗出，烦渴，小便不利，治以五苓散；本条但曰汗出为省文。渴者，是汗后太阳之气被伤，膀胱气化不利，水蓄下焦，津液不能输布而上承，故必见口渴、小便不利等，应治以五苓散。若汗后胃阳被伤，胃失腐熟之权，以致水停中焦，则因其无关下焦气化，故口不渴而小便自利，治应以茯苓甘草汤温胃化饮，以安心下之悸。

茯苓甘草汤由茯苓、桂枝、生姜、甘草组成，又名苓桂姜甘汤。茯苓淡渗利水，兼能健脾；桂枝温通阳气，化气行水；生姜温胃和中，辛散水饮；甘草和中补虚，兼调诸药。四药相伍，共奏温中化饮、通阳利水之功。

五苓散证与茯苓甘草汤证，皆为蓄水证，但在病机方面，有水蓄下焦和水停中焦的不同；在证候方面有口渴与不渴之异、小便不利与小便自利的区别，二者不可混淆。唯本条茯苓甘草汤证叙述过简，难于辨认，与第356条"伤寒厥而心下悸，宜先治水，当服茯苓甘草汤"合参，知此证可见有"心下悸"。临床推按此类病人的上腹部，若听到震水音者，则有助于确诊。

074　中風發熱，六七日不解而煩，有表裏證[1]，渴欲飲水，水入則吐者，名曰水逆[2]，五苓散主之。三十七。用前第三十四方。

【校注】

[1] 有表里证：指既有太阳表证，又有蓄水里证。

[2] 水逆：太阳膀胱蓄水，气化失司，导致口渴引饮，饮入则吐的一种症状，为蓄水重证的表现。

【释义】论蓄水所致水逆的证治。

太阳中风，发热、头痛六七日不解，邪气随经入腑，而成经腑俱病。发热、汗出、脉浮或脉浮数等，为太阳经表所见症；小便不利、烦渴引饮，则属里证。故云"有表里证"。所不同者，本条口渴引饮，饮水即吐，吐后仍渴，再饮再吐，名曰"水逆"者，即水邪上逆之义。本条与71、72条病机相同，唯病情较重，故仍治以五苓散。

075　未持脈時，病人手叉自冒心，師因教試令欬而不欬者，此必

兩耳聾無聞也。所以然者,以重發汗,虛故如此。發汗後,飲水多必喘,以水灌之[1]亦喘。

【校注】

[1]以水灌之:以冷水洗浴。太阳病下篇"以冷水噀之、若灌之"、不可下篇"汲水灌其身","灌"字均指洗浴。

【释义】论重发汗,心肾阳虚则心悸耳聋,调护不当可作喘。本条可分两段理解:

第一段:"未持脉时……虚故如此",论过汗心肾阳虚有心悸耳聋之变。病人双手交叉护持心胸,从望诊可知为心阳虚证。因让病人试作咳嗽,以测心胸部是否尚有其他痛楚,不料病者毫无反应,故而推知其可能耳聋。心寄窍于耳,肾开窍于耳。耳聋之因,在于发汗太过,心肾阳虚,不能上注于耳,故谓之"虚"。

第二段:"发汗后……以水灌之亦喘",论汗后调护不当亦可作喘。不当汗而汗,或发汗太过,必耗伤阳气和阴津。若汗后胃中津液不足而见口渴者,当少少与饮之,令胃气和则愈。汗后阳虚不能行水,若口渴暴饮,则水饮停聚。手太阴肺脉起于中焦,下络大肠,还循胃口,上膈属于肺。胃中停饮循经上迫于肺,肺失宣降故喘。肺合皮毛,汗后冷水沐浴,肤表受寒,内舍于肺,肺失宣降,亦可致喘。此即"形寒饮冷则伤肺"之意。由此可见,凡人体正气不足之时,尤其是大病之后,一定要注意调养护理,既要预防外邪侵袭,又要注意饮食起居,切忌暴饮暴食,否则易诱发他病。

076 發汗後,水藥不得入口爲逆,若更發汗,必吐下不止。發汗吐下後,虛煩不得眠,若劇者,必反覆顛倒,音到,下同。心中懊憹[1],上烏浩、下奴冬切,下同。梔子豉湯主之;若少氣者,梔子甘草豉湯主之;若嘔者,梔子生薑豉湯主之。三十八。

梔子豉湯方

梔子十四箇,擘 香豉四合,綿裹

上二味,以水四升,先煮梔子,得二升半,内豉,煮取一升半,去滓,分爲二服,温進一服,得吐者,止後服。

梔子甘草豉湯方

梔子十四箇,擘 甘草二兩,炙 香豉四合,綿裹

上三味,以水四升,先煮梔子、甘草,取二升半,内豉,煮取一升半,去滓,分二服,温進一服,得吐者,止後服。

栀子生薑豉湯方

栀子十四箇,擘　生薑五兩　香豉四合,綿裹

上三味,以水四升,先煮栀子、生薑,取二升半,内豉,煮取一升半,去滓,分二服,温進一服,得吐者,止後服。

【校注】

[1] 懊憹:烦闷殊甚,而又难以名状。

【释义】论火郁胸膈的栀子豉汤证及其加减法。本条可分两段理解:

第一段:"发汗后……必吐下不止",论发汗后阳虚水停之证。若胃阳素虚,汗后胃气大虚,致水药不得入口,入口则吐,此为误治。若误作伤寒呕逆,更发其汗,势必更伤中阳,如此则脾胃升降失常,故吐利不止。

第二段:"发汗吐下后……栀子生姜豉汤主之",论汗后热郁胸膈的证治。发汗吐下后,若邪热乘虚客于胸膈,以致烦扰不宁,甚者心中烦乱特甚,莫可名状。此乃无形热邪郁闭胸膈不得发散所致,并无水饮、痰浊等有形实邪,故谓之"虚烦"。火郁当清之、发之,故用栀子豉汤清宣郁热以除烦。若兼见气息不足者,可加甘草益气,即栀子甘草豉汤;若呕者,加生姜以和胃止呕,即栀子生姜豉汤。

栀子豉汤由栀子、豆豉二药组成。栀子苦寒,先煎取其味,以清心除烦,导热下行。豆豉气味轻薄,后下取其气,以解表散热,和降胃气。二药相伍,清中有宣,宣中有降,既可清宣郁热,又能调理气机升降,善疗火郁虚烦之证。方后注云:"得吐者,止后服",并非言栀子豉汤为催吐之剂,但为何药后作吐呢?从病情来看,本证为火郁胸膈,药后若火郁得宣,正气得伸,正胜而驱邪外出,故有吐而作解之机转。因此,胸膈郁热愈甚,正邪交争越激烈,药后作吐的概率越大。此为《内经》"其高者引而越之"治法的具体体现。

栀子甘草豉汤由栀子豉汤加甘草而成。因少气属虚,本应以参、芪温补益气,然胸膈郁热,难以选用。故仍用栀子豉汤清宣郁热,加甘草味甘性平,益气而无助热之弊。

栀子生姜豉汤由栀子豉汤加生姜而成。因火热内郁,亦可迫使水饮上逆作呕,故用栀子豉汤宣泄火郁,加生姜降逆止呕、和胃散饮。

以上三方皆用栀子开郁而不用黄连,对后世组方治疗火郁之证,颇有启发,如治肝郁血热,用逍遥散加丹皮、栀子,以清宣郁热。又如越鞠丸疗气、血、痰、火、湿、食六种郁证,亦用栀子清火热之郁。

077　發汗若下之而煩熱,胸中窒[1]者,栀子豉湯主之。三十九。

用上初方。

【校注】

［1］窒：《说文解字·穴部》："窒，塞也。"

【释义】承上条论汗下后烦热而胸中窒的证治。

"烦热"或谓心烦、身热；或谓因热而心烦。胸中窒，即胸部有堵塞憋闷之感。以上诸症，皆因发汗、或攻下，致使邪热乘虚内陷，热扰胸膈所致，故仍用栀子豉汤，清宣郁热。

078　傷寒五六日，大下之後，身熱不去，心中結痛者，未欲解也，栀子豉湯主之。四十。用上初方。

【释义】论热郁胸膈而心中结痛的证治。

伤寒五六日，大下之后，身热不去，而不恶寒，说明邪已化热，且可因误用大下而客于胸膈，故其症当有心中懊𢙐、反复颠倒等。火热内郁，不仅使胸中气机不利，且可进而影响血脉通畅，不通则痛，故"心中结痛"。此条"心中结痛"较前两条所言"虚烦不得眠""反复颠倒，心中懊𢙐""胸中窒"病情更为深重，然其病因仍是火热内郁，故仍用栀子豉汤清宣郁热。因栀子除清热泻火外，还具有调理血脉之功，故而不必加丹参、郁金等活血化瘀药物。

079　傷寒下後，心煩腹滿，臥起不安者，**栀子厚朴湯**主之。方四十一。

栀子十四箇,擘　厚朴四兩,炙,去皮　枳實四枚,水浸,炙令黄

上三味，以水三升半，煮取一升半，去滓，分二服，溫進一服，得吐者，止後服。

【释义】论伤寒下后，热郁胸膈兼腹满的证治。

伤寒下后，热郁胸膈而心烦，累及脘腹，气机被郁，则腹部胀满、卧起不安。因不见腹痛拒按、大便不通等腑实之症，说明无形之热并未与有形实邪相结，证属邪热蕴郁胸腹，故以栀子厚朴汤清热除烦，宽中消满。

栀子厚朴汤即小承气汤去大黄加栀子而成，亦可视为栀子豉汤与小承气汤合方化裁。因其腹满属于气滞而非腑实，故不用大黄泻下；又因表邪已化热入里，累及脘腹，故不用豆豉之宣透，加厚朴、枳实行气除满。本方具有两解心腹之功，其所治较小承气汤证病情为轻，故柯琴谓其为"小承气汤之先着"。

080　傷寒，醫以丸藥[1]大下之，身熱不去，微煩者，**栀子乾薑湯**

主之。方四十二。

　　栀子十四箇,擘　乾薑二兩

　　上二味,以水三升半,煮取一升半,去滓,分二服,温進一服,得吐者,止後服。

【校注】

［1］丸药:指汉时流行的具有泻下作用的成药。常见制剂有两种,一是以巴豆为主要成分的热性泻下剂,一是以甘遂为主要成分的寒性泻下剂,作用均比较峻猛。

【释义】论热郁胸膈兼中寒下利的证治。

　　太阳伤寒,其病在表,医误用丸药大下,治不得法,徒伤中气,以致太阳表邪客于胸膈,而见身热不去、微烦。大下之后,脾阳受损,运化失司,当有下利等症。此火郁于上,寒居于中,故以栀子干姜汤,用栀子清热除烦、干姜温中散寒,两药辛开苦泄,清上温中,此寒热并用而不悖之法。

　　081　凡用栀子湯,病人舊微溏者,不可與服之。

【释义】论栀子豉汤类方禁例。

　　"凡用栀子汤"概括了第76~80条的栀子豉汤、栀子甘草豉汤、栀子生姜豉汤、栀子厚朴汤等诸栀子剂。"旧微溏",乃指宿疾,即平素脾胃阳虚或脾肾阳虚之人,因而大便微溏稀。

　　栀子苦寒清热,易伤阳气而使大便溏稀更甚。此时即使有热郁胸膈的虚烦证,也应慎用栀子剂。"不可与服之",非言禁止使用,而是指不可单用栀子剂。临床见上焦郁热兼虚寒者,可减少栀子用量,或仿栀子干姜汤寒热并用之法,酌加温补脾肾药物。

　　082　太陽病發汗,汗出不解,其人仍發熱,心下悸,頭眩,身瞤動[1],振振欲擗一作僻。地[2]者,真[3]武湯主之。方四十三。

　　茯苓　芍藥　生薑各三兩,切　白术二兩　附子一枚,炮,去皮,破八片

　　上五味,以水八升,煮取三升,去滓,温服七合,日三服。

【校注】

［1］身瞤动:身体筋肉跳动。

［2］振振欲擗地:即肢体颤动欲仆倒于地。擗,同"躄",仆倒之意。

［3］真:《千金翼方》卷十作"玄"。

【提要】论肾阳虚水泛的证治。

　　太阳病本当发汗,但不可过汗。太阳与少阴互为表里,若发汗太过,可导

致少阴肾阳虚衰。"不解"者,非太阳病不解,而是疾病未愈。肾阳被伤,阴寒内盛,致使虚阳外越,故"仍发热"。肾主水,肾阳虚衰,气化不利则水饮内生,制水无权使得寒水之气得以上乘。寒水之气变动不居,上凌于心则心下悸,上冒清阳故头眩。阳虚筋脉失却温养,更因水气浸渍,故而筋肉跳动,周身震颤不能自持而欲仆倒于地。以上诸症,皆因肾阳虚衰不能制水,因而寒水之邪或上或下,或表或里,甚或充斥周身,其势浩浩荡荡莫之能御,故又称"阳虚水泛证"。治用真武汤,扶阳以镇水。

真武汤,亦名玄武汤。玄武为坐镇北方水神,故以之命名。方中附子温补肾阳,以散寒水;白术健脾利水;术附相伍,脾肾通补以制水,并可温经散寒除湿;茯苓淡渗,协白术以利水;生姜辛温,配附子扶阳消阴以散水邪;芍药活血脉、利小便,并能制约姜、附之辛热,使之温经散寒而不伤阴。五药相配,具有扶阳祛寒镇水之功,是温阳利水的代表方剂。

083 咽喉乾燥者,不可發汗

【释义】以咽喉干燥为例,论阴津不足者禁汗。

咽通于胃,喉通于肺,咽喉为肺胃之门户,为"诸阴之所聚",尤其是手太阴和足少阴经脉均贯于喉。咽喉赖肺、肾之津液滋养润泽。若咽喉干燥,则提示阴虚津亏。此时虽见太阳表证,亦不可径用辛温发汗,否则更助阳热,阴津更伤,从而导致不良后果,如咽喉肿痛,甚至吐脓血等。

084 淋家[1],不可發汗,發汗必便血。

【校注】

[1] 淋家:即久患淋病之人。淋,是指小便淋沥不尽,尿意频而尿量少,尿时作痛的一种病证。

【释义】以淋家为例,论下焦湿热阴伤者禁汗。

淋病多因下焦湿热,阴津不足所致。故虽有表证,亦不可辛温发汗。否则肾阴愈亏,内热愈炽,邪热灼伤膀胱血络,可有尿血之变。

085 瘡家,雖身疼痛,不可發汗,汗出[1]則痙[2]。

【校注】

[1] 汗出:《注解伤寒论》卷三作"发汗"。

[2] 痙:《金匮玉函经》卷五作"痙"。《脉经》卷七下有注云"一作痙"。

【释义】以疮家为例,论气血不足者禁汗。

疮家,指久患疮疡之人,其病之早期,多热毒内蕴,久则气血暗耗。此类患者虽有表证,症见身疼痛,亦不可发汗。因汗血同源,误汗必更伤营血,以致血虚不能濡养筋脉而肢体强直拘急,甚或口噤不开、角弓反张。

086　衄家,不可發汗,汗出必額上陷脉急緊[1],直視不能眴[2]音唤,又胡绢切,下同;一作瞬,不得眠。

【校注】

[1]汗出必额上陷脉急紧:《千金翼方》卷十作"汗出必额上促急",是。陷脉,凹陷处的动脉。

[2]眴:赵开美本讹作"眗",《注解伤寒论》《金匮玉函经》以及《脉经》卷七《病不可发汗证》均作"眴",今改。林亿注:"音唤"是误音,"胡绢切"乃是正确读音;"一作瞬"是校勘用语,用于解释"眴"的词义。"直视不能眴",即两眼发直不能眨眼。

【释义】以衄家为例,论阴血亏虚者禁汗。

衄家,指经常鼻衄之人,多因阳经有热动血所致,久则阴血必然亏虚。故衄家虽有表证,亦不可径汗。误汗必更伤其阴血,筋脉失养而额角两侧陷脉急紧弦劲;血不养目则眼珠运转不灵而直视;血不养心,神不守舍则心烦不得眠。

087　亡血家,不可發汗,發汗則寒慄而振。

【释义】以亡血家为例,再论血虚者禁汗。

亡血家,即平素经常失血之人。气帅血行,血为气府,故亡血家,必气血两亏。正因于此,如患太阳表证,亦不可发汗,误汗则阴阳更虚,阴血虚衰,筋脉失养;阳气不足,温煦失职;阴阳两虚,故寒栗振战。

088　汗家[1],重發汗,必恍惚心亂[2],小便已,陰疼[3],與禹餘粮丸[4]。四十四。方本闕。

【校注】

[1]汗家:平素多汗之人。

[2]恍惚心乱:神识昏糊,心中慌乱不安。

[3]阴疼:尿道涩痛。

[4]与禹余粮丸:《千金翼方》卷十无。《注解伤寒论》卷三"丸"下有"阙"。

【释义】以汗家为例,论气血两虚者禁汗。

汗家,指经常出汗不断之人。因汗液乃阳气蒸化津液而成,故汗家多津气不足。心主血、主神志,气血充足,心神得养方安。汗血同源,汗为心之液,故如误发汗家之汗,必致气血更亏,心神失养而神识恍惚。心与小肠相表里,心之阴血亏虚,可影响小肠阴分不足。汗后阴虚而生内热,故小便已阴疼,治用禹余粮丸。

禹余粮丸,原方失传,然从禹余粮之名,可以测知,本方应有敛阴固涩之效。

089　病人有寒,復[1]發汗,胃中冷,必吐蚘。一作逆。

【校注】

[1] 复:反也。

【释义】论脏有寒者不可发汗。

病人有寒,即脏腑有寒,联系后文"胃中冷",可知此指中焦虚寒。平素脾胃虚寒者,感受外邪,治当温中解表,如桂枝人参汤、小建中汤皆可施用。若误发其汗,则更伤中阳,阳虚寒盛,胃气上逆则呕吐。如素有蛔虫寄生,因脏寒而动,故而会出现吐蛔。

83~89七条,皆论禁汗之理及误汗之变。其禁汗之理,无外阴阳气血亏虚,此处依次罗列七条,意在告诫医者不可强发虚人之汗,示人切记"保胃气、存津液"之旨,做到防患于未然,具有重要的临床指导意义。

然虚人外感,应以何法治之? 前贤有"强人伤寒发其汗,虚人伤寒建其中"之说,今世有在益气、滋阴、扶阳、建中等法基础上发汗者,即是为虚人伤寒所设,做到了正邪兼顾,亦是对《伤寒论》汗法的继承和发扬。

090　本發汗,而復下之,此爲逆也;若先發汗,治不爲逆。本先下之,而反汗之,爲逆;若先下之,治不爲逆。

【释义】论表里先后的治法。

表证当汗,里实可下,此为常法。病在表当用汗法,反用下法,此为治疗之逆。如先发汗解表,则不为逆。病在里应当泻下,而反用汗法,这也是治疗之逆,若先泻下亦不为逆。此言病在表在里治法之常与逆。

此外,若表里同病,里实者,一般应先汗以解表,表解再行攻里。若先用攻下,可使表邪内陷,此谓之逆。若里实急于表证,则又宜先行攻下,此又为活法,下条即具体讨论说明这个问题。

091　傷寒,醫下之,續得下利,清穀[1]不止,身疼痛者,急當救[2]裏;後身疼痛,清便自調[3]者,急當救表。救裏宜四逆湯,救表宜桂枝湯。四十五。用前第十二方。

【校注】

［1］清谷：即泄下不消化食物。清，通"圊"，即厕所；此名词引申为动词，即如厕。

［2］救：治疗。

［3］清便自调：指大便恢复正常。

【释义】承上条论伤寒误下后表里先后缓急的治法。

伤寒当先解表，误用下法，伤及脾肾阳气，导致下利，甚或清谷不止。此时表邪未解，里阳已衰，属表里同病。虽有表证，但不可强行发汗解表，以免伤阳耗阴，造成虚脱之变证。按急则先治的原则，宜先用四逆汤温补脾肾，回阳救逆，则下利可止，表邪或有自解之机。若利止之后，仍有身疼痛，是表证未除。因里阳虚初复，无力抗邪，恐表邪内陷，故仍需积极救治，但此时不可用麻黄汤峻汗，只宜桂枝汤调和营卫，解肌祛邪。第 90 条谓先表后里为治法之常，本条则言里虚之人又当先里后表之变，示人当知常达变。

092　病發熱頭痛，脉反沉，若不差[1]，身體疼痛，當救其裏。

四逆湯方

甘草二兩，炙　乾薑一兩半　附子一枚，生用，去皮，破八片

上三味，以水三升，煮取一升二合，去滓，分溫再服。強人可大附子一枚，乾薑三兩。

【校注】

［1］差：同"瘥"，即病愈。

【释义】论表里同病，先里后表的治法。

发热头痛，为太阳表证，其脉当浮。今反见沉脉，沉以候里，脉症不符，故曰"反"。从其所用四逆汤分析，此脉当沉细而无力，以示少阴阳虚。治属太少两感，表里同病。治当温经发汗，方如麻黄细辛附子汤或麻黄附子甘草汤。药后若病仍不愈，身体疼痛仍在，是表证未除，甚至还可见下利清谷等里证，此时以里虚为急，故先用四逆汤温阳固本，待阳气恢复，可有不解表而表自解之机转。

093　太陽病，先下而不愈，因復發汗，以此表裏俱虛，其人因致冒，冒家[1]汗出自愈。所以然者，汗出表和故也。裏未和，然後復下之。

【校注】

［1］冒家：头目昏眩之人。

【释义】论太阳病汗下失序而致眩冒的证治。

太阳表证,当汗不汗,误下表证不解,反致里虚;继而发汗,更伤表阳,故而表里俱虚。正虚邪恋,上蒙清阳,因而头目眩冒。若正虚不甚,邪气亦微,则有望正气来复,抗邪外出,汗出而阴阳自和则愈;若汗出表和而里实未除,可用下法以和胃气,方如调胃承气汤。同样,若表未和者,亦可以汗法调和营卫,方如桂枝汤。

094　太陽病未解,脉陰陽俱停[1],一作微。必先振慄汗出而解。但陽脉微[2]者,先汗出而解,但陰脉微[3]一作尺脉實。者,下之而解。若欲下之,宜調胃承氣湯。四十六。用前第三十二方。一云大柴胡湯。

【校注】

[1]脉阴阳俱停:寸关尺三部脉都沉伏不见。

[2]阳脉微:即寸脉微微而见。阳脉,即寸脉。微,与"停"相对而言微微而见。

[3]阴脉微:即尺脉微微而见。阴脉,即尺脉。微,与"停"相对而言微微而见。

【释义】论战汗的脉症特点与凭脉判断病从汗下作解。

太阳病不解,应见浮脉。今寸关尺三部脉俱隐伏不出,诊之不得,又不见正气衰败之死症,是气血暂时被外邪郁闭不能外达,待正气蓄积,郁极而发,驱邪外出之时,正邪交争,往往先寒战、振栗,继而发热,随之周身汗出而病解,此为战汗。沉伏之脉,若非死证,自不会久停,脉之将出之时,即是欲作解之兆。若寸脉微微而见,是表阳被外邪郁闭而求伸,其病势向外向上,欲汗出作解,若不能自汗出,应汗之以和表。若尺脉微微而见,则知病势向内向下,欲大便自通而得解,若不大便,为里气被邪实闭郁,故应下之以和里,方如调胃承气汤。

095　太陽病,發熱汗出者,此爲榮弱衛强,故使汗出,欲救邪風[1]者,宜桂枝湯。四十七。方用前法。

【校注】

[1]欲救邪风:即拟治疗风邪导致的太阳中风证。救,解除、治疗。《说文解字》:"救,止也。"邪风,即风邪。

【释义】论太阳中风的病因病机和治疗。

生理情况下,营行脉中,卫行脉外,营卫和谐。若风寒外袭,卫气浮盛于外,与邪相争而发热,此为卫强。卫外不固,营阴不能内守而汗出,故曰营弱。简言之,营弱咎于汗出,汗出因卫气浮越,卫气浮盛则由风寒外袭,表明太阳中风的病因重点在于外伤风寒之邪,故曰"欲救邪风",以桂枝汤解肌祛风,调和营卫,邪风去则卫气和,汗出止则营自复。

096　傷寒五六日中風,往來寒熱[1],胸脇苦滿[2],嘿嘿[3]不欲飲食,心煩喜嘔[4],或胸中煩而不嘔,或渴,或腹中痛,或脇下痞鞕,或心下悸,小便不利,或不渴,身有微熱,或欬者,**小柴胡湯**主之。方四十八。

柴胡半斤　黃芩三兩　人參三兩　半夏半升,洗　甘草炙　生薑各三兩,切　大棗十二枚,擘

上七味,以水一斗二升,煮取六升,去滓,再煎取三升,溫服一升,日三服。若胸中煩而不嘔者,去半夏、人參,加栝樓實一枚;若渴,去半夏,加人參合前成四兩半、栝樓根四兩;若腹中痛者,去黃芩,加芍藥三兩;若脇下痞鞕,去大棗,加牡蠣四兩;若心下悸、小便不利者,去黃芩,加茯苓四兩;若不渴,外有微熱者,去人參,加桂枝三兩,溫覆,微汗愈;若欬者,去人參、大棗、生薑,加五味子半升、乾薑二兩。

【校注】

[1] 往来寒热:恶寒与发热交替出现。

[2] 胸胁苦满:即以胸胁满闷不适为痛苦。苦,作动词用。

[3] 嘿嘿(mò 默):即表情沉默,不欲言语。嘿嘿,同"默默",心中郁闷不爽貌。

[4] 喜呕:即易呕。喜,容易发生。

【释义】论少阳病小柴胡汤证治及其加减应用。

病始于伤寒或中风,数日之后,太阳证罢,邪传少阳。少阳为甲木,喜条达而恶抑郁。少阳受邪,枢机不利,正邪纷争,正胜则热,邪胜则寒,寒热交替出现,谓之"往来寒热"。邪犯少阳经脉,经气不利,则胸胁满闷。肝胆气郁,疏泄失职,情志不舒则表情默默而寡言;木郁乘土,脾胃不和则不欲饮食,胃气上逆则呕。胆火内扰则心烦。以上诸症总由少阳枢机不利引起,治当和解,主以小柴胡汤,以运转枢机,条达内外,则诸症可愈。

小柴胡汤为和解少阳之主方。柴胡味苦微寒,气质轻清,可疏散少阳之郁滞,透邪外出;黄芩苦寒,气味较重,内清胆腑邪热;柴芩合用,外疏内泄,和解表里;生姜、半夏燥湿化痰,降逆止呕;人参、炙甘草、大枣健脾益气和中,扶正祛邪,使中土健旺,则木邪不能乘侮。全方寒温并用,升清降浊,攻补兼施,不

仅和解少阳,而且疏理脾胃,通利三焦,条达上下,宣通内外,融祛邪扶正、木土同治为一体。且方后注明去滓再煎,使其药性醇和,以利于和解少阳。

邪犯少阳,枢机不利,胆火内郁,又可影响表里内外,上中下三焦,病情变化较多,仲景例举七个或然证,因其病机仍属少阳枢机不利,故仍以小柴胡汤化裁为治。如邪郁胸胁,未上逆及胃,则烦而不呕,热聚不宜甘补,不逆不必降逆,故去人参、半夏,加寒凉之栝楼实,清热除烦。若胆火内盛,津伤气燥则口渴,故去半夏之温燥,而加人参之甘润,栝楼根之凉苦,清热生津。若胆木乘土,脾络不和,则腹中痛;黄芩苦寒,不利脾阳,芍药酸寒,能土中泻木,去邪气止腹痛。若肝胆气血郁结过甚,则胁下痞硬,故去甘壅之大枣,加牡蛎咸以软坚,柴胡引之,去胁下之痞硬。若影响三焦通调水道之功,则水饮内停而小便不利,水气凌心则悸;水饮得冷则停,淡渗则利,故去黄芩加茯苓。若表邪未尽则身有微热,里热轻而津伤不甚则不渴,故不用人参补里,而加桂枝以解外。若寒饮气逆,犯肺则咳,参枣甘壅,不利于水;生姜之辛,不利于逆,故去之;加五味子酸收逆气,干姜温肺化饮。

097 血弱氣盡[1],腠理開,邪氣因入,與正氣相搏[2],結於脇下。正邪分爭,往來寒熱,休作有時,嘿嘿不欲飲食。藏府相連,其痛必下,邪高痛下,故使嘔也。一云藏府相違,其病必下,脇膈中痛。小柴胡湯主之。服柴胡湯已,渴者屬陽明,以法治之。四十九。用前方。

【校注】

[1] 血弱气尽:气血不足,正气衰弱。

[2] 抟:作"搏"者误。《金匮玉函经》将"搏"(抟)讹为"搏",沿误深远。

【释义】 承上条补述小柴胡汤证的病因病机与转属阳明的证治。本条可分四段理解:

第一段:"血弱气尽……结于胁下",论少阳病的病因和胸胁苦满的病机。气血虚弱,腠理疏松,外邪乘虚而入,正邪搏结于少阳经脉,而胸胁苦满。

第二段:"正邪分争,往来寒热……嘿嘿不欲饮食",论往来寒热与默默不欲饮食的病机。邪入少阳,正邪交争,互有胜负,邪胜则寒,正胜则热,所以往来寒热,休作有时。胆气郁结,无以疏利脾土,则见默默不欲饮食。

第三段:"藏府相连……小柴胡汤主之",论腹痛及呕的机理与少阳病的主方。肝胆相连,五行属木;脾胃亦相连,五行属土;木旺乘土,脾络不和,则为腹痛;胃失和降,则为呕逆。邪从肝胆而来,故云"邪高";病及脾胃,故云"痛下"。以上诸证,皆由邪结少阳所致,故以小柴胡汤为主治。

第四段："服柴胡汤已……以法治之"，论少阳转阳明的证治。病在少阳，当和解而愈。若少阳郁火较盛，或胃阳素旺，即令投小柴胡汤，其邪仍继续深入，而为阳明燥化，津伤则口渴，当以阳明病之法辨证施治。虽只谓"以法治之"，未出方药，实则示人当灵活掌握。

098　得病六七日，脉遲浮弱，惡風寒，手足温。醫二三下之，不能食，而脅下滿痛，面目及身黃，頸項強，小便難者，與柴胡湯，後必下重[1]。本渴飲水而嘔者，柴胡湯不中與也，食穀者噦[2]。

【校注】

[1] 后必下重：大便时肛门重坠。

[2] 哕：呃逆。

【释义】论小柴胡汤禁例。本条可分两段理解：

第一段："得病六七日……后必下重"，论表病里虚误用攻下，中虚湿郁禁用小柴胡汤。病至六七日，多有表里兼变之证。脉迟、手足温系在太阴，脉浮弱、恶风寒示病在太阳，可知此证实为太阴与太阳表里同病，法当温中解表，方如桂枝人参汤。若屡用攻下，更伤脾阳，则不能食；脾虚失运，水湿停聚，阻滞经脉则胁下满痛、颈项强；寒湿瘀阻，泛溢周身则面目及身悉黄；脾阳虚衰，气化失司，水湿不行则小便难。法当温中散寒除湿，若误将不欲饮食、胸胁满痛作为柴胡证而用小柴胡汤，柴芩合用，偏于苦寒，致使脾阳更伤，中气下陷，故增泻利下重。

第二段："本渴饮水而呕者……食谷者哕"，论脾虚寒饮内停禁用小柴胡汤。若脾阳不足，转输失职，水饮内停，气不化津则口渴；饮水而不得气化，则停水愈多，饮逆于胃，则发呕逆。治当健脾利水，不可误作少阳之呕，妄投小柴胡汤，更伤中败胃，而导致食谷即呃逆等变证丛生。

099　傷寒四五日，身熱惡風，頸項強，脅下滿，手足温而渴者，小柴胡湯主之。五十。用前方。

【释义】论三阳合病，治从少阳。

伤寒四五日，有从表入里之机。风寒外袭太阳，故见身热恶风。胁下满，邪入少阳也。因四肢禀气于脾胃，阳明之邪热，达于四末，尚未成实，故手足温而渴。足太阳之脉循头下项行身之后，足少阳之脉循颈行身之侧，足阳明之脉下颈，行身之前，邪在三阳，经气不利，故颈项强。三阳证见，因有少阳参其间，汗下之法禁用。故治从少阳，运转少阳枢机而启太阳、阳明之开阖，上下宣通，诸症可解。

100 傷寒,陽脉[1]濇,陰脉[2]弦,法當腹中急痛,先與小建中湯,不差者,小柴胡湯主之。五十一。用前方。

小建中湯方

桂枝三兩,去皮　甘草二兩,炙　大棗十二枚,擘　芍藥六兩　生薑三兩,切　膠飴一升

上六味,以水七升,煮取三升,去滓,内飴,更上微火消解,温服一升,日三服。嘔家不可用建中湯,以甜故也。

【校注】

[1] 阳脉:即浮取。

[2] 阴脉:指沉取。

【释义】论土虚木乘,少阳夹虚的证治。

伤寒脉本当浮,现浮取见涩,为气血不足;沉取见弦,弦主病在少阳,又主痛证。气血虚少则筋脉失养,木旺乘土即腹中拘紧疼痛。《金匮要略》言:"见肝之病,知肝传脾,当先实脾。"故先与小建中汤,健运中焦,补益气血,则少阳之邪或能自解,此为补脾土御木邪之法。若服汤而腹痛未解,脉弦未除,可知少阳之邪犹在,故与小柴胡汤以和之,此属泻木邪而保中土之法,足见仲景先补后解,解以扶正之神妙。

小建中汤为桂枝汤倍芍药加饴糖而成,重用饴糖温中补虚,倍用芍药,以益阴养血、柔肝缓急。本方虽属桂枝汤加味,而非解外之方;其功用重在温养中焦气血,使脾胃健运,阴阳调和而病自愈。

101 傷寒中風,有[1]柴胡證,但見一證便是,不必悉具。凡柴胡湯病證而下之,若柴胡證不罷者,復與柴胡湯,必蒸蒸而振[2],却復發熱汗出而解。

【校注】

[1] 有:《金匮玉函经》卷二下有"小"字。

[2] 蒸蒸而振:即气从内出,邪从外解,周身振栗颤抖。蒸蒸,内热之象,形容内热由里向外腾越之势。振,指周身振动,为战汗的具体表现。

【释义】论小柴胡汤的运用原则及误下后复与柴胡汤战汗作解。本条可分两段理解:

第一段:"伤寒中风……不必悉具",论小柴胡汤证的辨证要点与使用原

则。柴胡证,指往来寒热、胸胁苦满、默默不欲饮食、心烦喜呕及口苦、咽干、目眩等。不论伤寒或中风,只要见到一个或部分柴胡证,足以反映少阳病病变特点,即可以小柴胡汤治疗。若必待其悉具而再投方药,恐将延误病情。"不必悉具"指出了应用小柴胡汤的执简驭繁之法,旨在提示临床辨证时要善于抓主症,不仅小柴胡汤证如此,也同样适用于其他汤证。

第二段:"凡柴胡汤病证而下之……却复发热汗出而解",论误下后复服柴胡汤的机转。柴胡汤病证,治宜和解。误下之后,若邪气未陷于内,柴胡证仍在,当复与柴胡汤。经误下则正气抗邪乏力,服药之后,借药力奋起抗邪,欲驱邪外出,正邪交争激烈则恶寒而周身振栗颤抖,正胜邪却则恶寒罢而发热汗出而解。这就是正邪交争,战汗作解的一种表现。

102 傷寒二三日,心中悸而煩者,小建中湯主之。五十二。用前第五十一方。

【释义】论伤寒夹里虚心悸而烦的证治。

伤寒二三日,未经误治而见心中动悸,神烦不宁,多是里气虚馁,心脾气血不足,复被邪扰所致。平素气血不足之人,悸烦尚不明显,感邪之后,正气不支,表邪又有内陷之危,悸烦之症多较前突出。证属虚人外感,故不可发汗。治当先扶其正以强其本。小建中汤内益气血,外和营卫,安内以攘外,一举而两得。第100条用小建中汤治腹中急痛,本条用其治心中悸而烦,虽见症不通,但皆属气血不足,故皆以小建中汤为治。

103 太陽病,過經[1]十餘日,反二三下之,後四五日,柴胡證仍在者,先與小柴胡湯。嘔不止,心下急[2]一云嘔止小安,鬱鬱微煩者,爲未解也,與**大柴胡湯**下之則愈。方五十三。

柴胡半斤　黃芩三兩　芍藥三兩　半夏半升,洗　生薑五兩,切　枳實四枚,炙　大棗十二枚,擘

上七味[3],以水一斗二升,煮取六升,去滓再煎,溫服一升,日三服。一方加大黃二兩。若不加,恐不爲大柴胡湯[4]。

【校注】

[1] 过经:超过了病愈的日期,邪气已离太阳经而传入另一经。

[2] 心下急:指胃脘部拘急,甚或疼痛。心下,指胃脘部。急,拘急窘迫。

[3] 七味:《金匮玉函经》卷七作"八味"。

[4] 一方加大黄二两。若不加,恐不为大柴胡汤:《金匮玉函经》卷七作

"一方无大黄,然不加不得名大柴胡汤也"。《金匮玉函经》卷七、《注解伤寒论》卷三、《金匮要略》卷上有"大黄二两"。

【释义】论少阳病兼阳明里实的证治。

太阳证罢,传入少阳,谓之过经。少阳病治当和解,而禁用汗、吐、下之法。今虽屡用攻下,所幸病证未因误下而变,其后四五日,小柴胡汤证仍在,故先与小柴胡汤和解少阳。服汤后,若呕止烦除,诸症渐消,是为病愈。今药后病未减反增,即由"喜呕""胸胁苦满""心烦"等变为"呕不止""心下急""郁郁微烦"。

呕吐不止乃因邪热不解,内并阳明,热壅于胃,以致胃气频频上逆所致。"心下急"即心下拘急疼痛,为阳明胃热结聚之兆;"郁郁"与"默默"病机相同,皆为少阳气机郁遏之象;"微烦"非指轻微之烦,乃是气郁热遏于内而外见心烦反微。据情可知,其病非仅涉少阳,亦兼阳明里气壅实,小柴胡汤已无能为力,故改用大柴胡汤和解少阳兼下阳明里实。

大柴胡汤由小柴胡汤加减而成,因里气壅实而不虚,故去人参、炙甘草,更加枳实、芍药、大黄以泻热破滞;因呕不止,故更加生姜二两,兼能上行和胃,牵制大黄峻猛速下之力,从而达到调和胃气的目的。宋版《伤寒论》所载本方原无大黄,但方后云"一方,加大黄二两,若不加,恐不为大柴胡汤",然《金匮要略》《金匮玉函经》《注解伤寒论》诸书所载大柴胡汤均有"大黄二两",故本方以有大黄为是。《金匮要略》云:"按之心下满痛者,此为实也,当下之,宜大柴胡汤。"可与本条互参。

104 傷寒十三日不解,胸脇滿而嘔,日晡所[1]發潮熱,已而微利。此本柴胡證,下之以不得利,今反利者,知醫以丸藥下之,此非其治也。潮熱者,實也,先宜服小柴胡湯以解外,後以**柴胡加芒消湯**主之。五十四。

柴胡二兩十六銖　黃芩一兩　人參一兩　甘草一兩,炙　生薑一兩,切　半夏二十銖,本云五枚,洗　大棗四枚,擘　芒消二兩

上八味,以水四升,煮取二升,去滓,内芒消,更煮微沸,分温再服,不解更作。臣億等謹按:《金匱玉函》方中無芒消。别一方云:以水七升,下芒消二合、大黃四兩、桑螵蛸五枚,煮取一升半,服五合,微下即愈。本云:柴胡再服,以解其外,餘二升,加芒消、大黃、桑螵蛸也。

【校注】

[1]日晡所:日晡,即午后三时至五时。所,语气词,即现今所言"上下""光

景"之意。《金匮玉函经》卷二无"所"字。

【释义】论少阳兼里实,误用攻下,病仍未解的证治。

太阳病迁延十三日,病仍未解,症见胸胁满而呕,知邪传少阳,枢机不利,胆逆犯胃;以日晡所发潮热,知邪传阳明,肠中燥实结聚。证属少阳兼阳明里实,治以和解兼通下之法,方如大柴胡汤,病机相符,则药到病除。不应有微利之症,今反见下利,乃是误用丸药攻下所致。这是因为攻下虽可通腑,却难除少阳之邪。现新增微利,潮热等症仍在,说明原有其他证情未解,本当仍治以大柴胡汤。但毕竟已经丸药攻下,正气有所不足,此非大柴胡汤所宜,故先用小柴胡汤扶正达邪,和解少阳,继用柴胡加芒硝汤和解兼以润燥。

柴胡加芒硝汤即取小柴胡汤原方1/3,加芒硝二两而成。本方与大柴胡汤均为和解少阳,通下阳明之剂。然大柴胡汤治邪实而正不虚,故枳实、芍药、大黄并用;本方治邪实而正已伤,故人参、甘草、芒硝攻补兼施,处方选药,极有分寸,充分体现了辨证论治精神。

105 傷寒十三日,過經讝語者,以有熱也,當以湯下之。若小便利者,大便當鞕,而反下利,脉調和[1]者,知醫以丸藥下之,非其治也。若自下利者,脉當微厥[2],今反和者,此爲内實也,調胃承氣湯主之。五十五。用前第三十三方。

【校注】

[1]脉调和:非指无病之脉,而是指阳明病脉未变,此处指沉实而大之脉,仍与里热实证相符。

[2]脉当微厥:脉微而四肢厥冷。

【释义】论太阳病转入阳明,误用丸药下后的变证与治疗。

伤寒十三日,病由太阳转入阳明,是为过经。症见谵语,是阳明有热,胃络通于心,热扰心神所致,当用汤药下之。阳明燥热逼迫津液偏渗而不能还于肠中,故小便自利,大便干燥。今反见下利,诊其脉,又见沉实而大,与阳明里热实证相符,并无虚象,可知下利乃因丸药峻下所致。

若其人自下利者,脉当微弱而兼见四肢厥冷,此属内虚,当然不可攻下。今虽下利,脉"调和"而非微弱,故而确证此仍属阳明里实,概因峻下之后,实邪未能尽除。论其治法,因已用丸药攻下,胃气必有所伤,峻下之剂,似不相宜,故用调胃承气汤泄热和胃。

106 太陽病不解,熱結膀胱[1],其人如狂[2],血自下,下者愈。

其外不解者,尚未可攻,当先解其外;外解已,但少腹急结[3]者,乃可攻之,宜**桃核承气汤**。方五十六。後云解外宜桂枝湯。

桃仁五十箇,去皮尖　大黄四兩　桂枝二兩,去皮　甘草二兩,炙　芒消二兩

上五味,以水七升,煮取二升半,去滓,内芒消,更上火,微沸下火,先食[4]温服五合,日三服,當微利。

【校注】

[1]热结膀胱:即邪热与瘀血结于下焦。膀胱指下焦,包括膀胱、小肠、胞宫等。

[2]如狂:神志异常而不甚,视听言语时慧时昧,然较打人毁物、骂詈不避亲疏之发狂为轻。

[3]少腹急结:下腹部疼痛、胀满、痞硬而急迫难耐,甚至痛苦不可名状。

[4]先食:饭前空腹之时。

【释义】论太阳病不解热结膀胱的蓄血证治。

太阳病不解,邪热入里与血搏结于下焦。其人如狂者,是瘀热上扰心神所致。热与瘀血初结之时,热重而瘀轻,病势尚轻浅,血为邪热所迫,可自行排出,邪热亦可随血外出而解,故曰"血自下,下者愈"。若瘀热无下行之机,则需攻逐瘀血,泄其邪热。但需视其表邪是否已解,若表证未解,尚不能攻下,以免外邪内陷,治应遵循先表后里的原则,待表解之后,若症仅见如狂和小腹部拘急硬痛者,可用桃核承气汤泄热逐瘀。

桃核承气汤为调胃承气汤减芒硝用量,加桂枝、桃仁而成。方中大黄、芒硝咸寒,功能泻热破结;大黄本可去瘀生新,但力尚不足,故加桃仁活血化瘀。桂枝辛温通阳行气,本方用其意不在解表,而在温通血脉,可见在寒凉药中酌加温热药,在血分药中稍配气分药,确有妙用。本方临床运用不局限于"热结膀胱"的蓄血证,如瘀血闭经、产后恶露不下、子宫肌瘤等均可加减施用。按古人经验,病在胸膈以上,应先进食后服药;病在心腹以下者,当先服药后进食。本证病位在下焦,故空腹服用,以使药力直达病所,提高疗效。

107　傷寒八九日,下之,胸滿煩驚,小便不利,譫語,一身盡重,不可轉側者,**柴胡加龍骨牡蠣湯**主之。方五十七。

柴胡四兩　龍骨　黄芩　生薑切　鉛丹　人參　桂枝去皮　茯苓各一兩半　半夏二合半,洗　大黄二兩　牡蠣一兩半,熬　大棗六枚,擘

上十二味,以水八升,煮取四升,内大黄,切如碁子[1],更煮一兩

沸,去滓,温服一升。本云柴胡汤,今加龙骨等。

【校注】

[1]棋子:即六博棋子。《备急千金要方》言其"长二寸,方一寸"。

【释义】论伤寒误下,邪入少阳,三焦俱病,烦惊谵语的证治。

伤寒八九日,误用攻下,邪入少阳,邪结胸胁,枢机不利,故胸胁满闷。胆火上炎,兼胃热上蒸,心神被扰,轻则心烦,重则惊惕而谵语。三焦决渎失职,水道不畅,则小便不利。气机阻滞,三阳经气不利,则一身尽重不可转侧。证属少阳枢机不利,水火邪气弥漫,三焦俱病,虚实互见。治用柴胡加龙骨牡蛎汤和解少阳,通阳泄热,重镇安神。

柴胡加龙骨牡蛎汤是取小柴胡汤之半量,去炙甘草,加桂枝、茯苓、龙骨、牡蛎、铅丹、大黄而成。因邪在少阳,故仍以小柴胡汤为主方,和解少阳。邪热弥漫三焦,故去炙甘草之甘缓;加桂枝通阳化气行水;茯苓淡渗利水、宁心安神,大黄泄热和胃,龙骨、牡蛎、铅丹重镇安神。方中铅丹有毒,用量切勿过大,须用纱布包裹入煎,且不可长期服用,以免蓄积中毒,现代临床多以生铁落代之亦效。

106条症见少腹急结、其人如狂,为膀胱蓄血证,治以桃核承气汤。本条见胸满烦惊、小便不利,证属少阳枢机不利,水热弥漫三焦,心神逆乱,治用柴胡加龙骨牡蛎汤。两证之病位有上下之分,而邪气亦有在气在血之异,有互相对比以加强辨证的用意。

108　傷寒,腹滿讝語,寸口[1]脉浮而緊,此肝乘脾也,名曰縱[2],刺期門[3]。五十八。

【校注】

[1]寸口:指腕部寸关尺,非专指寸脉。

[2]纵:按五行相克,乘其所胜谓之纵。

[3]期门:肝经募穴,在乳头直下两寸处。

【释义】论肝乘脾的证治。

症见腹满谵语,但脉非沉迟实大,症不见烦躁潮热;寸关尺脉见浮紧,而无恶寒发热、头项强痛等表证,故为阳明、太阳类似证。《辨脉法》所云"脉浮而紧者,名曰弦也",即言弦脉与浮紧脉相类似,实为肝胆之邪乘于脾胃所致,也即木克土,故"名曰纵"。纵,指肝胆之气放纵无羁,顺势而往。肝气乘脾,脾失健运则腹满,故其治当刺肝经募穴期门,以疏泄肝胆实邪,以解脾胃之围。

109　傷寒發熱,嗇嗇惡寒,大渴欲飲水,其腹必滿。自汗出,小便利,其病欲解。此肝乘肺也,名曰橫[1],刺期門。五十九。

【校注】

[1]橫:按五行相克顺序,某脏之气横逆,反克其所不胜。

【释义】论肝乘肺的证治。

有恶寒发热如同太阳表证,见腹满大渴颇像阳明里实证,酷似太阳阳明合病,然无头项强痛、潮热便秘等症,故当仔细辨证。从汗出、小便利欲解,可知其病还兼见无汗、小便不利。若证属阳明里热当汗出、小便利,因而推测本病重点在于肺之功能失调,其为病除外邪侵袭外,尚有"肝乘肺",即肝气过盛,反侮其所不胜。肺主皮毛,主治节,通调水道,若肝木反侮肺金,毛窍开阖失司则发热恶寒,水道不通、津液输布失常则小便不利、渴欲饮水。治病求本,自当治肝为首务,故亦用刺期门之法,泻肝平肺,其病可解。

以上两条,运用五行学说通过肝乘脾和肝侮肺实例,说明脏腑之间的病理联系,示人辨证当全面分析,治病求本。然其临床表现,又不可拘泥于本条所述。

110　太陽病,二日反躁,凡[1]熨[2]其背而大汗出,大熱入胃。一作二日内,燒瓦熨背,大汗出,火氣入胃。胃中水竭躁煩,必發讝語。十餘日振慄自下利者,此爲欲解也。故其汗從腰以下不得汗,欲小便不得,反嘔,欲失溲[3],足下惡風,大便鞕,小便當數,而反不數,及不多,大便已,頭卓然[4]而痛,其人足心必熱,穀氣[5]下流故也。

【校注】

[1]凡:《注解伤寒论》卷三作"反"。是。

[2]熨:火疗法的一种。将药物炙热或砖瓦烧热,外用布包裹以熨体表,取暖发汗之法。

[3]失溲:小便失禁。

[4]卓然而痛:突然。

[5]谷气:饮食以后所产生的水谷之气。

【释义】论太阳病兼里热,误用火法造成的两种变证及转归。本条可分两段理解:

第一段:"太阳病,二日反躁……此为欲解也",论太阳病误治的经过和向愈之病机。太阳病二日,反烦躁不安,证属表寒里热,治当解表清里。若用火法熨背迫汗,导致胃中津伤,里热亢盛,扰动心神则谵语。十余日后,若火热渐减,津液来复,正邪相争则振栗,正胜邪却则大便自通,阴阳将和,病趋向愈。

第二段:"故其汗从腰以下不得汗……谷气故也",论误火后阳气上盛,阴液受损的变证。误用火法,若阳热亢盛于上,蒸迫津液外泄,则腰以上汗出,气逆而呕;阳虚于下,津液不能下达,故腰以下无汗,足下恶风;膀胱开合不利则欲小便不得,或小便失禁。若因阳明实热所致大便硬,津液偏渗膀胱,小便当频数;今小便不数不多,表明此大便硬非因燥热伤津,而是阳虚不通。若阳气下达,大便方可通利。但阳气骤然下趋,清阳乍虚,头目失养,故而突然头痛。阳气下行,水谷之气温煦下焦,则足心必热。

111　太陽病,中風,以火劫發汗,邪風被火熱,血氣流溢,失其常度。兩陽[1]相熏灼,其身發黃。陽盛則欲衄,陰虛小便難。陰陽俱虛竭,身體則枯燥,但頭汗出,劑[2]頸而還,腹滿微喘,口乾咽爛,或不大便,久則讝語,甚者至噦[3]手足躁擾,捻衣摸床[4],小便利者,其人可治。

【校注】

[1]两阳:风为阳邪,火亦属阳,中风用火劫,故称两阳。

[2]剂:通"齐"。

[3]哕:呃逆。

[4]捻衣摸床:手指不由自主地摸弄衣服和床边。

【释义】论太阳中风误用火劫发汗的变证与预后。

风为阳邪,火亦为阳邪,太阳中风误用火法,风火相扇,邪热炽盛,则气血紊乱、灼伤津液,损伤脏腑而变证丛生。若肝胆疏泄失常,胆汁横溢妄行,则身体发黄;火毒亢盛,上攻迫血妄行则鼻衄,灼伤阴津则小便难。若气血俱虚,无血以濡润,无气以温煦,不能充肤泽毛,身体则消瘦枯燥。若热邪充斥不得外越,更兼阴津亏虚,则不能周身汗出,只见头汗出,齐颈而还。燥热内结,腑气不通,肺气不降,则腹满微喘;火热炎上,灼伤咽喉,则口干咽烂。病久邪热扰心则发谵语,进一步发展胃热气逆则呃逆、手足躁扰不宁、神识不清、捻衣摸床等危候迭见。病延至此,若津液尚未耗竭,症见小便通利,则尚有一线生机,故曰可治。反之,若小便全无,是化源已绝,恐为死证。

本条描述了火热伤阴动血的病理变化和证候,说明《伤寒论》不仅重视阳气,而且重视阴血,对后世温病学家治疗温病,忌用辛温发汗、时刻注意固护阴津具有启发意义。

112　傷寒脉浮,醫以火迫劫之[1],亡陽[2],必驚狂,臥起不安者,

桂枝去芍藥加蜀漆牡蠣龍骨救逆湯主之。方六十。

桂枝三兩,去皮　甘草二兩,炙　生薑三兩,切　大棗十二枚,擘　牡蠣五兩,熬　蜀漆三兩,洗去腥　龍骨四兩

上七味,以水一斗二升,先煮蜀漆,減二升,内諸藥,煮取三升,去滓,溫服一升。本云桂枝湯,今去芍藥加蜀漆、牡蠣、龍骨。

【校注】

[1]火迫劫之:用温针、火熨、火熏、火灸等火法强迫发汗。

[2]亡阳:火迫发汗损伤心阳,非指心阳亡失竭绝。

【释义】论伤寒误用火劫,损伤心阳而导致惊狂的证治。

伤寒脉浮,是病邪在表,若施以辛温解表,则汗出病愈。心为阳脏而主神志,汗为心之液,阳为心之神。若误用火法强行发汗,汗出过多,心阳随之外泄,阳虚不能养神则心神浮越不敛。又因心胸阳气不足,水饮痰邪上逆乘之,故而惊狂、卧起不安。治当温复心阳,镇潜安神,祛痰化饮,方用桂枝去芍药加蜀漆牡蛎龙骨救逆汤。

桂枝去芍药加蜀漆牡蛎龙骨救逆汤,简称救逆汤。因芍药酸寒阴柔,非心阳虚衰所宜,故去之。桂枝、炙甘草辛甘合化,以复心阳。生姜、大枣甘温益中,调和营卫,又能助桂枝、甘草温运阳气。加龙骨、牡蛎重镇潜敛,安神定惊;蜀漆涤痰化饮。刘渡舟《伤寒论诠解》云:"蜀漆现今常用量为3~5g,注意水抄先煎,以减少其对胃的刺激而消除涌吐等副作用,无蜀漆者也可用常山代替。若以蜀漆与大黄黄连泻心汤及远志、菖蒲合用,治疗精神分裂症辨证属痰热上扰者,效果较好。服药后或吐或泻或吐泻俱作,吐则多为痰涎,泻之多为黏液,其后皆觉精神爽快而人即安定。"

113　形作傷寒[1],其脉不弦緊而弱。弱者必渴,被火[2]必讝語。弱者發熱脉浮,解之當汗出愈。

【校注】

[1]形作伤寒:病形类似伤寒证。

[2]被火:用火法治疗。

【释义】论温病不可用火劫汗。

"形作伤寒",指发热、恶风寒、头身痛等症,但病实非伤寒,因其脉不弦紧而弱。此脉弱,是与伤寒脉紧相比,相对为弱,非脉微弱。下文"弱者必渴""弱者发热"当合而理解,即脉弱的同时见发热、口渴,联系第6条"太阳病,发热而渴,不恶寒者为温病",可知本条所述为温病。温病因温热之邪为患,若误用火

法劫汗,则既伤阴津又助邪热,故而出现神昏谵语等。温病初起,邪在卫分亦可有微恶风寒、脉浮等症,但不可辛温发汗,而宜辛凉清解,病解汗出而愈。

114　太陽病,以火熏之,不得汗,其人必躁,到經[1]不解,必清血[2],名爲火邪。

【校注】

［1］到经:即太阳病到了应当解除的日期,一般在六七日左右。

［2］清血:即便血。清,通"圊",如厕之意。

【释义】论太阳病误用火法而下伤血络的坏证。

太阳表证,当发汗而解。若用火熏发汗,汗不得出则邪不得外越,反致郁则化热或火热之气内迫,心神被扰,故而又增烦躁不安。六七日之后,太阳病当解之时,病证仍不得解,火热之邪深陷,下伤阴络,迫血妄行,则可出现便血。此病因于火逆所致,故名为"火邪"。

115　脉浮熱甚,而反灸之,此爲實。實以虛治,因火而動,必咽燥吐血。

【释义】论太阳病误用灸法,火邪上逆而致咽燥吐血。

浮脉主表,"脉浮热甚"是太阳受邪,表阳闭郁,邪气因盛,故曰"此为实"。邪实在表,法当发汗解表。艾灸之法能温阳散寒,多用于里虚寒证或寒湿痹证。今表实反用艾灸之法,是为"实以虚治",犯了"实实之戒",致使表邪更闭,阳郁更甚,火攻于内,上灼阳络,动而伤血,故咽燥吐血。此病因于火而劫阴动血,故云"因火而动"。

116　微數之脉,慎不可灸,因火爲邪,則爲煩逆,追虛逐實[1],血散脉中,火氣雖微,內攻有力,焦骨傷筋[2],血難復也。脉浮,宜以汗解,用火灸之,邪無從出,因火而盛,病從腰以下必重而痹,名火逆也。欲自解者,必當先煩,煩乃有汗而解,何以知之？脉浮,故知汗出解。

【校注】

［1］追虚逐实:损伤不足的正气,增加有余的病邪。

［2］焦骨伤筋:阴血被火熏灼,筋骨失养而形成痿废的病变。

【释义】论虚热证误用灸法的变证与机转。本条可分三段理解:

第一段:"微数之脉……血难复也",论虚热禁用火法及误火的变证。脉见弱而数,是阴虚里热证,治当滋阴清热。阴血本虚,误灸之后,阴伤更甚,是谓

"追虚";邪热本实,误灸之后,则里热更炽,是谓"逐实",故而心神烦乱不安。因素体阴虚之人,阳热多偏亢。艾灸火热之力虽小,对阴虚火旺却为害倍增,故可灼伤肝肾之阴,筋骨失养而痿废,此时滋阴养血,救治尤难。

第二段:"脉浮,宜以汗解……名火逆也",论表证误灸的变证。脉浮病在表,当发汗解表,邪随汗泄而愈。误以火灸,表邪非但不能汗解,反致火热炽盛,不仅损及营血,亦可壅遏气机,如此营血运行不畅,致使腰以下沉重而麻木不仁。

第三段:"欲自解者……故知汗出解",论表证误灸所致变证自愈的机转。虽误用火灸,表证未罢,若正气损伤不重,尚可借其来复之时,抗邪外出。然因气血浮盛于表,与邪气抗争剧烈,故而往往见脉浮、心烦不安之症,正胜邪却则汗出而解。

117　燒針令其汗,針處被寒,核起而赤者,必發奔[1]豚。氣從少腹上衝心者,灸其核上各一壯[2],與**桂枝加桂湯**更加桂二兩也。方六十一。

桂枝五兩,去皮　芍藥三兩　生薑三兩,切　甘草二兩,炙　大棗十二枚,擘

上五味,以水七升,煮取三升,去滓,溫服一升。本云桂枝湯,今加桂滿五兩。所以加桂者,以能泄奔豚氣也。

【校注】
[1]奔:《金匮玉函经》卷二、《脉经》卷七作"贲"。
[2]一壮:把艾绒制成艾炷,灸完一个艾炷为一壮。

【释义】论烧针引发奔豚的证治。

烧针迫汗外出,腠理开泄,风寒之邪乘虚而入,针孔被寒邪所袭不得疏散,故局部见红肿如核。因火劫发汗,心阳损伤,水寒之气上逆心胸,而发奔豚。证属心阳虚而水寒上乘,治则内外兼施,外用艾灸温散寒凝,内用桂枝加桂汤温通心阳,平冲降逆。

桂枝加桂汤为桂枝汤再加桂枝二两而成。据《神农本草经》记载,桂枝可降逆气、散结气、补中益气。本方重用桂枝,旨在加强补心、通阳、下气之功,配以炙甘草,佐以姜枣,辛甘合化,温通心阳,平冲降逆。对于本方之"加桂",亦有医家认为是肉桂。根据原文"更加桂二两"而论,当是指加桂枝而言,但就临床应用来看,加肉桂亦可取效,可据证酌情选用。

118 火逆[1]下之,因燒針煩躁者,**桂枝甘草龍骨牡蠣湯**主之。方六十二。

桂枝一兩,去皮　甘草二兩,炙　牡蠣二兩,熬　龍骨二兩

上四味,以水五升,煮取二升半,去滓,溫服八合,日三服。

【校注】

[1] 火逆:误用火法治疗而发生变证。

【释义】论火逆而致心阳虚烦躁的证治。

误用火疗而治逆,又行攻下,为一误再误,心阳虚损,心神失养且浮越于外,故烦躁不安。治用桂枝甘草龙骨牡蛎汤,以桂枝、炙甘草温复心阳,龙骨、牡蛎潜镇安神。

119 太陽傷寒者,加溫針必驚也。

【释义】论太阳伤寒误用温针导致惊惕。

温针,与火针同类,皆属火疗之法。太阳伤寒,治当以麻黄汤辛温发汗,散寒解表。若用温针,火迫汗出,损伤营血,耗散心阳,则心神失养。又因温针之类的火疗,属强迫发汗之法,多使人望而生畏,畏而必惊。本虚邪扰,故而惊惕不安。

第110~119条,皆论火逆证治,推其大意,均言表病不可火疗,温热之证犹当禁忌。因为火疗迫汗有亡阳竭阴、焦骨伤筋之弊,据此例推,就为应用辛凉甘寒药物治疗温热病,提供了理论指导。

120 太陽病,當惡寒發熱,今自汗出,反不惡寒發熱,關上脉細數者,以醫吐之過也。一二日吐之者,腹中飢,口不能食;三四日吐之者,不喜糜粥,欲食冷食,朝食暮吐,以醫吐之所致也,此爲小逆。

【释义】论太阳病误吐伤中导致胃中虚寒的变证。

太阳表证,本应恶寒发热,今自汗出,且无发热恶寒,脉见关上细数。关脉候脾胃,脉细数而无力,似胃家虚热之证,实际上是胃气虚寒的一种假热之象,这是因为误用吐法伤中所致。若患病时间较短,邪轻而正不衰,即便误吐,胃气损伤轻浅,则腹中尚感饥饿,但口不欲食。若病程日久,正气更虚,误吐则胃气损伤更重,不能腐熟水谷,连糜粥都不愿进,甚至胃阳虚燥,反欲冷食。然冷食入胃,虚冷更甚,不能消谷而停滞胃中,必逆而吐出,故而朝食暮吐。

121 太陽病吐之,但太陽病當惡寒,今反不惡寒,不欲近衣,此

爲吐之内煩也。

【释义】承上条论太阳病误吐而致内烦的证候。

太阳表证,症见恶寒,当发汗解表,误用吐法。由"恶寒"变为"不恶寒",说明表证已解。但又现恶热不欲近衣,此为误吐之后,胃中津液亏虚,内生燥热所致。然内热之虚实真假,尚需结合口渴与否、脉之虚实等综合判断,辨证施治。

122　病人脉數,數爲熱,當消穀引食[1],而反吐者,此以發汗,令陽氣微,膈氣虚,脉乃數也。數爲客熱[2],不能消穀,以胃中虚冷,故吐也。

【校注】

〔1〕消谷引食:即易饥而多食。消谷,指消化谷物;引食,指能食。

〔2〕客热:假热、虚热。

【释义】论发汗不当引起胃中虚冷的脉证。

一般而言,脉数为热,脉迟为寒。若胃中热盛而脉数,理当易饥多食。今反不能食而呕吐,推断此非实热证。病因发汗不当,致使胃阳不足,中焦升降失常而吐逆,虽见数脉,必数而无力,此为假热,有别于胃中实热之脉数而有力。

123　太陽病,過經十餘日,心下温温[1]欲吐,而胸中痛,大便反溏,腹微滿,鬱鬱[2]微煩。先此時自極吐下[3]者,與調胃承氣湯。若不爾者,不可與。但欲嘔,胸中痛,微溏者,此非柴胡湯證。以嘔,故知極吐下也,調胃承氣湯。六十三。用前第三十三方。

【校注】

〔1〕温温:《金匮玉函经》卷二作"嗢嗢",亦通"愠愠""蕴蕴"。即烦闷不舒。

〔2〕郁郁:形容心中烦闷,抑郁不舒。郁,忧伤沉闷貌。

〔3〕极吐下:大吐大下。

【释义】论太阳病误用吐下后的变证及其与小柴胡汤证的鉴别。本条可分三段理解:

第一段:"太阳病,过经十余日……郁郁微烦",论太阳病向里传变,由胸及腹的见证。太阳病已经十日,表邪有往里传变的机转。若邪在胸膈,则心中烦闷不舒;胸膈气机不利,则胸中作痛。邪热入里,里气不和,则腹微胀满、郁郁而烦。若以热结成实,大便必然干燥,今大便反溏,故知里热尚未聚结成实。此证是太阳之邪,渐次入里,但仍未全离太阳,故虽有里热,然未成实,故不能攻下。

第二段:"先此时自极吐下者……不可与",论误用吐下,胃气不和的证治。假设在太阳病传变之前,曾重用吐下之法治疗,而出现上段所述见证,其治疗又有不同。这是因为,病在表而误用吐下,必伤胃气,损耗津液,邪热内陷而成阳明里热实证。胃实本应攻下,但胃气已因吐下而有所损伤,故不宜峻下,故与调胃承气汤,泄热和胃。

第三段:"但欲呕……故知极吐下也",本段是自注句,意在说明"欲呕、胸中痛、微溏",颇似少阳病之小柴胡汤证,但其病不在少阳胁下,故不可治以小柴胡汤。实际上,本病欲呕是因极用吐下,胃气上逆所致,切勿与少阳病之"喜呕"相混。

124　太陽病六七日,表證仍在,脉微而沉,反不結胸[1],其人發狂者,以熱在下焦,少腹當鞕滿,小便自利者,下血乃愈。所以然者,以太陽隨經,瘀熱在裏[2]故也,**抵當湯**主之。方六十四。

水蛭熬　蝱蟲各三十箇,去翅足,熬　桃仁二十箇,去皮尖　大黄三兩,酒洗

上四味,以水五升,煮取三升,去滓,温服一升。不下更服。

【校注】

[1]结胸:病证名。病因痰水等实邪结于胸膈脘腹,以疼痛为主要临床表现。

[2]太阳随经,瘀热在里:指太阳之邪在表不解而化热,随经脉入里,深入下焦血分,与瘀血结滞在里。

【释义】论蓄血重证治用抵当汤。

文中"抵当汤主之",当移至"下血乃愈"后,此为倒装文法。"所以然者,以太阳随经,瘀热在里故也",为自注句。

太阳病六七日,若表证仍在,理应脉浮,反见脉微而沉。此为表邪内陷,随经入里,气血郁阻而沉滞不起所致。但今反不结胸,而见神志狂乱不清,是邪热未陷于胸,而是随经入腑,深入下焦,与血搏结形成的太阳蓄血证。因热与邪结于下焦,故小腹当硬满;病在血分,无关于气化,故小便自利。血热蓄结于下焦,只有瘀血下行,方可痊愈。若血结不甚,尚有自下之机转;反之,瘀结较重,非下不可,故用抵当汤,攻逐瘀血。

抵当汤为破血逐瘀峻剂,方中水蛭、虻虫,药性峻猛,直入血络,善于逐恶血、破血积;大黄荡涤邪热,导瘀下行;桃仁活血化瘀,润肠通便。四药相合,其效力远强于桃核承气汤,故本条见症"发狂""少腹鞕满",较第106条"如

狂""少腹急结"为重,说明本条为蓄血重症。

第 106 条与本条均是外有太阳表邪未尽,血热蓄于下焦,证属表里同病。前者蓄血尚轻,故有血自下而病愈之机转,故其治疗是先表后里。本条为蓄血重症,故直接用破血逐瘀法,先治其里,此乃表里同病治疗的权变法,即里急者先治。

125　太陽病,身黄,脉沉結,少腹鞕,小便不利者,爲無血[1]也。小便自利,其人如狂者,血證諦[2]也,抵當湯主之。六十五。用前方。

【校注】

[1] 无血:无蓄血证候。

[2] 谛(dì 地):《说文解字·言部》:"谛,审也。"此言审查无疑,证据确凿。

【释义】补论蓄血证可继发身黄及其与湿热发黄的鉴别。

"太阳病",是言其发病之来路。脉沉主病在里。结即脉缓而有歇止,为气血凝滞不利之象。身黄一证,有湿热与蓄血之异,均属瘀热在里,故脉沉而结。若少腹硬满,小便不利者,属湿热发黄,非下焦蓄血,故曰"无血"。若少腹硬满、小便自利、其人如狂者,是蓄血发黄,证属血热蓄结下焦,故仍主以抵当汤。

湿热发黄,其色黄而鲜明如橘子之色,小便不利,可有心烦,但无发狂。瘀血发黄,其色黄而晦暗不泽,小便自利,且见发狂之证。柯琴《伤寒论注》卷二提出本条"如狂"的"如"字为助语辞,不与蓄血发狂分轻重。如此,"如狂"作"如果发狂"解,而小便自利,其人发狂,这都是鉴别湿与血的辨证眼目,故曰"小便自利,其人如狂者,血证谛也"。

126　傷寒有熱,少腹滿,應小便不利,今反利者,爲有血也,當下之,不可餘藥,宜抵當丸。方六十六。

水蛭二十箇,熬　䗪蟲二十箇,去翅足,熬　桃仁二十五箇,去皮尖　大黄三兩

上四味,擣分四丸,以水一升,煮一丸,取七合服之,晬時當下血,若不下者更服。

【释义】再论蓄水与蓄血的鉴别,以及蓄血证的缓治法。

病由太阳伤寒发热而起,续见少腹胀满,若为蓄水证,则小便应当不利,今小便自利,故知此非蓄水,而是蓄血,治当攻下瘀血。因其见少腹满而不硬,且无如狂或发狂等症,说明瘀与热都较轻。因其热势不如桃核承气汤重、瘀结也不如抵当汤之甚,故用丸剂缓攻为宜。

抵当丸药物组成与抵当汤相同,但水蛭、虻虫用量较少,桃仁用量有增,且

捣分四丸,每次煮服一丸,而成峻药缓攻之法。服药采取煮丸之法,连药渣一起服下,故云"不可余药"。因本方攻下性缓,故下瘀血之力比汤剂和缓而作用持久,故服药后"晬时当下血,若不下者更服"。

127　太陽病,小便利者,以飲水多,必心下悸;小便少者,必苦裏急^[1]也。

【校注】

[1]苦里急:小腹内胀满急迫不舒。

【释义】再论蓄水证,与上条蓄血证鉴别。

太阳病,若饮水过多,可发生伤水病证,如第75条所言"饮水多必喘"。若膀胱气化功能正常,而脾胃运化不及,则易水停中焦,症见心下悸动不安等,治宜茯苓甘草汤。若膀胱气化不及,饮水多而小便少,则水蓄下焦而少腹胀满,急迫不舒,故云"必苦里急",治宜五苓散。

太阳腑证分蓄水和蓄血两种,均由太阳经表邪热不解而随经入里所致。然蓄水证在气分,证属膀胱气化不利,故见小便不利。蓄血证在血分,热与血互结,故见如狂或发狂,因不关气分,所以124~126三条,皆言小便自利。由此可见,蓄水和蓄血的鉴别要点,在于小便利与不利和神志正常与否。

伤寒论卷第四

汉　张仲景述　晋　王叔和撰次

宋　林　亿校正

明　赵开美校刻

沈　琳仝校

辨太阳病脉证并治下第七（128-178条）

提要:本篇共51条,论述的主要内容可分四个部分:①热实结胸证治。包括热与水结的大陷胸汤(丸)证治、热与痰结的小陷胸汤证治。②阴寒之邪内结于五脏的脏结证、太少同病的柴胡桂枝汤证和柴胡桂枝干姜汤证、妇人热入血室证,以及热与水搏于肌表的文蛤散证等。这些证候或在病因、或在症状上有与结胸证相似之处,故汇于一篇之中对比发挥,以资鉴别。③心下痞证治。主要包括无形邪热痞塞于中的大黄黄连泻心汤证治、热痞兼阳虚的附子泻心汤证治、脾虚寒热错杂而夹痰的半夏泻心汤证治和夹饮的生姜泻心汤证治、中虚客气上逆的甘草泻心汤证治。由于在五苓散、旋覆花代赭石汤、大柴胡汤等证中亦可出现心下痞硬症,因此也同五泻心汤证杂糅在一起讨论,示人总以辨证为先。④阳明里热的白虎汤(白虎加人参汤)证、上热中寒的黄连汤证、风湿滞留肌腠或关节的桂枝附子汤证和甘草附子汤证、外感寒邪兼心之阴阳两虚的炙甘草汤证等,均与表邪内侵有关,故于本篇之末论之,以说明太阳表邪内侵后病证不一,虚实有异,而变证百出。

128　问曰:病有结胸[1],有藏結[2],其狀何如? 答曰:按之痛,寸脉浮,關脉沉,名曰結胸也。

【校注】

[1]结胸:病证名。指有形之邪凝结于胸膈脘腹部位,以硬满疼痛为主的一种病证。

［2］藏结:病证名。指脏气虚寒、阴寒凝结而致的一种病证。其主症与结胸有相似之处,但病变性质不同。

【释义】论结胸的证候特点。

结胸与脏结虽均有心下硬满疼痛之症,然病机有阴阳寒热的不同,故需进行鉴别。结胸病是邪热与痰水实邪凝结于胸膈所致,其证多属阳、属实,有形之邪结于胸膈故临床以“按之痛”为特点。寸以候上,“寸脉浮”示热邪在上,同时揭示病之来路,多与太阳表邪误下有关。关脉候中,“关脉沉”是痰水凝结于中。故寸脉浮、关脉沉,反映了结胸病邪热与痰水互结的病变特点。

129　何[1]謂藏結? 答曰:如結胸狀,飲食如故,時時下利,寸脉浮,關脉小細沉緊,名曰藏結。舌上白胎滑者,難治。

【校注】

［1］何:《金匮玉函经》卷三上有“问曰”。

【释义】论脏结的脉症与预后。

脏结病多因脏气虚寒,阴寒凝结所致,其证属阴、属寒。“如结胸状”,是言脏结症见心下硬满、疼痛拒按等,与结胸相类似。脏结者,素体虚寒,本有饮食不佳,今曰“饮食如故”者,意在强调本证病机为寒凝于脏而非胃家实热,虚寒的性质没有发生改变。因脏气虚寒,阳气不能温运,水谷不能腐熟泌别,故而“时时下利”。脏结亦见寸脉浮、关脉沉,与结胸相类似,然脏结关脉尚见小细而紧,小、细乃阳气不足之征,紧主阴寒凝滞,由此推知脏结之寸脉必浮而无力。以上脉症,充分说明脏结病属脏气虚弱,阴寒凝结于里。若舌苔白滑,亦反映了脏结阳虚而寒凝不化的特点。因寒结之实非攻不去,而脏气虚寒又不耐攻伐,故曰“难治”。临证可选用温化寒结之法。

128、129两条,以问答形式,将结胸与脏结并列而论,通过对比主要脉症,阐明何谓结胸、何谓脏结,以及两者的鉴别要点,以加强辨证认识。然作者列出脏结的意义,在于突出结胸的辨证,此为“假宾定主”的笔法。

130　藏結無陽證[1],不往來寒熱[2],一云寒而不热。其人反静,舌上胎滑者,不可攻也。

【校注】

［1］阳证:指发热、口渴等阳热证候。

［2］不往来寒热:《脉经》卷九作“寒而不热”。

【释义】承上条补述脏结的证候与治禁。

"无阳证"即不见发热、心烦、口渴、舌红等阳热症状;"不往来寒热",言脏结虽可见胸胁硬满疼痛而类似少阳证,但无往来寒热,故非少阳证;其人不烦躁而"静"、口不渴而"舌上胎滑"说明里无热邪。以上概括了脏结证属脏气大衰,阴寒凝结的病理特点,因其病本为虚,故"不可攻也"。此证仲景未出方治,有注家提出用理中汤加枳实,可资参考。

131 病發於陽,而反下之,熱入因作結胸;病發於陰,而反下之[1],一作汗出。因作痞[2]也。所以成結胸者,以下之太早故也。結胸者,項亦强,如柔痓[3]狀,下之則和,宜**大陷胸丸**。方一。

大黃半斤 葶藶子半升,熬 芒消半升 杏仁半升,去皮尖,熬黑

上四味,擣篩二味,内杏仁芒消,合研如脂,和散,取如彈丸一枚,別擣甘遂末一錢匕,白蜜二合,水二升,煮取一升,温頓服之,一宿乃下,如不下,更服,取下爲效,禁如藥法。

【词解】

[1] 下之:《千金翼方》卷九作"汗之"。

[2] 痞:病证名。以胃脘部痞塞不舒,按之不痛为主症。

[3] 痓:《金匮玉函经》卷三作"痉"。痉病的临床表现为颈项强急,甚则角弓反张,其中有汗出者名柔痉,无汗出者为刚痉。

【释义】论结胸与痞证的成因及大陷胸丸证治。本条可分两段理解:

第一段:"病发于阳……以下之太早故也",论结胸和痞证的成因。病发于阳,指素体阳盛之人,外感误用下法,邪气内陷化热,与痰水等有形实邪结于胸膈,成为结胸。病发于阴,指素体中阳不足之人,误下更伤脾胃之气,使其气机升降失常,痞塞不通,而成痞证。"所以成结胸者,以下之太早故也"为自注文,是说表证有可能入里化热而成为可下之证,但里实未成者决不可下之过早,结胸便是其误治的后果之一。

第二段:"结胸者……宜大陷胸丸",论结胸邪结偏上治以大陷胸丸。结胸病一般以胸膈心下硬满疼痛为主症,若邪结病位偏高,气机阻滞,经脉不利,拘急不舒,则可见项背强直,俯仰不能自如。因水热互结,热气蒸腾,逼迫津液外泄,可见发热汗出,故曰"如柔痉状"。病因水热互结,停聚胸膈,治当攻下水热之结,水热去,心下硬满疼痛等可消除,津液通达,水精四布,则项强亦转柔和,故曰"下之则和",宜大陷胸丸。

大陷胸丸由大陷胸汤加杏仁、葶苈子、白蜜而成。大陷胸汤泻热逐水破结。葶苈子泻肺水,杏仁利肺气,二药相伍可使肺气开豁疏利,水之上源畅通,则凝

结于高位之水热之邪,可随之泻下。本方药虽峻利,但因采用煮丸之法,复加白蜜,甘以缓之,可使泻下之力缓缓下行,成峻药缓攻之法,以应水热互结、病位较高之证。

132 結胸證,其脉浮大者,不可下,下之則死。

【释义】论结胸证脉浮大者不可攻下。

结胸证,脉见浮大,脉浮为表邪未全入里,脉大是里未成实,此时虽见结胸之症,但脉不沉紧,为脉证不符,故不可攻下。若误下,必伤里气,反致外邪内陷。正气先衰,邪气复结,正虚邪实,攻补两难,预后不良。结胸证,若脉浮大无力,则属邪实正虚,下之是犯虚虚之戒,可使正气亡脱,故曰"下之则死"。

133 結胸證悉具,煩躁者亦死。

【释义】论结胸证当下不下而见烦躁的危候。

"结胸证悉具",是指心下痛、按之石硬、甚则从心下至少腹硬满而痛不可近、短气烦躁、脉沉实等诸症皆见,反映了水热胶结,邪气鸱张,病情极为笃重。此时当果断采用下法,急用大陷胸汤,泄热逐水,病尚可愈。若当下失下,邪气锢结更甚,正气益虚,此邪盛正衰之时,见烦躁不宁,乃是真气散漫、正不胜邪之危候。因本条是承接上条"下之则死"之后,故云"亦死"。

132、133两条皆论结胸证预后,前者言不应下而下,下之过早,是失于孟浪;后者是过于谨慎,当下失下,治不及时。一为误治,一为失治,皆预后不良,提示临证诊治疾病应密切观察病情,抓住治疗时机,方不致发生误治、失治的问题。

134 太陽病,脉浮而動[1]數,浮則爲風,數則爲熱,動則爲痛,數則爲虛,頭痛發熱,微盜汗出,而反惡寒者,表未解也。醫反下之,動數變遲,膈內拒痛,一云頭痛即眩。胃中空虛,客氣[2]動膈,短氣躁煩,心中懊憹,陽氣[3]內陷,心下因鞕,則爲結胸,大陷胸湯主之。若不結胸,但頭汗出,餘處無汗,劑頸而還[4],小便不利,身必發黃。**大陷胸湯**。方二。

大黃六兩,去皮 芒消一升 甘遂[5]一錢匕

上三味,以水六升,先煮大黃取二升,去滓,内芒消,煮一兩沸,内甘遂末,温服一升,得快利,止後服。

【校注】

[1]动:指脉象,应指滑利,无头无尾,其形如豆。此脉多主痛,又主惊。

[2]客气:即邪气。因从外来,故曰客气。

[3]阳气:即表邪,非指正气。

[4]剂颈而还:指仅颈部以上有汗。剂,通"齐"。

[5]甘遂:《千金翼方》卷九、《外台秘要》卷二下有"末"字。是。

【释义】论表证误下形成结胸与发黄的证治。本条可分三段理解。

第一段:"太阳病……表未解也",通过脉症分析而知太阳表证未解。"太阳病,脉浮而动数",此处动脉指脉搏躁动,非指"动脉"。浮主风邪在表,动数即脉象躁动而急数,主肌表有风热之邪,身体必有所疼痛,故言"动则为痛"。数脉虽主热,但邪热并未与体内有形实邪互结,故谓"数则为虚"。可见此处的"虚",并非指正气亏虚,而是指无实邪而言。头痛发热,属于表证。因为寐则卫气行于阴,阴者里也。卫气行于里,里热外蒸,表气不固,则盗汗出,反映了阳热之邪较盛,且有入里之势。此时若表邪已全入里,则恶寒当罢,今反恶寒,且头痛发热,故曰"表未解也"。

第二段:"医反下之……大陷胸汤主之",论误下后形成大结胸的证治。表邪不解,虽有里实之热亦不可下,故"下之"曰"反"。误下则使外邪内陷,结于胸膈。邪热与水互结于胸膈,气血不行则脉沉迟有力,胸脘气机凝滞不通则胸膈拒痛。胃气因误下而虚,邪气乘正虚而动犯胸膈,故曰"胃中空虚,客气动膈"。邪阻胸膈,气机不利,故而短气。邪热上扰心神,则烦躁或懊侬不安。心下硬满为邪气内陷与有形实邪相结所致。通过层层辨析,明断结胸之病位在胸膈、病性属实热、病因为热邪与水互结,故治用大陷胸汤,泻热逐水破结。

第三段:"若不结胸……身必发黄",论下后形成湿热发黄的变证。太阳病误下,若邪结不甚,则未必成结胸。若邪热与湿邪相合,因湿性黏滞,热欲上蒸而不能,故身无汗、但头汗出;湿欲下行,但热蕴湿中,气化不利,故小便不利。热蒸湿蕴于内,欲泄越不得,故身体发黄,治宜清热利湿,方如茵陈蒿汤或茵陈五苓散,可酌情选用。

大陷胸汤由大黄、芒硝、甘遂组成。方中大黄泄热导下,荡涤实邪;甘遂泄水逐饮之峻药,善于泻胸腹积水,因其不溶于水,故用末冲服;芒硝泄热软坚散结;三药共奏泻热逐水破结之功。因本方泻下峻猛,应中病即止,不可过服,故云"得快利,止后服"。

135 傷寒六七日,結胸熱實,脉沉而緊,心下痛,按之石鞕者,大陷胸湯主之。三。用前第二方。

【释义】论太阳病未经误下而成结胸的证治。

伤寒六七日,虽未经误下,外邪仍可内传于胸,形成"结胸热实"。"结胸"言其病,"热实"言其证,即热与水结,病性属热、属实。验之脉诊,见沉而紧,沉脉主里,紧脉主实主痛。脉沉而紧,说明水饮内结而见疼痛之症。水热互结于胸膈,凝滞不通,故见心下硬满疼痛。患者自觉心下疼痛,按之则有"石鞕"之感,借以形容患者腹肌紧张硬满拒按的状态。脉沉而紧、心下痛、按之石硬,后世称之为"结胸三证",反映了热实大结胸的病证特点,亦是大陷胸汤之主症。

136 傷寒十餘日,熱結在裏,復往來寒熱者,與大柴胡湯;但結胸,無大熱者,此爲水結在胸脅也,但頭微汗出者,大陷胸湯主之。四。用前第二方。

大柴胡湯方

柴胡半斤 枳實四枚,炙 生薑五兩,切 黄芩三兩 芍藥三兩 半夏半升,洗 大棗十二枚,擘

上七味,以水一斗二升,煮取六升,去滓再煎,温服一升,日三服。一方加大黄二兩,若不加恐不名大柴胡湯。

【释义】论少阳兼阳明里实证与大结胸证的鉴别。

伤寒十余日不解,外邪入里化热,伤津化燥则为阳明里实,当有大便不通等阳明胃家实之见症。若又见往来寒热之少阳证,则证属阳明热结兼少阳枢机不利,治当用大柴胡汤泻下里实、和解少阳。

若仅见心下硬满疼痛等结胸主症,乃水热互结于胸胁。因热在水中而被郁遏,不能向外透越,故表无大热;热与水结,热欲外泄而不能,故但头微汗出而周身无汗,治用大陷胸汤泄热逐水破结。

137 太陽病,重發汗而復下之,不大便五六日,舌上燥而渴,日晡所[1]小有潮熱[2],一云日晡所發,心胸大煩。從心下至少腹鞕滿而痛,不可近[3]者,大陷胸湯主之。五。用前第二方。

【校注】

[1] 所:《金匮玉函经》卷三无。

[2] 潮热:身热按时而作或加剧,如潮水一般有规律。

[3] 不可近:即疼痛拒按。

【释义】论阳明腑实兼大结胸病证治。

太阳病重发汗,伤其津液,而复下之,邪热内陷入里。津伤胃燥成实则五六日不大便,舌上干燥而渴,又见日晡所小有潮热,此乃阳明胃家实之证。然单纯的阳明里实证,多为腹满痛或绕脐痛,今见从心下至少腹皆硬满而痛不可近,言其病变范围广,既有阳明腑实,又兼热实结胸。

由此可知,本证"舌上燥而渴",不唯是津伤胃燥,而且有邪热与水互结于胸膈,致使津液不能上承的因素在内。其所以"日晡所小有潮热"者,亦系因水热互结,其热不易外越所致。治当用大陷胸汤,攻逐胸胁水饮,兼荡涤胃肠,一举两得,施于本证,最为得当。若用大承气汤,则仅肠胃结热得下,而胸膈饮邪尚留而不去,病必不解。

138 小結胸病,正在心下,按之則痛,脈浮滑者,**小陷胸湯**主之。方六。

黄連一兩[1] 半夏半升,洗 栝樓實大者一枚

上三味,以水六升,先煮栝樓,取三升,去滓,内諸藥,煮取二升,去滓,分溫三服。

【校注】

[1]黄连一两:《金匮玉函经》卷八作"黄连二两"。

【提要】论小结胸证的证治。

【释义】小结胸病,从病位而言,多局限于心下胃脘部,较之大结胸"从心下至少腹"范围为小;按之始痛,远不及大结胸证的"鞕满而痛,不可近者"之重。其脉见浮滑,浮主阳热之邪,其结尚浅;滑为痰饮内聚而未深。浮滑并见,为痰热互结。由于病位局限且病势较轻,故名小结胸。治用小陷胸汤清热化痰开结。

小陷胸汤由黄连、半夏、栝楼实三药组成。栝楼实甘寒清润,功能清热化痰,理气宽胸,散结润下;黄连苦寒泄热,半夏辛温化饮散结。三药相合,涤胸膈痰热,开胸膈气结,较之大陷胸汤,药力皆有逊色,攻而不峻,故称为小陷胸汤。服汤药后,热除痰去,多见大便排出黄色黏液,其病亦往往随之而愈。

139 太陽病二三日,不能臥,但欲起,心下必結,脈微弱者,此本有寒分[1]也。反下之,若利止,必作結胸;未止者,四日復下之,此作協熱利也。

【校注】

[1]寒分:此指水饮。

【释义】论素有水饮患太阳病，误下后成结胸或协热利的变证。

太阳病仅二三日，出现"不能卧，但欲起"，为什么会出现如此证候，下一句"心下必结"道明其因，此乃邪结于心下，气机不通则胀闷不舒，卧则加重，起能缓解。本病一是有太阳未解之表证，二是有邪结心下之里证。察其脉象，已由太阳表证本来的浮紧之脉而微微变弱，即"紧"象已减，显示在表之寒邪有化热入里之趋势。"心下必结"为内有水饮之宿疾，故曰"此本有寒分也"。可见其人外有表邪不解欲化热，里有水饮不化结于心下。治宜解表化饮，而反误用泻下之法，势必引邪入里，变证丛生。

病情发展可能有两种转归：或是邪结于上；或是邪注于下。若邪结于上，下利自止，太阳邪热因误下而内陷，与水饮凝结，故"必作结胸"；若邪热下注，则病至四日，仍见下利不止，这种协同表热不解而下利的病证名为"协热利"。

140　太陽病，下之，其脉促，一作縱。不結胸者，此爲欲解也。脉浮者，必結胸；脉緊者，必咽痛；脉弦者，必兩脇拘急；脉細數者，頭痛未止；脉沉緊者，必欲嘔；脉沉滑者，協熱利；脉浮滑者，必下血。

【释义】通过太阳病误下后的种种脉象变化，揭示其病理转归。

太阳病当发汗解表，若误用下法，可有各种不同转归。

若下后脉不见沉紧而见急促者，提示表邪未因误下而内陷成结胸，正气向上向外，有祛邪外出而解之机，故曰"此为欲解也"。

若脉浮者，提示下后邪气内陷，阳热之邪在上，若与痰水互结，则"必结胸"。

若脉紧者，提示下后损伤少阴肾阳，寒邪偏盛，阴寒阻滞少阴经脉，则"必咽痛"。

若脉弦者，为下后邪入少阳，经气不利，故"必两胁拘急"。

若脉细数者，乃下后伤阴则细，余热未清则数，正不足而邪有余，故"头痛未止"。

若脉沉紧者，沉主里，紧为寒，寒邪入里，胃气受寒而上逆，故"必欲呕"。

若脉沉滑者，滑为阳脉，沉主里，提示误下而邪热内陷，既有表邪不解，又有热迫大肠，故作"协热利"。

若脉浮滑者，为表邪不解而里热炽盛，邪热迫血下行则"必下血"。

以上举脉问证，示范演义了表证误下后的多种变化，治当"观其脉证，知犯何逆，随证治之"。

141　病在陽，應以汗解之，反以冷水潠[1]之，若灌之，其熱被劫不得去,彌更益煩[2],肉[3]上粟起,意欲飮水,反不渴者,服文蛤散。若不差者,與五苓散。寒實結胸,無熱證者,與三物小陷胸湯[4]。用前第六方。白散亦可服[5]。七。一云與三物小白散。

文蛤散方

文蛤五兩

上一味爲散,以沸湯和一方寸匕服,湯用五合。

五苓散方

猪苓十八銖,去黑皮　白术十八銖　澤瀉一兩六銖　茯苓十八銖　桂枝半兩,去皮

上五味爲散,更於臼中治之,白飮和方寸匕服之,日三服,多飮煖水,汗出愈。

白散方

桔梗三分　巴豆一分,去皮心,熬黑研如脂　貝母三分

上三味爲散,内巴豆,更於臼中杵之,以白飮和服,强人半錢匕,羸者減之。病在膈上必吐,在膈下必利,不利進熱粥一杯,利過不止,進冷粥一杯[6]。身熱皮粟不解,欲引衣自覆,若以水潠之、洗之,益令熱却不得出,當汗而不汗則煩,假令汗出已,腹中痛,與芍藥三兩如上法[7]。

【校注】

［1］潠(xùn 训):用冷水喷洒。《后汉书·郭宪传》:"含酒三潠。"注:"潠,喷也。"

［2］弥更益烦:烦热更重。"弥""更""益"义同,皆更甚之义。"烦",热也。

［3］肉:《金匮玉函经》卷三、《脉经》卷七作"皮"。

［4］与三物小陷胸汤:《金匮玉函经》卷三、《千金翼方》卷九下并作"与三物小白散"。是。

［5］白散亦可服:《金匮玉函经》卷三、《千金翼方》卷九无。是。

［6］冷粥一杯:《千金翼方》卷九下有小字注"一云冷水一杯"。

［7］身热……如上法:此四十八字《金匮玉函经》卷八无。

【释义】论水寒郁遏表阳与水蓄在里的证治。本条可分两段理解:

第一段:"病在阳,应以汗解之……与五苓散",论文蛤散证治。病在阳,即病在表,当从汗解,反以冷水潠灌,非但表不解,更致腠理闭塞,邪不去而阳更郁,故心烦更甚;寒邪外束肌肤,汗孔闭塞,热郁于内,故肉上起粒如粟。因寒凝热闭,且热与水结于太阳之表,尚未入里,故虽口渴而不愿饮水,治用文蛤

散,既可清在表的阳郁之热,又能行皮下水结,使肌表水寒得解,被郁之阳得伸而烦自除。病若不愈,循经入腑,致使膀胱气化不利,则成蓄水之证,当见烦渴、小便不利等症,予五苓散通阳化气行水。

第二段:"寒实结胸,无热证者……与三物小白散",论寒实结胸的证治。若水寒上结于胸,心胸阳气受阻,则可出现硬满而痛,则成寒实结胸;因病性属寒,故无发热、口渴、烦躁等症。治当逐水散寒破结,方用三物白散。

三物白散由桔梗、巴豆、贝母三药组成,因三药颜色皆白,又用作散剂,故名三物白散。本方以辛热之巴豆攻逐寒水,泻下冷积;贝母化痰散结;桔梗开提肺气,祛痰排脓,又可载药上行,有助于水饮之邪泻下。因本方药性峻猛,故用白饮和服,既能和养胃气,又能监制巴豆之毒性。本方为温下寒实之剂,若欲加强其泻下作用,可进热粥以助药力;如腹泻太甚,又进冷粥以抑制其泻下作用。

142 太陽與少陽併病,頭項强痛,或眩冒,時如結胸,心下痞鞕者,當刺大椎第一間[1],肺俞[2]、肝俞[3],慎不可發汗。發汗則讝語,脉弦。五日讝語不止,當刺期門[4]。八。

【校注】

[1]大椎第一间:即大椎穴。主治热病、疟疾、咳嗽、喘逆、骨蒸潮热、项强、肩背痛、腰脊强、角弓反张、小儿惊风等。

[2]肺俞:膀胱经腧穴,在第三、四胸椎棘突间,向两侧各旁开一寸五分。主治咳嗽、气喘、吐血、骨蒸、潮热、盗汗、鼻塞等。

[3]肝俞:膀胱经腧穴,在第九、十胸椎棘突间,向两侧旁开一寸五分。主治黄疸、胁痛、吐血、目赤、目眩、雀目、癫狂痫、脊背痛。

[4]期门:肝经之募穴,在乳头直下第六、七肋骨间。主治胸胁胀满疼痛、呕吐、呃逆、吞酸、腹胀、泄泻、伤寒热入血室等。

【释义】论太阳少阳并病类似结胸的证治。

太阳表证未罢,少阳病证又起,太少俱病而有先后次第之分,谓之太少并病。头项强痛,属太阳表证;头眩昏冒,为邪入少阳;少阳枢机不利,疏泄不及,故心下痞硬,若郁结较甚,还可出现疼痛,如结胸之状。证属太阳少阳并病,然少阳禁汗、禁下,故可用针刺治疗。

大椎为手足三阳交汇之处,肺俞、肝俞均为足太阳膀胱经穴,三穴并刺,外可宣散太阳之邪,内可疏泄少阳之火,故治太阳少阳并病。若误用汤剂发汗,津伤热炽,木盛乘土,胃气不和,故见谵语,为阳明、少阳同病。然脉见弦象,为少阳主脉,提示邪热偏在少阳,故刺肝经募穴期门穴,以泄木火,火清则谵语自止,此亦为治病求本之法。

143 婦人中風,發熱惡寒,經水適來,得之七八日,熱除而脉遲身凉。胸脇下滿,如結胸狀,讝語者,此爲熱入血室[1]也,當刺期門,隨其實[2]而取之。九。

【校注】

[1] 血室:注家认识不一,有冲脉、肝脏、子宫等说法。因热入血室证多见于月经期,故血室当以胞宫为是。

[2] 实:《金匮玉函经》卷三、《脉经》卷七、《千金翼方》卷九作"虚实"。

【释义】论妇人经水适来而热入血室如结胸状的证治。

妇人外感,症见发热恶寒,此属太阳表证。若恰逢月经来潮,血室空虚,表邪可乘虚内陷。七八日之后,外热已除,是表邪入里与血结于血室;脉道不利,则脉迟。肝主藏血,其经脉布胸胁,与冲任胞宫密切相关。血室为瘀血所阻,肝之经脉不利则胸胁胀满、疼痛。热在血分,上扰心神则谵语。此乃热入血室证,治当刺期门穴。期门为肝经募穴,为厥阴肝气聚集之处,刺之可舒畅肝络,清泻肝经郁热,内陷血室之热亦随之得以外泄而病愈。

144 婦人中風七八日,續得寒熱,發作有時,經水適斷者,此爲熱入血室,其血必結,故使如瘧狀,發作有時,**小柴胡湯**主之。方十。

柴胡半斤　黃芩三兩　人參三兩　半夏半升,洗　甘草三兩　生薑三兩,切　大棗十二枚,擘

上七味,以水一斗二升,煮取六升,去滓,再煎取三升,温服一升,日三服。

【释义】论妇人热入血室寒热如疟的证治。

妇人中风,初期当见恶寒发热等太阳表证;七八日之后,继而出现往来寒热,且呈阵发性,犹如疟疾状。此时,若经水适断,可诊为热入血室。盖妇人外感过程中,恰好月经来潮,血室空虚,外邪得以乘虚内陷,与血互结,故经水不当断而断。热与血结于血室,进而影响肝胆之气不利,少阳之气不和,故而出现寒热如疟状,发作有时,可治以小柴胡汤,和解少阳枢机。因本证有经水适断,其血必结的病变特点,治疗时在小柴胡汤中,可酌加生地、红花、桃仁等活血之品。

145　婦人傷寒發熱，經水適來，晝日明了，暮則讝語，如見鬼狀者，此爲熱入血室，無犯胃氣，及上二焦，必自愈。十一。

【释义】论妇人经水适来而热入血室的自愈证。

妇人外感发热，如正值月经来潮，邪热可乘虚内陷血室，与血相结，而成热入血室。人之阳气昼行于阳，夜行于阴，而此病为热在血分，血亦属阴，故入夜阴分阳热炽盛，上扰心神则谵语，甚至妄言如见鬼状。"无犯胃气及上二焦"，属此病的治疗法则，意在告诫医者不可见谵语而判属阳明，以致误用攻下之法而伤胃气。又因其病不在上中两焦，亦不可妄用汗、吐等法。因其经水适来而未断，邪热尚有随经血而去的机转，故云"必自愈"，此与桃核承气汤证所述"血自下，下者愈"意近。然临证不可坐待病愈，如上两条所言刺期门或小柴胡汤，亦可随证选用。

结胸是言水结，少阳是言气郁，热入血室是论血分病，既有如结胸状，又和少阳有关。在结胸和太阳少阳并病之后，论热入血室，是将水、气、血三种病证贯穿在一起，相互对比发明，从而提高辨证论治能力。

146　傷寒六七日，發熱，微惡寒，支節煩疼[1]，微嘔，心下支結[2]，外證未去者，**柴胡桂枝湯**主之。方十二。

桂枝去皮[3]　黄芩一兩半　人參一兩半　甘草一兩，炙　半夏二合半，洗　芍藥一兩半　大棗六枚，擘　生薑一兩半，切　柴胡四兩

上九味，以水七升，煮取三升，去滓，温服一升。本云人參湯，作如桂枝法，加半夏、柴胡、黄芩，復如柴胡法，今用人參作半劑[4]。

【校注】

[1]支节烦疼:指四肢关节烦疼。支，通"肢"。

[2]心下支结:即心下如有物支撑结聚。支，支撑;结，结聚。

[3]去皮:《金匮玉函经》卷七作"一两半"。是。

[4]本云……今用人参作半剂:此二十九字《金匮玉函经》卷八无。

【释义】论太阳少阳并病的证治。

伤寒六七日，症见发热、微恶寒、四肢关节烦疼，是太阳表证未罢;又见微呕、心下支撑痞满，是邪入少阳，枢机不利。此先病太阳，其邪未解，又病少阳，故属太阳少阳并病，治用小柴胡汤与桂枝汤合方，和解少阳，调和营卫。然文中用两个"微"字，知其邪气渐衰，太少之证俱轻，故依病情轻重为进退，各取两汤之半量，成两解太少之轻剂。

柴胡桂枝汤既能调和营卫气血，又能和解表里、疏利肝胆。刘渡舟《伤寒

论诠解》载本方去大枣酌加鳖甲、牡蛎、红花、茜草等软坚化瘀药,治疗慢性肝炎、肝脾肿大及早期肝硬化等病证,若能久服,多能获效;本方还可治疗"肝气窜",患者自觉有一股气在胸胁脘腹甚至四肢游走窜行,气至之处则觉疼痛,检查多无器质性病变,辨证属肝气郁结,气血不和者,用之疗效满意。

147　傷寒五六日,已發汗而復下之,胸脇滿,微結,小便不利,渴而不嘔,但頭汗出,往來寒熱,心煩者,此爲未解也,**柴胡桂枝乾薑湯**主之。方十三。

　　柴胡半斤　桂枝三兩,去皮　乾薑二兩　栝樓根四兩　黃芩三兩　牡蠣二兩,熬　甘草二兩,炙

　　上七味,以水一斗二升,煮取六升,去滓,再煎取三升,溫服一升,日三服,初服微煩,復服汗出便愈。

　　【释义】论伤寒误治而致邪传少阳、气化失常、津液不布的证治。

　　伤寒五六日,发汗复下后,太阳之邪传入少阳,故胸胁满闷。少阳气机郁滞,结而不通,势微而不重,故而微结。误下之后,少阳三焦气化不利,水道不畅,则小便不利。气不化津,津液不能上承,则见口渴。邪在少阳,未致胃气上逆,所以不呕。阳郁不宣,上蒸于头,则但头汗出而身无汗。邪热进退于少阳,故往来寒热而心烦。本证重点在于少阳枢机不利,气化失司,津液不布。治疗用柴胡桂枝干姜汤,一则和解少阳枢机,二则助气化以生津液。

　　柴胡桂枝干姜汤由小柴胡汤化裁而来。柴胡、黄芩相伍,清解少阳;因津伤口渴而不呕,故去半夏加栝楼根,生津止渴;阳郁气滞,枢机不利而微结,故去人参、大枣,加牡蛎软坚散结。桂枝配干姜,通阳温脾化饮以行三焦。诸药相合,使少阳得和,枢机得利,气化以行,阳生津布,诸证悉除。方后注云"初服微烦,复服汗出",乃药后阳气通达,津液复布,正复邪却之征。

　　从药物组成和临床实践来看,本方多用于治疗少阳病而兼太阴脾家虚寒证,与大柴胡汤治疗少阳病而兼阳明胃家实热证相对比,有寒热虚实鉴别诊断之义。柴胡桂枝干姜汤既清肝胆之热,又温脾胃虚寒,寒热并用,肝脾同治,用于治疗慢性或迁延性肝炎、糖尿病等证属胆热脾寒者,疗效卓著。

148　傷寒五六日,頭汗出,微惡寒,手足冷,心下滿,口不欲食,大便鞕,脈細者,此爲陽微結[1],必有表,復有裏也。脈沉亦在裏也,汗出爲陽微,假令純陰結[2],不得復有外證,悉入在裏,此爲半在裏半在外也。脈雖沉緊,不得爲少陰病,所以然者,陰不得有汗,今頭汗出,

故知非少陰也，可與小柴胡湯。設不了了者，得屎而解。十四。用前
第十方。

【校注】

［1］阳微结：热结在里，大便秘结为"阳结"。热结程度尚轻，故称"阳微结"。

［2］纯阴结：脾肾阳虚，阴寒内盛而大便凝结不通，叫做"阴结"。没有兼
夹证，则称"纯阴结"。

【释义】论阳微结的脉证治法及其与纯阴结的鉴别。可分为三段理解：

第一段："伤寒五六日……必有表，复有里也"，论阳微结的脉症。伤寒
五六日，表邪逐渐由表入里。"头汗出"为内有郁热熏蒸于上；"微恶寒"示表证
尚在；"手足冷"是阳气内郁不达于四末；"心下满，口不欲食，大便鞕"皆因热郁
于里，气机不利，津液不下，胃肠失润所致；"脉细者"乃为阳郁于里，脉道滞塞
不利所致。以上虽属里热郁结，但较之阳明里实燥结之证，热结相对轻浅，且
表证未解，故称"阳微结"。进一步分析，可以得出本证病机核心为阳郁气滞，
系少阳枢机不利，三焦气血不畅。此属外有表证，内有郁滞，故曰"必有表，复
有里也"。

第二段："脉沉亦在里也……故知非少阴也"，论阳微结与纯阴结的鉴别。
因阳微结有脉细、手足冷、微恶寒等，类似少阴病纯阴结，故应加以鉴别。其鉴
别点有二：其一，纯阴结是脏气衰微，阴寒内盛，邪悉入里，外无表证；而阳微结
则既有表证，又有里证，所谓"半在里半在外也"。其二，纯阴结阴寒内盛，不得
有汗；而阳微结是阳热内郁，不得外越，熏蒸于上而见"头汗出"。所以根据上
述两点，脉虽沉紧，不得认为是少阴病。

第三段："可与小柴胡汤……得屎而解"，论阳微结的治法。本证半在里半
在外的病机本质在于阳邪微结，枢机不利，故宜用小柴胡汤，和解枢机，宣通内
外，既能透达在外之表邪，又能清解在里之郁热，尚可使上焦得通，津液得下，
便硬得解。如此则郁热得泄，表里病解。假若里气未和，大便尚未通畅者，此
是阳明腑气尚未全和，可再微通大便，故云"得屎而解"。

149　傷寒五六日，嘔而發熱者，柴胡湯證具，而以他藥下之，柴
胡證仍在者，復與柴胡湯。此雖已下之，不爲逆，必蒸蒸而振，却發熱
汗出而解。若心下滿而鞕痛者，此爲結胸也，大陷胸湯主之。但滿而
不痛者，此爲痞，柴胡不中與之，宜**半夏瀉心湯**。方十五。

半夏半升，洗　黃芩　乾薑　人參　甘草炙，各三兩　黃連一兩　大
棗十二枚，擘

上七味,以水一斗,煮取六升,去滓,再煎取三升,温服一升,日三服。须大陷胸汤者,方用前第二法。一方用半夏一升。

【提要】论小柴胡汤证误下后的三种转归及证治。

太阳表证,五六日后邪传少阳,枢机不利,故症见呕而发热。第101条言"柴胡证,但见一证便是,不必悉具",故当以小柴胡汤和解为治,若误用攻下,可出现以下三种转归:

一是虽经误下,邪未内陷,小柴胡汤证仍在,是病情未变,故曰"此虽已下之,不为逆"。如此,可再用小柴胡汤和解枢机。然误下之后,正气毕竟有所损伤,难于胜邪,故服柴胡汤后,得药力相助,正气奋起抗邪,可出现蒸蒸而振,随之发热汗出而病解的现象。

二是若其人素有痰水,误下后邪热内陷与之互结,形成心下满而硬痛的大结胸证,故治以大陷胸汤,泄热逐水破结。

三是误下之后,损伤脾胃之气,外邪内陷。因脾主升,胃主降,脾胃受伤而升降失常,气机阻滞不利,故而出现心下痞塞不通,但不疼痛的痞证。此证与误下之前的小柴胡汤证,病证已不同,非柴胡汤所能治,故不能再与小柴胡汤为治,而宜用半夏泻心汤。

本条所论痞证来自于少阳病误下,文中半夏泻心汤证所见症,叙证精简,《金匮要略·呕吐哕下利病脉证治》载"呕而肠鸣,心下痞者,半夏泻心汤主之",可参。盖脾胃虚弱,气机痞塞于中,胃气不降而上逆,故每见呕吐、嗳气、恶心等症;脾气不升而下陷,多见下利、肠鸣或大便干湿不调等症。脾胃受伤,腐熟运化功能失职,则痰饮内生。综上,半夏泻心汤主治病证当属中焦脾胃虚损,气机痞塞而夹痰。

半夏泻心汤由小柴胡汤去柴胡,加黄连,易生姜为干姜而成。方中半夏、干姜辛开而温,可化痰开结,温脾散寒,降逆止呕;黄芩、黄连苦泄而寒,清热燥湿,可降胃气之热;人参、甘草、大枣甘温调补,和脾胃,补中气,以复中焦升降功能,此即"辛开苦降甘调"之法。本方要求"去滓,再煎",意在使药性和合,更有利于调和脾胃。

150　太陽少陽併病,而反下之,成結胸,心下鞕,下利不止,水漿不下,其人心煩。

【释义】论太阳少阳并病误下成结胸危候。

太阳病不解,又现少阳病证,而成太阳少阳并病,本当用柴胡桂枝汤,和解少阳兼以解表。舍此而反用下法,遂致邪热内陷与痰水互结而成结胸,故心下硬满。误下之后,脾胃损伤,胃伤则气逆而水浆不入,脾伤则气陷而利不止。此为正虚于下,邪结于胸,正不盛邪,故而心烦。正虚邪实,攻补两难,故多预后不良。

151 脉浮而紧,而復[1]下之,緊[2]反入裏,則作痞,按之自濡[3],但氣痞[4]耳。

【校注】

[1]复:《金匮玉函经》卷二作"反"。

[2]紧:指表寒邪气。为以脉代病因病机之写法。

[3]濡:同"软",即柔软。

[4]气痞:相对痞硬而言,按之濡软,指因气机窒塞结滞而成痞证。

【释义】论痞证的成因与症状特点。

脉浮而紧,证属太阳伤寒,本应发汗。若误下则脾胃先伤,外邪乘虚内陷,致使中焦升降失常,气机阻滞,而成痞证。气痞证的特点,乃是心下痞塞不通,满而不痛,按之柔软无物。此属无形邪气壅滞心下,与结胸证之硬满疼痛有别。

应该指出的是,痞证"按之自濡"而不痛,是相对结胸的硬满疼痛而言,并非说痞证毫不疼痛。临床实践证明,痞证亦可见心下疼痛,只是其痛较结胸为轻且缓,且多不拒按。

152 太陽中風,下利嘔逆,表解者,乃可攻之。其人漐漐[1]汗出,發作有時,頭痛,心下痞鞕滿,引脅下痛,乾嘔短氣,汗出不惡寒者,此表解裏未和也,**十棗湯**主之。方十六。

芫花熬　甘遂　大戟

上三味,等分,各別擣爲散,以水一升半,先煮大棗肥者十枚,取八合,去滓,内藥末,强人服一錢匕,羸人服半錢,温服之,平旦[2]服。若下少,病不除者,明日更服,加半錢,得快下利後,糜粥自養。

【校注】

[1]漐漐汗出:即汗出微细连绵。《集韵》:"漐,汗出貌,小雨不辍也。"

[2]平旦:指清晨。

【释义】论饮停胸胁的证治。本条可分两段理解:

第一段:"太阳中风……乃可攻之",论太阳中风兼水饮内停的证治。既谓太阳中风,则当见恶寒、发热、头痛、汗出、脉浮等症。除此之外,又见下利、呕逆,是表邪引发内之饮邪所致,水邪上攻则呕逆,饮邪下驱则下利。表里同病,当先解表,表解方可攻逐水饮,以防里气受损而表邪内陷,故曰"表解者,乃可攻之"。

第二段:"其人漐漐汗出……十枣汤主之",论饮停胸胁证治。水饮内停,变动不居,故其临床表现不一。水饮内停,郁遏太阳经气不利,致使营卫不和,则漐漐汗出,并因邪正相争,气机时通时阻,故而发作有时。水邪上冲,蒙蔽清阳则头痛。水饮停聚胸胁,壅滞气机,则心下痞硬,牵引胁下疼痛。饮停于胃,胃失和降则干呕;水饮射肺,肺气不利则短气。以上诸症,皆因水饮上攻下窜、内外泛滥所致,虽汗出而不恶寒,是为表邪已解,仅是里有水饮,故云"表解里未和",可用十枣汤攻逐水饮。

十枣汤为攻逐水饮之峻剂。方中芫花味苦辛温,泄水散水,善消胸膈之水;甘遂、大戟,味苦性寒,善行经隧水湿、泄脏腑之水。三药合用,其性峻烈迅猛,易损伤脾胃之气,故以大枣补脾扶正,缓和诸药;并需因病人邪实正虚不同,调整用量,以防伤正。药后糜粥自养,以补养正气。

153 太陽病,醫發汗,遂發熱惡寒,因復下之,心下痞,表裡俱虛,陰陽氣并竭[1],無陽則陰獨[2],復加燒針,因胸煩,面色青黃,膚瞤[3]者,難治;今色微黃,手足溫者,易愈。

【校注】

[1]竭:正气虚衰。

[2]无阳则阴独:指汗下之后,外邪内陷,表证罢而里证独具。

[3]肤瞤:肌肤不由自主地跳动。

【释义】论太阳病汗、下、烧针后的变证及预后。

太阳病本应汗出作解,但若汗不如法,如水流漓,病必不除,故恶寒发热等表证仍在,本可再汗,然医者不察,继而改用下法,则属误治。因汗下失当,损伤表里阴阳之气,邪热乘虚内陷,中焦气机壅滞而成"心下痞",如此表证反而消失,仅见心下痞之里证,故曰"无阳则阴独"。

若再治以烧针取汗,火热内攻,则心胸烦闷,使得病情更加复杂,预后难料。肝木乘侮脾土,则面色青黄;脾虚阳衰,肌肤不得温煦,则跳动不安;邪胜正衰,故曰"难治"。若面色微黄而手足温和,提示脾胃之气尚存,阳气不衰,犹有抗邪之力,故曰"易愈"。

154 心下痞,按之濡,其脉關上浮者,**大黄黃連瀉心湯**主之。方十七。

大黄二两　黄连一两

上二味,以麻沸汤[1]二升,渍[2]之须臾,绞去滓,分温再服。臣亿等看详:大黄黄连泻心汤,诸本皆二味;又后附子泻心汤,用大黄、黄连、黄芩、附子,恐是前方中亦有黄芩,后但加附子也。故后云附子泻心汤,本云加附子也。

【校注】

［1］麻沸汤:煮水至沸泡如麻。

［2］渍(zì 自):浸泡。《说文解字·水部》:"渍,沤也。"段玉裁注:"谓浸渍也。"

【释义】论热痞的证治。

"心下痞,按之濡",谓心下胃脘部有堵闷痞塞之感,按之柔软而不硬不痛,此属气痞。关脉以候中焦;浮为阳脉,主无形邪热。关上浮,提示热在中焦,浮而上扰,牵及上焦。火热之邪,未结而成实,气机痞塞不通,而成热痞。热邪壅聚心下,治当清热消痞,宜大黄黄连泻心汤。

大黄黄连泻心汤由大黄、黄连组成。方中大黄苦寒,为推陈致新、清热通便、荡涤肠胃之药;黄连苦寒可清心胃之热而能厚胃肠。火痞证既为无形热邪痞结心下,并无有形实邪结滞肠道,故不用煎煮,而以沸水浸泡大黄、黄连少顷,绞汁而服,取其气之轻扬,避其味之重浊,如此则利于清上部无形邪热,而避其泻下里实之弊。

本方仅大黄、黄连二味药,参林亿方后注及《千金翼方》注"此方本有黄芩",并结合临床实际,方中当有黄芩为宜。《金匮要略·惊悸吐衄下血胸满瘀血病脉证治》中,以本方加黄芩,名泻心汤,治吐血、衄血,但用煎煮之法,而且顿服,取其味厚力大而泻其血分之热。二方服法有别,效应各异,所治亦有偏在气分和血分之不同。

155　心下痞,而复恶寒汗出者,**附子泻心汤**主之。方十八。

大黄二两　黄连一两　黄芩一两　附子一枚,炮,去皮,破,别煮取汁

上四味,切三味,以麻沸汤二升渍之,须臾绞去滓,内附子汁,分温再服。

【释义】论热痞兼表阳虚的证治。

本条承上条而论,故所云"心下痞",亦为热痞证;然兼见恶寒汗出,是表阳不足,卫外不固。治当清热消痞,兼温经复阳。方用附子泻心汤,取大黄、黄芩、黄连以沸水浸渍,绞而取汁,取其轻扬之气,清泄无形邪热而不损伤阳气;附子单煮取汁,重在扶阳固表,又可佐三黄开发拂郁之热。两汁相合服用,寒热并

用,性气不同,兼收补泻之效。

156 本以下之,故心下痞,與瀉心湯。痞不解,其人渴而口燥煩,小便不利者,五苓散主之。十九。一方云,忍之一日乃愈[1]。用前第七證方。

【校注】

[1] 一方云,忍之一日乃愈:此九字,《注解伤寒论》无。

【释义】论水饮停聚致心下痞的证治。

"本以下之,故心下痞",是言痞证因于泻下而形成。既以"心下痞"为主症,当据证用泻心汤治疗。但服泻心汤后,痞证未解,原因何在呢?详察其症,发现尚有口干、口渴、小便不利,故而得知此为膀胱气化不利、水饮内停之证。气化不利,水蓄于下,故小便不利;气不化津,津液不能输布上承,故其人渴而口燥烦。水阻气滞,痞塞于中,气机不利,故心下痞。此痞因水而作,故又称"水痞"。治用五苓散,通阳化气行水,水消则痞解。

157 傷寒汗出,解之後,胃中不和,心下痞鞕,乾噫食臭[1],脇下有水氣,腹中雷鳴[2]下利者,**生薑瀉心湯**主之。方二十。

生薑四兩,切 甘草三兩,炙 人參三兩 乾薑一兩 黃芩三兩 半夏半升,洗 黃連一兩 大棗十二枚,擘

上八味,以水一斗,煮取六升,去滓,再煎,取三升,温服一升,日三服。附子瀉心湯,本云加附子。半夏瀉心湯、甘草瀉心湯,同體別名耳。生薑瀉心湯,本云理中人參黃芩湯,去桂枝、术,加黃連并瀉肝法[3]。

【校注】

[1] 干噫食臭:即嗳气带有伤食气味。噫,同"嗳"。

[2] 腹中雷鸣:即肠鸣,形容腹中有辘辘作响的声音。

[3] 附子泻心汤……并泻肝法:此五十字,《金匮玉函经》卷八、《千金翼方》卷九、《注解伤寒论》卷四并无。

【释义】继上条水痞,论胃虚不化水气致痞的证治。

"伤寒"指太阳病,包括中风与伤寒。太阳病,发汗本为正治之法,但若汗不如法,表证虽可解除,脾胃之气却受损伤;或因患者素体脾胃气弱,汗后外邪乘虚内陷,寒热错杂与中,气机痞塞不通,脾胃升降失常,形成痞证。胃主受纳,脾主运化,脾胃气虚,不能腐熟运化水谷,胃气上逆,故见干噫食臭。

"胁下有水气"既言病机，又言症状，即胃脘两侧胁下有水气相抟之辘辘作响，提示本证有水饮内停中焦，说明本证除无形之气痞塞外，还夹有水饮、食滞有形实邪，故心下痞硬。脾胃受损，清气不升，水走肠间，故肠鸣而下利。由此可知本证之心下痞，证属脾胃气虚，寒热错杂，兼水饮食滞。治用生姜泻心汤消食和胃，散水消痞。

生姜泻心汤即半夏泻心汤加生姜并减少干姜用量而成。其组方原则与半夏泻心汤基本相同，亦属辛开苦降甘调之法。所不同者，因本证兼有水饮食滞，故重用生姜四两，使其宣散水邪，开结消痞。

158　傷寒中風，醫反下之，其人下利日數十行，穀不化[1]，腹中雷鳴，心下痞鞕而滿，乾嘔心煩不得安。醫見心下痞，謂病不盡，復下之，其痞益甚。此非結熱[2]，但以胃中虛，客氣上逆[3]，故使鞕也。**甘草瀉心湯**主之。方二十一。

甘草四兩，炙　黃芩三兩　乾薑三兩　半夏半升，洗　大棗十二枚，擘　黃連一兩

上六味，以水一斗，煮取六升，去滓，再煎取三升，溫服一升，日三服。臣億等謹按：上生薑瀉心湯法，本云理中人參黃芩湯。今詳瀉心以療痞，痞氣因發陰而生，是半夏、生薑、甘草瀉心三方，皆本於理中也。其方必各有人參。今甘草瀉心中無者，脫落之也。又按《千金》并《外臺秘要》治傷寒䘌食用此方，皆有人參，知脫落無疑。

【校注】

[1] 谷不化：食物不能消化

[2] 结热：实热内结。

[3] 客气上逆：即胃虚而滞的邪气上逆。客气，指邪气。

【释义】论太阳表证误下，中虚邪陷、痞利俱甚的证治。

太阳表证无论伤寒与中风，皆不可攻下，误下则中焦脾胃之气损伤，表邪内陷。脾虚不能消谷，清阳不升则腹中雷鸣而下利日数十行；心下痞硬而满，干呕心烦不安，邪热之气内陷可知。医见"心下痞鞕而满"，误以为是泻下不尽所致，复用攻下治法，则脾胃更虚，气滞益甚，故曰"其痞益甚"，言外之意，呕、利、肠鸣等症亦随之加剧。

"此非结热，但以胃中虚，客气上逆，故使鞕也"，属于自注句，旨在说明此心下痞硬，并非胃肠积热所致，自然不可应用泻下的方法治疗。因其证属脾胃气虚，升降失常，气机滞塞，上热下寒，即所谓"客气上逆"所引起。治用甘草泻心汤和胃补中，消痞止利。

甘草泻心汤原方中无人参,据半夏、生姜二泻心汤均有人参;《金匮要略》《千金翼方》《外台秘要》所载之甘草泻心汤亦皆有人参,且本证为下后脾胃气虚,痞利俱甚之证,故健脾益胃之人参在所必用。若加入人参,此方与半夏泻心汤药物相同,亦为辛开苦降甘调之法。所不同者,因本证屡经泻下,脾胃气虚更甚,故重用炙甘草补中益气,使其更适用于脾胃虚弱者。

159　傷寒服湯藥[1],下利不止,心下痞鞕。服瀉心湯已,復以他藥下之,利不止,醫以理中與之,利益甚。理中者,理中焦,此利在下焦,赤石脂禹餘粮湯主之。復不止者,當利其小便。**赤石脂禹餘粮汤。方二十二。**

赤石脂一斤,碎　太一[2]禹餘粮一斤,碎

上二味,以水六升,煮取二升,去滓,分温三服。

【校注】

[1]汤药:指具有峻下作用的一类汤剂。

[2]太一:《金匮玉函经》卷八、《注解伤寒论》卷四无。

【释义】论误下致痞,下利不止的证治。

太阳表证反用泻下汤药,损伤脾胃,升降无权,气机痞塞,故下利不止,心下痞硬,证属太阴虚寒兼表证不解,当用桂枝人参汤,温里解表。若用甘草泻心汤或生姜泻心汤则非其所宜,因其中虽有参、枣、草补中健脾,然黄芩、黄连仍苦寒伤中,故药后仍心下痞硬,证属中虚气逆。医者不识,复用攻下,则下焦肾阳亦衰,故下利不止。此时医者才意识到本证里虚寒甚,故改用理中汤。但理中汤只能温补中健脾,此证已牵及下焦肾阳,故治中焦无效。一误再误,下利日久,恐有滑脱不禁之势,故急用赤石脂禹余粮汤固涩下焦。若下利仍不止并兼见小便不利者,可利其小便,分清泌浊,则大便可实。故云"复不止者,当利其小便",可与五苓散。

赤石脂禹余粮汤由赤石脂、禹余粮二药组成。二药均属收涩固脱之品,适宜于久泄滑脱之证,即所谓"涩可固脱"。

本条举误治之情,以明下利的四种治法,即心下痞而下利用甘草泻心汤等;中焦虚寒下利用理中汤;下焦滑脱不禁用赤石脂禹余粮汤;水液偏渗、清浊不分而下利,可用五苓散利其小便。论治过程,层层演绎,皆审证辨治,示人以法。

160　傷寒吐下後,發汗,虛煩,脉甚微,八九日心下痞鞕,脅下

痛,氣上衝咽喉,眩冒,經脉動惕[1]者,久而成痿[2]。

【校注】

[1] 惕:赵开美《仲景全书·注解伤寒论》作"惕"。

[2] 痿:肢体软弱无力,活动不便。

【释义】论表证误吐下发汗致阳虚水逆的变证。

太阳表证本应发汗而解,误用吐下,损伤脾胃,中气大虚,治当健中益气。反用汗法,更伤阳气,正虚邪扰,故而虚烦。阳气虚衰,故脉微弱无力。阳虚不运则水饮内停,八九日之后,若饮邪上逆,阻滞气机则气上冲咽喉、心下痞硬、胁下痛;上蒙清阳而致眩晕昏冒;阳气虚衰,筋脉失养,更兼水饮浸渍则经脉动惕不安。久延不愈,则肢体软弱,甚至痿废不用。对于本证的治疗,原文并未指出,根据以上分析,治当温阳制水,茯苓桂枝白术甘草汤或真武汤可供参考。

161 傷寒發汗,若吐若下,解後心下痞硬,噫氣[1]不除者,**旋覆代赭湯**主之。方二十三。

旋覆花三兩　人參二兩　生薑五兩　代赭一兩　甘草三兩,炙　半夏半升,洗　大棗十二枚,擘

上七味,以水一斗,煮取六升,去滓,再煎取三升。溫服一升,日三服。

【校注】

[1] 噫气:即口反食气之病症。又名嗳气。

【释义】论胃虚痰阻、嗳气不除的证治。

伤寒,经发汗、或吐、或下后,表证虽解,但脾胃损伤,腐熟运化功能失常,则痰饮内生。痰饮阻滞于中焦,气机升降失常,则心下痞硬。胃虚痰阻,肝气不舒,其气上逆,则噫气频作。证属脾虚痰阻、肝乘气逆之证,治用旋覆代赭汤健脾疏肝、和胃降逆、化痰下气。

旋覆代赭汤中旋覆花味辛而咸,入肺、肝、胃经,专主消痰下气、软坚散结、疏肝降逆,代赭石重镇平肝降逆,二药相伍,下气消痰,和胃降逆;半夏、生姜辛温,化痰开结;人参、甘草、大枣补益脾胃,扶正祛邪。诸药相配,既补脾胃之气,又消痰下气,扶正与祛邪并用,使脾胃调和,气机舒畅,痰气得消,则痞噫自除。

旋覆代赭汤所主之噫气,其病变侧重在胃,故本方重用生姜和胃降逆、散结消痞。方中代赭石用量宜小不宜大,以免其质重直走下焦,而影响疗效。因本方为和解之剂,故要求去滓再煎,取其药性和合。方中旋覆花既升又降,又能疏肝利肺,因而又被广泛应用于因情绪波动而引起的肝胃不和证,疗效甚佳。

162 下後不可更行^[1]桂枝湯,若汗出而喘,無大熱者,可與**麻黃杏子甘草石膏湯**。方二十四。

麻黃四兩,去節　杏仁五十箇,去皮尖　甘草二兩,炙　石膏半斤,碎,綿裹

上四味,以水七升,煮麻黃,減二升,去白沫,內諸藥,煮取三升,去滓,溫服一升。本云黃耳杯。

【校注】

[1]更行:即再用之意。更,再也;行,用也。

【提要】论太阳病下后,邪热壅肺作喘的证治。

以攻下之法治疗太阳表证,多致表邪内陷,发生变证,故不可复服桂枝汤。若邪表邪化热,内陷迫肺,肺气郁闭,则喘逆;肺热蒸腾,津液外泄则汗出。热邪内陷故表无大热。治当清宣肺热,方用麻黄杏仁甘草石膏汤。本证与第64条不同之处仅在于一是汗后,一是下后,汗下之后的见症和病机皆同。

麻黄杏仁甘草石膏汤由麻黄汤去桂枝加生石膏而成,因内热壅盛,故去桂枝,复加生石膏辛凉清热,于是变辛温发汗、散寒解表之方为清热、宣肺、平喘之剂。

163 太陽病,外證未除,而數下^[1]之,遂協熱而利^[2],利下不止,心下痞鞕,表裏不解者,**桂枝人參湯**主之。方二十五。

桂枝四兩,別切　甘草四兩,炙　白术三兩　人參三兩　乾薑三兩

上五味,以水九升,先煮四味,取五升^[3],內桂,更煮取三升,去滓,溫服一升,日再,夜一服。

【校注】

[1]数下:屡用攻下。

[2]协热而利:即里虚寒下利兼表证发热。《金匮玉函经》卷三、《脉经》卷七、《千金翼方》卷九均作"挟"。热,指表证发热。

[3]五升:《金匮玉函经》卷八下有"去滓"。

【释义】论太阳病误下,脾气虚寒兼表邪不解的证治。

太阳病,表证不解,若屡用攻下之法,致使表邪未解而里气先伤。表邪不解,则身热仍在;脾气虚寒,运化失常,寒湿不化,则下利不止;升降紊乱,气机痞塞则心下痞硬。所谓"协热而利"者,非指下利之性质,而是指下利并见太阳表证之发热,故曰"表里不解",治用桂枝人参汤,温中解表。

桂枝人参汤即理中汤(又名人参汤)加桂枝。理中汤先煎,有利于发挥温阳健脾,散寒除湿之效用,治其里虚;桂枝后下,气薄则发散,使其先越出表邪,

以解表邪。若桂枝与理中汤同煎,恐将减弱桂枝芳香走表之力,而更专于温里之用,如此则不符合表里双解之治。

第34条之葛根黄芩黄连汤与本条均治表证误下所致的协热利,但有寒热虚实之不同。葛根黄芩黄连汤证,为湿热下利,故症见脉促、喘而汗出、热利黏秽;桂枝人参汤属虚寒下利,故见心下痞硬、下利稀溏等寒证。

164 傷寒大下後,復發汗,心下痞,惡寒者,表未解也。不可攻痞,當先解表,表解乃可攻痞,解表宜桂枝湯,攻痞宜大黃黃連瀉心湯。二十六。瀉心湯用前第十七方。

【释义】论热痞兼表证不解的标本缓急治法。

伤寒,为病在表,治当先以汗解。今"大下后,复发汗",是汗下失序。大下则邪热内陷,热滞于中,郁遏气机,而成热痞证。若恶寒者,为表证仍在。此证为既有太阳表证的发热、恶寒,又有热滞于中的心下痞。因治热痞需用苦寒之大黄、黄连,如此则不仅有碍于解表,且有引邪入里之弊,故先与桂枝汤解表,待表解后方可"攻痞",攻痞则用大黄黄连泻心汤。

本条与163条虽同为表证误下,邪气内陷,成表里同病。然彼为里虚寒兼表,用温中益气之药无碍于解表,反能助正祛邪,所以表里同治;此为邪热内陷之痞证见表证,治先解表,然后攻痞。由此可见,表里同病,里虚者以扶正为先,里实者应先解表,寒热虚实对举,既体现了虚人伤寒建其中、实人伤寒发其汗的治疗原则,也突显了辨证论治思维。

165 傷寒發熱,汗出不解,心中[1]痞鞕,嘔吐而下利者,大柴胡湯主之。二十七。用前第四方。

【校注】

[1]中:《金匮玉函经》卷三、《注解伤寒论》卷四均作"下"。

【提要】论表证汗后,转属少阳兼阳明里实的证治。

伤寒表证发热,汗出当解,今"发热,汗出不解",并见"心下痞鞕,呕吐而下利"等症,说明邪已离太阳而有传经入里之变。从治用大柴胡汤可知,此为太阳表证已罢,邪热已入少阳、阳明二经。少阳气郁,枢机不利,故心胸痞闷窒塞;肝胆郁热迫于肠胃,致使胃气不和而上逆,则呕吐频作;迫于大肠,则下利黏秽而不爽。证属少阳郁火炽盛,见阳明里实,故用大柴胡汤和解少阳,疏泄肝胆郁热,兼通下阳明。

本条"心中痞鞕""呕吐"的机理可与第103条的"呕不止""心下急"互参,

症虽见下利,仍治用大柴胡汤,此与大、小承气汤治热结旁流之自利清水及热利等,均属通因通用之法。

166　病如桂枝證,頭不痛,項不强,寸脉微浮,胸中痞鞕,氣上衝咽喉,不得息者,此爲胸有寒[1]也。當吐之,宜**瓜蒂散**。方二十八。

瓜蒂一分,熬黃　赤小豆一分

上二味,各別擣篩,爲散已,合治之,取一錢匕,以香豉一合,用熱湯七合,煮作稀糜,去滓,取汁和散,溫頓服之。不吐者,少少加[2],得快吐乃止。諸亡血虚家,不可與瓜蒂散。

【校注】

[1] 胸有寒:即胸膈有痰饮阻滞。寒,指痰饮。

[2] 少少加:即逐渐增加。少少,即"稍稍"。

【释义】论痰实阻滞胸膈的证治。

"病如桂枝证",是指病人有发热、恶寒、汗出等症,与太阳中风类似。但其无头项强痛,且仅寸脉微浮,提示病证不在太阳之表。这是因为桂枝汤证除见发热恶寒等表证外,还应见太阳经脉不利之证。

"此为胸有寒也",是自注之词,同时也阐明了本证的病机是胸膈有痰饮阻滞。寸脉候胸中、上焦,风痰邪气聚于上焦胸中,正气抗邪有上越外出之机,故见脉浮。痰阻胸膈,气机不利,则胸中痞塞硬满,呼吸不利;正气拒邪于外,胸中痰气上逆,故气上冲咽喉不得息,而有欲吐而不能吐之状。痰实阻滞上焦,卫气不能敷布于外,营卫失和,故见发热、汗出、恶风等类似桂枝汤证的证候。

综合分析,发现本证为痰实阻滞胸膈,根据《素问·阴阳应象大论》"其高者,引而越之"的治疗法则,治当因势利导,故用瓜蒂散涌吐胸中痰实,如此则胸阳得伸,其病自愈。

瓜蒂散中瓜蒂、赤小豆用量各"一分",这里的"一分",不是剂量单位,而是说二药各一份,即等量之意。瓜蒂味极苦,性升催吐;赤小豆酸苦,可利水消肿;豆豉轻清宣泄,载药上浮,以其汤煮汤合散,有助涌吐之力。三药合用,为酸苦涌吐之峻剂,"温顿服之",虽能去邪,也易伤正,故应得快吐乃止,不可多服。瓜蒂散一钱匕(按现代度量衡单位称重约为0.5g),若因药力不足,可稍稍加量。久病、年老、失血、体弱之人,应当忌用。

167　病脇下素有痞[1],連在臍傍,痛引少腹,入陰筋[2]者,此名藏結,死。二十九。

【校注】

[1] 痞:此指痞块、包块。

[2] 阴筋:即外生殖器。

【释义】论脏结的危候。

"胁下素有痞块",指胁下素来有痞块或痞积,连在脐旁部位,说明脏结日久,以致气血瘀滞,脉络闭阻。"痛引少腹,入阴筋",言其发作时,疼痛牵引少腹,致使阴筋内缩,此乃阴寒凝滞所致。因胁下为厥阴肝之部,脐旁乃太阴脾所主,少腹属下焦、为肝肾所居,而肝脉又络阴器,肾开窍于二阴。邪结日久,阳气虚衰,肝、脾、肾三脏无阳以温化,阴寒凝滞于里,故病势危笃,预后不良。

168　傷寒若吐若下後,七八日不解,熱結在裏,表裏俱熱,時時惡風,大渴,舌上乾燥而煩,欲飲水數升者,**白虎加人參湯**主之。方三十。

知母六兩　石膏一斤,碎,绵裹　甘草二兩,炙　人參二兩[1]　粳米六合

上五味,以水一斗,煮米熟湯成,去滓,溫服一升,日三服。此方立夏後,立秋前乃可服。立秋後不可服。正月二月三月尚凜冷,亦不可與服之,與之則嘔利而腹痛。諸亡血虛家亦不可與,得之則腹痛,利者,但可溫之,當愈。

【校注】

[1] 人参二两:本书卷二、《金匮玉函经》卷八均作"人参三两"。

【释义】论太阳转属阳明,表里俱热兼气阴两伤的证治。

伤寒病在表,若误用吐、下治后,致使疾病迁延七八日不解。误吐则津液亏于上,误下则津液亡于下,致使津液匮乏。"热结在里"即表邪入里化热,阳明热邪炽盛。邪热弥漫周身,充斥于表里内外,故而表里俱热。邪热炽盛,迫津外出,则必见大汗出等。热盛津伤,胃中干燥,故口大渴、舌上干燥而烦、欲饮水数升。热盛汗出过多,气随津泄,气阴两伤,表气不固,不胜风邪,故而时时恶风。证属阳明热盛,津气两伤,治以白虎加人参汤,用白虎汤辛寒清热,加人参益气生津。

169　傷寒無大熱,口燥渴,心煩,背微惡寒者,白虎加人參湯主之。三十一。用前方。

【释义】继论阳明里热亢盛,津气两伤的证治。

阳明热证,有偏盛于表者,有偏盛于里者,亦有表里俱盛者。本条所论乃

阳明热邪偏盛于里,里热较盛而体表之热较逊,故谓"伤寒无大热"。但无大热仅是相对之词,说明肌表热势不甚。本条"口燥渴"为白虎加人参汤证的辨证眼目,揭示了里热炽盛,阴液重伤的本质。胃络通于心,阳明邪热扰心故烦。背为阳之府,热迫汗出,津气两伤,卫阳失于固密及温煦则背部恶风寒最为明显。此处"恶寒"乃"恶风"之互词,其病机与上条"时时恶风"相同,既非太阳表证,亦非少阴里虚。因其证属阳明热盛,津气两伤,故仍治以白虎加人参汤,清热益气生津。

170 傷寒脉浮,發熱無汗,其表不解,不可與白虎湯。渴欲飲水,無表證者,白虎加人參湯主之。三十二。用前方。

【释义】论白虎汤的禁忌证及阳明热盛津伤的辨证要点。

伤寒见脉浮,发热无汗,是太阳表犹未解,虽见里热之症,亦不可径用白虎汤,而应先解表后清里或表里双解,而不可先用白虎汤清其里热。这是因为,白虎汤为辛寒清热重剂,若太阳表邪未解而误用之,每可冰伏气机,郁遏阳气,甚或引邪内陷而病不除。若表证已解,而里热炽盛,出现渴欲饮水等津气两伤的证候时,则应治以白虎加人参汤,清热、益气、生津。

171 太陽少陽併病,心下鞕,頸項强而眩者,當刺大椎、肺俞、肝俞,慎勿下之。三十三。

【释义】论太阳少阳并病宜用刺法,禁用下法。

"太阳少阳并病",即太阳表证未罢,少阳证现,故症见颈项强,心下硬,头眩;不见阳明燥实之证,故禁用下法,可刺大椎、肺俞外解太阳之邪,针刺肝俞以解少阳之邪,从而达到两解太少的目的。本条与第142条相类,可互参。

172 太陽與少陽合病,自下利者,與黃芩湯;若嘔者,黃芩加半夏生薑湯主之。三十四。

黃芩湯方

黃芩三兩　芍藥二兩　甘草二兩,炙　大棗十二枚,擘

上四味,以水一斗,煮取三升,去滓,温服一升,日再,夜一服。

黃芩加半夏生薑湯方

黃芩三兩　芍藥二兩　甘草二兩,炙　大棗十二枚,擘　半夏半升,洗　生薑一兩半,一方三兩,切

上六味,以水一斗,煮取三升,去滓,温服一升,日再,夜一服。

【释义】论太阳与少阳合病,下利或呕的证治。

两经或三经同时发病,而无先后次第之分,谓之合病。太少合病,即太阳与少阳的证候同时俱见。然不见恶寒发热等太阳症,以"自下利"为主症,提示病势偏于少阳。"自下利"即未经泻下而自发的下利,乃因少阳火郁不伸,邪热内迫阳明而下趋大肠所致。少阳热邪内迫,疏泄不利,其下利还可伴见大便不爽、肛门灼热、泻下黏秽、腹痛等,治以黄芩汤清解少阳,和中止利。若兼见呕逆,再加半夏、生姜降逆和胃。

黄芩汤用苦寒之黄芩,清少阳胆热;芍药酸苦微寒,泄热敛阴,缓解止痛,同时能于土中伐木,以制胆木之横逆;甘草、大枣益气和中,调补正气。黄芩汤善治腹痛下重,便黏不爽的热痢,汪昂《医方集解》谓其为"万世治痢之祖"。

若少阳邪热逆于胃,胃气上逆挟痰饮作呕,则于黄芩汤中加半夏、生姜和胃降逆,蠲饮止呕。黄芩加半夏生姜汤,亦可看作小柴胡汤的变方,因里之胆热偏盛,故去柴胡而仅用黄芩。因里热偏盛,胃气不虚,故不用人参之补。

173 伤寒,胸中有热,胃中有邪气,腹中痛,欲呕吐者,**黄连汤**主之。方三十五。

黄连三两　甘草三两,炙　乾薑三两　桂枝三两,去皮　人参二两　半夏半升,洗　大枣十二枚,擘

上七味,以水一斗,煮取六升,去滓,温服,昼三夜二。疑非仲景方[1]。

【校注】

[1] 疑非仲景方:《金匮玉函经》卷八、《千金翼方》卷九、《注解伤寒论》卷四均无。

【提要】论上热下寒腹痛欲呕的证治

"伤寒"非专指太阳伤寒,而是言本证由感受外邪演化而来。"胸中有热"即邪热偏于上部,包括胃脘,上至胸膈。"胃中有邪气",指腹中有寒邪,病位偏于下部,包括脾,下至于肠。"胸中有热,胃中有邪气",概述了上热下寒之病机。

热邪在上,胃气上逆则作呕;寒邪凝滞于下,气机不通,故腹中痛。因热与寒邪分别居于胸、腹之上下,热者自热,寒者自寒,不相交互,而成上热下寒之证。治当清上温下,和胃降逆,方用黄连汤。

黄连汤方中黄连苦寒,清上热;干姜辛热,温下寒;半夏降逆开结,和胃止呕;桂枝辛温散寒,宣通上下之阳气;人参、甘草、大枣益气补中,恢复中州升降之机。俾脾胃气和,升降协调,则呕吐腹痛可除。本方昼三夜二服者,意在少

量频服,使药性持久,调理脾胃,交通阴阳。

　　黄连汤亦可看作半夏泻心汤去黄芩加桂枝而成。两方药味仅一味之差,但主治病证有别。半夏泻心汤证为寒热错杂,痞结中焦,以心下痞、呕逆、肠鸣为主症,故芩连姜夏并用,意在解寒热互结。黄连汤证为寒热分居,上下阻隔,以腹中痛、欲呕吐为主症,故重用黄连清邪热于下;去黄芩之意,在于远寒;更加桂枝,取其宣通上下阴阳之气。从药物组成来看,两方均属辛开、苦降、甘补之剂,但半夏泻心汤偏于苦降,主治寒热痞塞于中焦;黄连汤则重在辛开,主治寒热格拒于上下。

　　174　傷寒八九日,風濕相搏[1],身體疼煩[2],不能自轉側,不嘔,不渴,脉浮虛而濇者,桂枝附子湯主之。若其人大便鞕—云臍下心下硬,小便自利者,去桂加白术湯主之。三十六。

　　桂枝附子湯方

　　桂枝四兩,去皮　　附子三枚,炮,去皮,破　　生薑二兩,切　　大棗十二枚,擘　甘草二兩,炙

　　上五味,以水六升,煮取二升,去滓,分溫三服。

　　去桂加白术湯方[3]

　　附子三枚,炮,去皮,破　　白术四兩　　生薑三兩,切　　甘草二兩,炙　　大棗十二枚,擘

　　上五味,以水六升,煮取二升,去滓,分溫三服。初一服,其人身如痺,半日許復服之,三服都盡,其人如冒狀[4],勿怪,此以附子、术,併走皮内,逐水氣未得除,故使之耳。法當加桂[5]四兩,此本一方二法,以大便鞕,小便自利,去桂也;以大便不鞕[6],小便不利,當加桂。附子三枚,恐多也,虛弱家及產婦宜減服之。

　　【校注】

　　[1]抟:作"搏"者误。《金匮玉函经》将"搏"(抟)讹为"搏",沿误深远。

　　[2]身体疼烦:指全身疼痛剧烈难忍。烦,剧也。

　　[3]去桂加白术汤:《脉经》卷八、《千金翼方》卷九作"术附子汤"。《金匮玉函经》卷八作"术附汤"。《金匮要略》卷上作"白术附子汤"。其药量为"去桂加白术汤"药量之半。

　　[4]如冒状:谓患者服药后自觉头部昏晕、眩冒。冒,眩冒。

　　[5]法当加桂……服之:此五十二字,《金匮要略》卷上无。

　　[6]以大便不鞕……服之:此二十九字,《金匮玉函经》卷八、《千金翼方》

卷九均无。

【提要】论风寒湿邪痹着于肌表的证治。本条可分两段理解：

第一段："伤寒八九日，风湿相抟……桂枝附子汤主之"，论风寒湿邪，痹着肌表的证治。风寒湿杂至痹着于肌表，经脉阻滞，气血不利，故全身疼痛剧烈难忍，难以转侧。《伤寒论》常以"喜呕""口渴"，辨病是否在少阳和阳明。今"不呕"即不见少阳证；"不渴"是无阳明证；脉浮为病在表，虚则阳气不足，涩为邪气阻滞，气血运行不畅。从下文"若其人大便鞕，小便自利"来看，本证尚有湿邪困脾，运化失司引起的大便溏、小便不利之症。由上可知，本证属风寒湿邪痹着肌表，气血运行不畅，治当祛风散寒，除湿止痛，方用桂枝附子汤。

第二段："若其人大便鞕，小便自利者，去桂加白术汤主之"，论风去湿存，阳气已通，脾虚不运的证治。若其人大便硬，小便自利，是服桂枝附子汤后，表之阳气尚可宣通，但里湿较重，湿重困脾，脾不健运，津液不能还于大肠而偏走膀胱，则见大便硬而小便自利。故于桂枝附子汤中，去走表之桂枝，加白术健脾运湿，引津液还于胃家。药后若身如痹，如冒状，为药已中病而正邪相争，欲从表驱邪外出，故再加桂枝四两，以通阳除湿。

桂枝附子汤由桂枝、附子、生姜、大枣、甘草五味组成。方中桂枝辛温，既可疏散风寒邪气，又能温经通阳；附子辛热，温经扶阳，散寒逐湿而止痹痛；生姜、甘草、大枣，辛甘发散，调和营卫，助正祛邪，使在肤表之风寒湿邪从外而解。本方与桂枝去芍药加附子汤药味相同，因桂枝、附子用量不同，主治有别。桂枝去芍药加附子汤证，属太阳中风兼胸阳不振，故去桂枝汤芍药，以解肌祛风、温通胸阳。本方主治阳气不足、风寒湿痹阻肌表，故桂枝用至四两，意在通阳化气以祛风；重用附子三枚，温经逐寒湿而止痛。

桂枝附子汤去桂加白术汤，与《金匮要略》白术附子汤药味相同，但剂量有异。白术为脾家要药，功善去湿痹而行津液，既可止泻，又可利小便。白术与附子相伍，既能温阳散寒、健脾除湿，又可并走皮内，搜逐在表之寒湿。姜、枣调营卫，促药力行于肌表。服用本方后，或可出现周身麻木不仁或疼痛加剧，昏冒不适，此乃附子、白术并走皮内，正气得药力之助，欲逐水气而不得出所致，而非病情恶化，故云"勿怪"。待病邪得解，则其症可除。或可增加桂枝通阳化气，以增强温化水湿之功，此即一方二法，即大便硬、小便自利，可去桂；大便不硬、小便不利，则加桂。

175 風濕相摶[1]，骨節疼煩，掣痛[2]，不得屈伸，近之則痛劇，汗出短氣，小便不利，惡風，不欲去衣，或身微腫者，**甘草附子湯**主之。

方三十七。

甘草二兩[3],炙　附子二枚,炮,去皮,破　白术二兩[4]　桂枝四兩,去皮

上四味,以水六升,煮取三升,去滓,温服一升,日三服。初服得微汗則解,能食,汗止復煩者,將服五合,恐一升多者,宜服六七合爲始[5]。

【校注】

[1] 抟:作"搏"者误。《金匮玉函经》将"搏"(抟)讹为"搏",沿误深远。

[2] 掣痛:疼痛而有牵引拘急之感。

[3] 甘草二兩:《金匮玉函经》卷八作"甘草三兩"。

[4] 白术二兩:《金匮玉函经》卷八、《千金翼方》卷九均作"白术三兩"。

[5] 始:《金匮要略》卷上、《注解伤寒论》卷四均作"妙"。

【释义】论风寒湿邪,痹着于关节、筋骨的证治。

"风湿相抟",应理解为风、寒、湿三气互相搏结。寒性凝滞、主收引,致使气血痹阻,经脉不通,故疼痛剧烈。湿性黏腻,滞着留注关节而不行,筋脉拘挛,则肢体关节牵引疼痛,甚至难以屈伸,触摸而痛甚;风胜于肌表,营卫不和,卫阳不固,故而汗出;汗出肌疏,不耐风邪,故不欲去衣。湿邪内阻,三焦气化不利,肺气不利则呼吸短促,膀胱气化不及则小便不利,湿邪泛溢肌肤则身微肿。证属阳气虚衰,风寒湿邪留注关节,治用甘草附子汤温经散寒,祛风除湿。

甘草附子汤由甘草、附子、白术、桂枝组成。方用附子温经扶阳,散寒除湿;白术苦温,健脾运湿行水;桂枝辛温,与术、附同用,既能祛风通络,又能通阳化气。本方虽亦术附同用,但用量较桂枝附子汤和白术附子汤均有减少,每次服药仅六七合,而不欲尽剂,意在缓而行之,徐徐救治。这是因为,风寒湿邪留注关节,风邪易去,而湿邪难除,用峻药缓行之法,可使风湿之邪并去而不留,且本方以甘草名方,亦有此意。

176 傷寒脉浮滑,此以表有熱,裏有寒[1],**白虎湯**主之。方三十八。

知母六兩　石膏一斤,碎　甘草二兩,炙　粳米六合

上四味,以水一斗,煮米熟湯成,去滓,温服一升,日三服。臣億等謹按:前篇云,熱結在裏,表裏俱熱者,白虎湯主之。又云其表不解,不可與白虎湯。此云脉浮滑,表有熱,裏有寒者,必表裏字差矣。又陽明一證云,脉浮遲,表熱裏寒,四逆湯主之。又少陰一證云:裏寒外熱,通脉四逆湯主之。以此表裏自差,明矣。《千金翼》云白通湯[2]。非也。

【校注】

[1]里有寒:即里有热邪。寒,可作"邪"解。

[2]《千金翼》云白通汤:据今本《千金翼方》卷九无此语,仍作"白虎汤"。是。

【释义】论表里俱热的白虎汤证。

"伤寒"指外感邪气,言初发之病。浮主热盛于外,为表有热。滑主热炽于里,"里有寒"之"寒"作"邪气"解,此处指邪热。《辨脉法》云:"凡脉大、浮、数、动、滑,此名阳也。"脉浮滑并见,可知其证属阳,从病机而言是表里俱热,反映了阳热亢盛的病理特点,言外之意,尚可有身热、汗出、不恶寒、反恶热、心烦等症。此为阳明热盛,充斥内外之证,治当辛寒清热,方用白虎汤。

白虎汤由知母、生石膏、粳米、炙甘草组成。方中知母苦寒而润,既能清热,又可滋养阴津;生石膏辛甘性寒,专清肺、胃气分邪热;炙甘草、粳米益气和中,补后天而滋化源,又可免石膏、知母寒凉伤胃之弊。四药相伍,共成辛寒清热之重剂。

177 傷寒脉結代[1],心動悸,**炙甘草湯**主之。方三十九。

甘草四兩,炙　生薑三兩,切　人參二兩　生地黃一斤　桂枝三兩,去皮
阿膠二兩　麥門冬半升,去心　麻仁半斤　大棗三十枚,擘

上九味,以清酒七升,水八升,先煮八味,取三升,去滓,内膠,烊消盡,温服一升,日三服。一名**復脉湯**。

【校注】

[1]脉结代:即结代与代脉。脉有歇止,止后即来,止无定数,谓之结脉;脉有歇止,良久方动,止有定数,是为代脉。

【提要】论太阳之邪传入少阴而心阴阳两虚的证治。

"伤寒"言病之成因责于外感。症不见恶寒、发热,而现心动悸、脉不浮而结代,说明病由表而累及手少阴心。盖太阳与少阴互为表里,太阳受邪,少阴里虚,则外邪易随经深入少阴。手少阴心主血脉而藏神,赖阳气以温煦推动,赖阴血以滋阴充盈。若心阴阳气血不足,心失所养,神无所附,故心动悸不安。心阴血不足,则脉道不充,心阳虚而鼓动无力,如此则气血运行艰涩,脉气难以持续,故见结脉或代脉。证属心阴阳两虚,故用炙甘草汤滋阴养血,通阳复脉。

炙甘草汤由炙甘草、生姜、人参、生地黄、桂枝、阿胶、麦门冬、麻仁、大枣和清酒组成。用炙甘草、人参、大枣补中气,滋化源,以复脉之本;麦冬、麻仁、生地、阿胶补心血,滋心阴以充脉之体。然阴不得阳则无以化,故用生姜、桂枝、清酒,温通心阳,助脉行血。全方滋阴而无滞结之弊,使气血得复而悸动安,血

脉得通而脉得复,故又名"复脉汤"。

178　脉按之來緩,時一止復來者,名曰結。又脉來動[1]而中止,更來小數[2],中有還者反動[3],名曰結,陰也。脉來動而中止,不能自還,因而復動者,名曰代,陰也。得此脉者,必難治。

【校注】

[1] 动:此指脉搏跳动。

[2] 小数:指稍微快一些。非指小脉和数脉。

[3] 反动:指又动。反,复也。

【提要】承上条论结脉与代脉的特征及预后。

脉来一息四至为常,若缓中一止,至而复来,即为结脉和代脉之脉,均属阴脉。若续来之脉略见急数,且止后复来小数之中尚能自还跳动,这是血气虚弱,邪气阻滞,血脉运行受阻遏而歇止,郁而求伸所致。若脉歇止略久始动,且续来之脉不见数象,犹如力不能给,不能自还,需代而行之之意,提示气血虚惫较结代更甚。结脉与代脉多因心脏阴阳气血虚衰,血脉不充,鼓动无力所致,若见此脉,病情多较危重,故曰"得此脉者,必难治"。

伤寒论卷第五

汉　张仲景述　晋　王叔和撰次
宋　林　亿校正
明　赵开美校刻
沈　琳仝校

辨阳明病脉证并治第八　　辨少阳病脉证并治第九

辨阳明病脉证并治第八（179-262条）

提要：本篇共84条。首先以"太阳阳明""正阳阳明""少阳阳明"叙述了阳明病邪之来路和阳明病的成因。继以"胃家实"三字高度概括了阳明病证的里、热、实三大特点。阳明里实证，轻重不一，故其治疗有调胃承气汤、小承气汤、大承气汤之异。阳明热证，包括热郁于上的栀子豉汤证、热盛于中的白虎加人参汤证、热与水结于下的猪苓汤证。仲景以假宾定主手法，论阳明虚寒病证于阳明里热实证之前，意在对比求辨。同时本篇论述了湿热发黄的茵陈蒿汤证、栀子柏皮汤证、麻黄连轺赤小豆汤证，为阳明邪热与脾湿相合为患，不专为阳明所主，故置于篇末。

179　问曰：病有太陽陽明，有正陽陽明，有少陽陽明，何謂也？答曰：太陽陽明者，脾約[1]一云絡。是也；正陽陽明者，胃家實是也；少陽陽明者，發汗利小便已，胃中燥煩實，大便難是也。

【校注】

[1] 脾约：因胃肠燥热，损伤津液，使脾不能为胃行其津液，以致大便秘结者，称为"脾约"。

【释义】论阳明病三种不同的成因及证候特点。

"太阳"指太阳表证未解；"阳明"指胃肠干燥、大便不下。脾胃为后天之本，中央土以灌四旁,其化生的津液不仅荣养周身,亦要还于胃中,如此津液充足,胃肠得润,而大便不干。若太阳病汗不得法,或误吐、下、利小便,损伤津液,邪入阳明,化燥成实,约束脾阴,使其不能为胃行其津液,导致大便秘结者,此为"太阳阳明"。

正阳阳明,指未经太阳或少阳的传经,而是由于阳明本身病变所形成的阳明病。其形成可因外邪直犯阳明,亦可由于宿食化燥成实而形成,一般以肠胃中有燥屎内结为病变特点。

少阳阳明,指由少阳病变化而形成的阳明病。少阳主枢,其病治当和解,不可以汗、吐、下、渗利之法治疗。若误用发汗或利小便,则耗伤津液,致使肠胃不得滋润而干燥,腑气不通,大便艰涩难解者,是谓少阳阳明。

合而观之,阳明病来路不同,其大便难亦有程度的不同,但其病机实质均在于津伤、化燥、成实。

180　陽明之爲病,胃家實—作寒。是也[1]。

【校注】

[1] 阳明之为病……是也:《金匮玉函经》卷三冠阳明病篇之首。

【释义】论阳明病的提纲。

"胃家",包括足阳明胃和手阳明大肠,即《灵枢·本输》所云"大肠小肠皆属于胃",此言阳明病的病位。"实"为阳明病的病性,指邪入阳明,因阳明多气多血,多从燥化,其病变以热实为特征,即如《素问·通评虚实论》所说"邪气盛则实"。分而言之,有热证和实证之别。热证者,为邪热未与肠中糟粕相结,无形邪热弥漫全身,表现为身热、汗自出、不恶寒反恶热等症;实证者,为热邪与肠中积滞糟粕相结合,形成肠实而胃满的燥热实证,以不大便、腹胀满痛、潮热、谵语、手足濈然汗出等为主要临床表现。

"胃家实"概括了阳明病的病位和病性,揭示了阳明病总的证候特征,故《金匮玉函经》卷三将此条冠于阳明病篇首,是为阳明病的提纲。

181　問曰:何緣得陽明病? 答曰:太陽病,若發汗,若下,若利小便,此亡津液,胃中乾燥,因轉屬陽明。不更衣[1],內實,大便難者,此名陽明[2]也。

【词解】

[1] 不更衣:即不解大便。成无己曰:"古人登厕必更衣,不更衣者,通为不大便。"

［2］阳明：《金匮玉函经》卷三、《千金翼方》卷九下有"病"字。是。

【提要】论太阳病误治伤津转属阳明病。

太阳病发汗本为正治之法，若汗不如法、或攻下、或利小便，不仅其病不解，反而损伤津液。阳明主燥，喜润而恶燥。津液亏虚，燥热内盛，大便不下，而转属为阳明病。

因古人有入厕更衣之制，故"不更衣"即不大便之雅称，言胃肠燥实，阻滞不通之证候。其后继言"内实""大便难"，两种阳明病证候，意在说明太阳误治形成的阳明病，不必拘于脾约，亦可有胃家实、大便难之证。此条与第179条合看，属互文见义的写作方法。

182　問曰：陽明病，外證[1]云何？答曰：身熱，汗自出，不惡寒，反惡熱也。

【校注】

［1］外证：表现在外的证候。

【释义】论阳明病的外在证候。

阳明病以里热实为主要病理特点，然有诸内必形诸外，观其外在证候即可诊治其内。里热炽盛，蒸腾于外，迫津外泄则身热、汗自出。里有热、表无邪，故不恶寒反恶热。以上诸症是诊断阳明里热证的外在证候，当须详辨。

183　問曰：病有得之一日，不發熱而惡寒者，何也？答曰：雖得之一日，惡寒將自罷，即自汗出而惡熱也。

【释义】论阳明初感外邪的病证特点与转归。

阳明病虽以不恶寒反恶热、汗自出为外在证候，但阳明初感外邪之时，阳气被郁，尚未化热，亦可见恶寒、不发热之症。但阳明初期所见恶寒时间短暂、程度轻微，尚未经治疗即演变成里热实证。

184　問曰：惡寒何故自罷？答曰：陽明居中，主土也[1]，萬物所歸，無所復傳，始雖惡寒，二日自止，此爲陽明病也。

【校注】

［1］阳明居中，主土也：土是五行之一，脾胃隶属于土。土之方位属中央，而脾胃居中焦，故曰阳明居中主土。

【提要】承上条论阳明病恶寒自罢的原因。

阳明病初起，阳气被郁未伸，故恶寒，但恶寒很快自行解除，这是因为，阳明胃居于中焦,按五行属性,归类属土。从生理上讲,胃为五脏六腑之大会、水谷之海、营卫气血生化之源,其性能就如五行之中的土一样,既能长养万物,也是万物之归宿,故曰"万物所归"。就病理而言,邪传阳明,多从燥化热,因燥成实,燥屎留而不去,即所谓"无所复传",因而常需应用泻下之法,使胃肠得以通畅而病除。

阳明受邪之初,邪尚在经,阳郁不伸,温煦失职,故始见恶寒,继则邪热归入胃腑,从热化燥,燥热内盛,故恶寒必自罢,而转见汗出恶热之症,此即"始虽恶寒,二日自止",也是阳明病的特征,据此即可诊断,故曰"此为阳明病也"。

185　本太陽,初得病時,發其汗,汗先出不徹[1],因轉屬陽明也。傷寒發熱無汗,嘔不能食,而反汗出濈濈然[2]者,是轉屬陽明也。

【校注】

[1] 彻:透也。

[2] 汗出濈濈然:指热而汗出,连绵不断。濈(jí 辑),流水貌。

【释义】论太阳病汗出不彻而转属阳明。

太阳病发汗,应遍身蓺蓺汗出一时许,方能邪尽除而病解。若汗出不彻,表邪不能及时外泄,则表闭不开,阳郁不宣而化热,伤津化燥,则可内传阳明。

如太阳伤寒,发热无汗,则邪热未从外而泄,若内传阳明,与糟粕结于胃肠,腑气不通,胃气上逆,故呕而不能食;里热蒸腾,迫津外泄则汗出连绵不断。相较于前之"无汗",此汗出连绵不断,故曰"反",既有加强辨证的作用,亦突出了"汗出濈濈然"是太阳转属阳明的标志,应当作为辨证的关键。

186　傷寒三日,陽明脉大。

【释义】论阳明热病的主脉。

"伤寒"泛指外感病。"三日"为约略之词,此言发病已有几天,疾病恐将传变。大脉,是指脉形宽阔洪大,其势如波涛汹涌。阳明为水谷之海,多气多血。病入阳明,正盛邪实,正邪斗争有力,阳热亢盛,气血鼓动于外,故脉应之而大。当然阳明脉大,当大而有力,与《金匮要略》所载虚劳病之脉大而无力、甚或浮大中空而无根不同。

187　傷寒脉浮而緩,手足自溫者,是爲繫在太陰。太陰者,身當發黃,若小便自利者,不能發黃。至七八日大便鞕者,爲陽明病也。

【释义】论太阴转属阳明病。

伤寒脉当浮紧,若脉由浮紧变浮缓,说明寒邪有入里化热之势。太阴为至阴,感邪之后,抗邪之力不足,因而不能全身发热。因脾主四肢,若脾阳尚能达于四末,故"手足自温"。

太阴为阴土,主湿。脾虚失运,小便不利,则湿聚发黄。若小便利,湿从下泄则不发黄。此本太阴虚寒证,病至七八日,若服温燥药太过、或郁久化热,则太阴寒湿可从阳明燥热而化,大便则硬,是转为阳明病。此条所论太阴病,可外出阳明,为互为表里的两经病证之间的由里出表的转化形式,在三阴病具有普遍意义。

188　傷寒轉繫陽明者,其人濈然微汗出也。

【释义】论伤寒转属阳明的症状表现。

太阳伤寒表证,以恶寒、发热、无汗为典型症状,若见连绵不断地微汗出,是转属为阳明病的标志,这是因为阳明里热熏蒸,迫津外泄所致。此条承上文言阳明病的诊断要点,即除大便硬外,尚有濈濈然汗出。本条只提一症,不仅突显了濈然汗出是阳明病特征之一,而且提示临床一见濈然汗出,即应见微知著,提早防治。

189　陽明中風,口苦咽乾,腹滿微喘,發熱惡寒,脉浮而緊,若下之,則腹滿小便難也。

【释义】论阳明病表邪未解,里实未成,禁用攻下。

阳明中风即言阳明被阳邪所伤,此与第183、184条所论相似,皆属阳明初感外邪,阳气被郁不得外达,则发热、恶寒同见。但阳邪伤人,易于化热,此与伤寒不同。阳明多气多血,郁而化热伤津则口苦、咽干,壅遏气机则腹满微喘。证属阳明表邪未解,里热亢盛,但尚未成实,不可攻下。若误用攻下,邪热内陷,气机壅滞,则腹满更甚;热伤阴津,则小便难。

190　陽明病,若能食,名中風;不能食,名中寒。

【释义】论以能食与不能食辨阳明病之寒热。

胃为水谷之海,主受纳与腐熟水谷,因此胃有寒热,其饮食必然有所反映。阳明中风,风为阳邪,热则消谷,故"能食";若中寒,寒为阴邪,易伤阳气,胃阳受伤不能腐熟水谷,故"不能食"。

191 陽明病,若中寒者,不能食,小便不利,手足濈然汗出,此欲作固瘕[1],必大便初鞭後溏。所以然者,以胃中冷[2],水穀不別[3]故也。

【校注】

[1] 固瘕:《金匮玉函经》卷三、《千金翼方》卷九作"坚瘕"。钱潢《伤寒溯源集》注:"大便初硬后溏,因成瘕泄。瘕泄即溏泄也,久而不止,则为固瘕。"

[2] 胃中冷:即胃阳虚衰。

[3] 水谷不别:因水湿未能从小便而去,与大便中未消化食物混杂于一起。

【释义】论阳明中寒欲作固瘕病证。

阳明中寒证,胃阳不足,不能消谷则不欲食。阳明胃与太阴脾以膜相连,同居于中焦,病变常相互影响。胃寒及脾,脾失健运,水谷不别,清浊不分则小便不利、大便溏泄。中焦阳虚,水寒之邪内凝,津液不利,所以初头硬;"后溏"正是肠虚有寒的反映。阳明主四肢,四肢为诸阳之本。胃阳虚弱,四肢不能禀气于胃,阳气难以达于四末,卫气不固,故手足渗出冷汗而濈濈然。"所以然者,以胃中冷,水谷不别故也",为自注句,概括了小便不利、大便初硬后溏等症的病理机制,指出以上诸症,皆因脾胃虚寒,腐熟无权所致。

192 陽明病,初欲食,小便反不利,大便自調,其人骨節疼,翕翕然如有熱狀,奄然[1]發狂,濈然汗出而解者,此水不勝穀氣[2],與汗共并,脈緊則愈。

【校注】

[1] 奄然:忽然。

[2] 谷气:即水谷精气。

【释义】论阳明病中寒,胃气得复,病愈作解的见证。

前条论阳明中寒,胃阳虚衰,不能食而成固瘕。今欲食者,说明寒去而胃阳得复。若阳复从燥化,则小便当多而大便硬,今小便反不利而大便自调,说明湿热内蕴而未成燥实。湿留关节,筋脉不通,则骨节疼痛。湿热郁蒸,则翕翕然如有热状。由于胃阳得复,可驱湿热邪气外出,故其人可见忽然狂躁、濈然汗出而病愈。"此水不胜谷气",属自注句,概述了本病自愈的机理,即胃阳来复,逐水湿外出。

193 陽明病欲解時,從申至戌[1]上。

【校注】

[1] 戌:赵开美本作"戍",字讹,今改作"戌"。

【释义】论阳明病欲解时。

阳明之气旺于申酉戌,此时正气得助,正能胜邪,故其病欲解,多在此时。然若邪气盛而正不虚,阳明主时之际,正邪交争更甚,亦可反见病情增重之症,如日晡所发潮热即是,不可不知。

194　陽明病,不能食,攻其熱必噦,所以然者,胃中虚冷故也。以其人本虚,攻其熱必噦。

【提要】论阳明中寒,误下致哕。

阳明病之不能食,有寒热虚实之分,热实者,可用承气汤攻下而愈;虚寒者,自当温补,若误用攻下,克伐胃气,中焦更加虚寒,胃气上逆,则呃逆不止。

195　陽明病,脉遲,食難用飽,飽則微[1]煩,頭眩,必小便難,此欲作穀瘴[2]。雖下之,腹滿如故,所以然者,脉遲故也。

【校注】

[1] 微:《金匮玉函经》卷三、《金匮要略》卷中均作"發"(发)。

[2] 谷瘴:瘴,通"疸",赵开美本讹作"疸",《金匮玉函经》卷三、《千金翼方》卷九、《注解伤寒论》卷五均作"疸"。谷疸,黄疸病一种,因水谷不化,湿郁而发,有湿热与寒湿之分。本证之欲作谷疸,当属寒湿。

【释义】论阳明中寒欲作谷疸的脉证。

阳明病脉迟,迟主寒,为阳明中寒之象。阳明中寒,腐熟无权,本不能食,今虽能食,但不能饱食,说明胃气虚寒,腐熟无权。若强求饱食,则虚弱的胃气被谷气所郁遏,水谷不能化生精微物质而反生湿邪。水谷之湿郁蒸而微烦;中焦既阻,清阳不能上荣头目则作眩;下焦之气不行,水道不通,故小便难。如此水谷不化,湿郁不化,久将成谷疸。

据上述脉症,此所成谷疸,属于寒湿发黄,治当用温运中阳、散寒除湿之剂,即所谓"于寒湿中求之"。若因其微烦或有腹满等症,而妄用苦寒攻下,不仅不能祛邪,反致中阳更伤、寒湿郁滞更重,故曰"虽下之,腹满如故"。"所以然者,脉迟故也"为自注句,不仅言其脉象,更重要的是借脉象概括病机,申明寒湿发黄,之所以不可下,就在于脾胃气虚而寒湿郁滞。

196　陽明病,法多汗,反無汗,其身如蟲行皮中狀者,此以久虚故也。

【释义】论阳明病津伤气虚,无汗身痒病证。

阳明病里热实证,以汗出多为常;今反无汗而身痒,乃是阳明气虚,水谷无以化生津液,无以作汗。阳明之气主肌肉,阳明气血不足,不能作汗透出肌表,故皮中有如虫子爬行之感。因中气虚并非短期形成,故曰"此以久虚故也"。

197 陽[1]明病,反無汗,而小便利,二三日嘔而欬,手足厥者,必苦頭痛[2]。若不欬不嘔,手足不厥者,頭不痛。—云冬陽明。

【校注】

[1] 阳:《千金翼方》卷九上有"冬"字。

[2] 必苦头痛:《金匮玉函经》卷三、《千金翼方》卷九作"其人头必痛"。

【释义】承上条论阳明中寒挟寒饮上逆之证。

阳明里热实证,理应多汗,今反无汗,当为阳明虚证。阳明中寒,阳虚不运,则寒饮内停,多小便不利,今小便利,说明其阳虚重在中焦,尚未影响决渎之官膀胱气化,故小便尚利。胃阳不足,寒饮阻滞,病程稍久则饮聚更甚,上逆犯胃,胃失和降则呕;寒饮射肺,肺气不利则咳;阳虚饮停,气机阻滞,四肢失于温煦则厥冷;饮寒上逆,阻遏清阳则头痛。反之若不见咳、呕、厥冷等症,提示寒饮尚未向上冲逆,是以高巅之上,清阳尚未阻滞,故头不痛。

本证病机在于阳明胃寒气逆,逆则呕、咳、头痛而手足厥。仲景未出方治,据证论方,吴茱萸汤、茯苓甘草汤等可斟酌使用。在阳明病三承气等汤证之前,用以上七条论述了胃气虚寒的各种脉证,意在提醒后人,阳明病虽以里热实为主体,但阳明虚寒之证亦不可不明。

198 陽明病,但頭眩,不惡寒,故能食而欬,其人咽必痛。若不欬者,咽不痛。—云冬陽明。

【释义】论阳明中风,热邪上扰之证。

第190条言阳明病,若能食,为中风。此条谓阳明病能食、不恶寒,可知证属阳明中风,表邪已然化热。热邪上扰,清窍不利则头眩;热邪上迫于肺,肺失清肃则咳;咽喉为肺之门户,热邪循经上咽喉,则咽喉疼痛。反之,若邪热未逆而犯肺,则不咳、咽不痛。

上二条虽均见头眩、咳等症,然一为阳明中寒,一为中风,寒热虚实有别,对比发明,以加强辨证论治思维。

199 陽明病,無汗,小便不利,心中懊憹者,身必發黃。

【释义】论阳明湿热发黄的成因及主证。

阳明病以里热实为主,燥热亢盛,迫津外泄则汗出,津液偏渗于前则小便多。今无汗而小便不利,是里热不得外越,内湿不得下泄,湿热郁蒸不解,上扰心胸则心中懊憹;熏蒸肝胆,胆汁外溢而为身黄、目黄、尿黄之证,谓之发黄。

200 陽明病,被火,額上微汗出,而小便不利者,必發黃。

【释义】论阳明病被火发黄证。

阳明里热实证,若辨证不明,误用火法,两阳熏灼,则邪热愈炽。此时若能全身汗出,则邪热可随汗发越;若小便尚利,则湿可下走;反之若湿邪郁遏热邪,不能外越为汗,则周身无汗,而是仅额上微汗出,而且小便不利,于是则热不得越、湿不得泄,热郁湿蒸,故身必发黄。

201 陽明病,脉浮而緊者,必潮熱,發作有時。但浮者,必盜汗出。

【提要】承上条论阳明热证与热结成实的脉证特点。

阳明病,里热迫血运行,故脉浮,然必浮而滑数有力;热灼津伤,化燥成实则邪结,故脉紧,由此测知当日晡所发潮热。脉症合参,说明证属阳明经腑同病,并偏在阳明腑实。若脉但浮而不紧,提示邪热只在经,尚未传于阳明肠胃之腑,寐则阳气入阴,里热更甚,热迫津液外泄而汗出,因睡中汗出,故曰"盗汗出"。

202 陽明病,口燥,但欲漱水,不欲嚥者,此必衄。

【释义】论阳明热入血分致衄之证。

阳明里热灼津,多口渴引饮,为热在气分;今虽口中干燥,却不大渴喜饮,仅以水漱口,而不欲下咽,乃是热入营血,而不在气分所致;阳明邪热不解,迫血妄行,灼伤阳络,故而衄血。

203 陽明病,本自汗出,醫更重發汗,病已差,尚微煩不了了者,此必大便鞕故也。以亡津液,胃中乾燥,故令大便鞕。當問其小便日幾行,若本小便日三四行[1],今日再行,故知大便不久出。今爲小便數少,以津液當還入胃中,故知不久必大便也。

【校注】

[1] 若本小便日三四行:《脉经》卷七《病发汗以后证》、《金匮玉函经》卷三、《千金翼方》卷九均作"若本日三四行"。宋本"日"上疑衍"小便"二字。

【释义】论以小便多少判断大便是否成硬。

阳明热证,本自汗出,本应清热为治,反重发其汗,损伤津液,病虽已解,但津液更加亏虚,肠中干燥,形成硬便,未能解出,因而微烦不了了。此时似当滋阴通便,然烦躁尚微,燥热不甚,虽津伤便硬,恐有津回自愈之机转,故提出不可贸然下之,应从小便多少推测津液能否自还。若原来小便日三四次,而现在每天小便两次,说明津液得以运化,还入胃中,胃燥得润,故知不久必大便自行排出而病愈。

204 傷寒嘔多,雖有陽明証,不可攻之。

【释义】论病势向上,不可攻下。

呕多,即以呕为主,呕不可攻的原因有二:其一,呕多是胃气上逆的反映,因病变在上,故禁用攻下;其二,呕为少阳之主症,若阳明兼有少阳枢机不利时,亦可见呕。但由于少阳病禁下,故虽有阳明证,亦不可攻下。本条从病位、病机两个角度论述,凡见呕多者,均不可攻下,否则易引邪内陷,变证丛生。

205 陽明病,心下鞕滿者,不可攻之。攻之利遂不止者死,利止者愈。

【释义】论病位在上,不可攻下。

阳明腑实证,当见腹满疼痛拒按,治可攻下。今见心下硬满,心下者,指胃脘部而言;硬满者,即痞硬满闷,并不见疼痛拒按。心下硬满,说明其病位偏上,证属气机痞塞,而非燥屎结于下,故不可攻。若误用攻下,脾胃之气虚损,脾气不升则下利;病及少阴,肾关不固,则利不止;此乃脾肾衰败之危候,故曰"死"。病经攻下后,若利能自止,提示中气尚未衰败,仍有自复之机,故曰"利止者愈"。

206 陽明病,面合色赤[1],不可攻之,必[2]發熱色黃者,小便不利也。

【校注】

[1]面合色赤:成无己注:"合,通也。阳明病面色通赤者,热在经也。"

[2]必:《金匮玉函经》卷三上有"攻之"。

【释义】论阳明郁热,禁用攻下。

阳明病,见满面通红,是邪热拂郁于阳明经而不能透达,熏蒸于上所致。热邪郁闭,内无有形燥结,故不可攻下。误用攻下,热不除而脾胃伤,脾虚水湿不运,热邪内陷,湿热熏蒸,则身热发黄。三焦水道疏利不及,水湿不能渗于下,故小便不利。

204~206 三条,总论阳明病不可下证,与第 189、194 条合参,可知阳明病虚寒证、阳明湿热证、阳明经热证、阳明病邪结病位偏上、阳明病邪结偏浅而不深者,不可攻下。提示阳明病虽以里、热、实为主证,然若不当攻下而强攻下,可引邪内陷或犯虚虚之戒。

207　陽明病,不吐不下,心煩者,可與**調胃承氣湯**。方一。

甘草二兩,炙　芒消半升　大黄四兩,清酒洗

上三味,切,以水三升,煮二物至一升,去滓,内芒消,更上微火一二沸,温,頓服之,以調胃氣。

【释义】论阳明热盛,里实初成的证治。

"不吐不下",其意有二:一是将"吐""下"作治疗过程讲,"不吐不下"即未经吐下治疗;二是将"吐""下"作临床症状言,"不吐不下"即无呕吐和泻下。若将上述两种解释,结合起来,则更为全面。因心烦一症,可见于多种病证。此言阳明病心烦,未经吐下治疗,提示本证当有心下硬满、腹胀满等可吐、可下之症,亦说明本证非栀子豉汤证的虚烦,而是属于阳明胃家热实的实烦,此为阳明燥热上扰心神所致,因不见腹痛、拒按、日晡所发潮热、濈然汗出等大肠燥实证,知其病机属阳明燥热内盛,腑实初成,治当泻热和胃、润燥软坚,方用调胃承气汤。

调胃承气汤药用三味,大黄苦寒,荡涤实热;芒硝咸寒,泻热润燥;炙甘草甘平,缓急和中。三药相伍,可泻阳明燥热,软坚通便,并无伤胃气之弊。本方泻下之力较缓,意在使胃气调和,故名"调胃"。"承"者,顺也,有接续之意。"气"指胃肠之气。因承气汤等泻下之剂,可使胃肠之气承以下行,故名"承气"。

调胃承气汤服法有二,一是太阳病上篇第 29 条的"少少温服之",用于服温燥药太过所致的胃气不和谵语证,取其微和胃气。二是本条的"顿服之",主治燥热内结证。临床可视证情轻重缓急而选用恰当的服用方法,以避免太过或不及。

208　陽明病,脉遲,雖汗出不惡寒者,其身必重,短氣,腹滿而喘,有潮熱者,此外欲解,可攻裏也。手足濈然汗出者,此大便已鞕也,大承氣湯主之;若汗多,微發熱惡寒者,外未解也[1],一法與桂枝湯。其熱不潮,未可與承氣湯;若腹大滿不通者,可與小承氣湯,微和胃氣,勿令至大泄下。**大承氣湯**。方二。

大黄四两,酒洗　厚朴半斤,炙,去皮　枳實五枚,炙　芒消三合

上四味,以水一斗,先煮二物,取五升,去滓,内大黄,更煮取二升,去滓,内芒消,更上微火一兩沸,分温再服,得下,餘勿服。

小承氣湯方

大黄四兩　厚朴二兩,炙,去皮　枳實三枚,大者,炙

上三味,以水四升,煮取一升二合,去滓,分温二服。初服湯,當更衣,不爾者,盡飲之,若更衣者,勿服之。

【校注】

[1] 外未解也:《备急千金要方》卷九、《外台秘要》卷一下有"桂枝汤主之"。

【释义】论阳明病可攻与否,及大小承气汤的运用。本条可分三段理解:

第一段:"阳明病,脉迟……此大便已鞕也,大承气汤主之",论大承气汤证治。"阳明病,脉迟",多见于阳明中寒,因寒主凝滞,脉道不利所致。若属阳明虚寒证,其症当见恶寒、不欲食、头眩、小便难等。今无虚寒诸证,见汗出、不恶寒,可知表证已除。因身重、短气、腹满而喘、潮热,故断为阳明腑实证无疑,其脉虽迟,必按之有力。阳明里实热盛,壅滞于内外,阳气不得流通,故身重;肠胃腑气不通,气机不利,邪热上迫,壅塞于肺,故短气、腹满而喘。午后申酉之时,阳明经气当旺,故日晡所发潮热。四肢禀气于胃,胃肠燥实,迫津外泄,四肢为之外应,故手足濈然汗出。病情至此,痞、满、燥、实诸证已备,肠中燥屎已成,故用大承气汤攻下里实。

第二段:"若汗多,微发热恶寒者……未可与承气汤",论表证未解,里实尚轻,禁用攻下。若其人汗出虽多,但其热不潮,又见微恶寒,说明阳明腑实未成,且表证未罢,故不可用承气汤攻下。

第三段:"若腹大满不通者……勿令至大泄下",论小承气汤证治。若表证已解,腹胀满而大便不通,但未见潮热、手足濈然汗出,表明燥结不甚,痞满为主,故用小承气汤行气消痞除满、泄热通便,而不宜用大承气汤峻下,以免过剂伤正。

大承气汤用大黄之苦寒以泻下热结;厚朴之苦温,行气以消满;枳实之苦寒,下气以消痞;又用咸寒之芒硝,泻热软坚通便。四药相伍,可攻下实热、化燥软坚、荡涤燥结、承顺胃肠之气下行,力大而峻,故名"大承气汤",用于治疗阳明腑实痞满燥实俱备之证。应用本方,应先煮枳实、厚朴,以行气于前,后煎大黄以泻热结,后入芒硝以软坚散结,从而达到荡涤肠胃、推陈致新之目的。

小承气汤用大黄泻下阳明热结,厚朴行气消满,枳实理气消痞。枳实、厚朴行气导滞,以助大黄之泻下。与大承气汤相比,本方大黄用量倍于厚朴,是

以气药为臣,其行气除满之力缓;方中朴、枳、黄三药同煎,不分先后次第,则大黄攻下实热之力以为之缓。本方枳实、厚朴用量,较大承气汤小,又不用芒硝,故小承气汤通腑和泻热之力,皆逊于大承气汤,故名"小承气汤"。

207、208两条,相继论述了调胃承气汤、大承气汤和小承气汤证,意在鉴别说明三方泻热通腑之功用有别。调胃承气汤治燥热在胃,里实初成,其证重在燥热,故以甘草缓硝、黄于上,以调和胃气,为和下之法。小承气汤治大便成硬在肠,腑气不通,重在痞满,而燥屎未结,故只用朴、枳、黄而无芒硝,以腑气不通为主者为宜。大承气汤治燥屎结于肠,腑气闭阻,其证痞、满、燥、实俱备,是以方中行气、软坚、泻下并用,如此则泻热与通腑之力俱重,以荡涤肠中燥屎,为峻下之剂。

209 陽明病,潮熱,大便微鞕者,可與大承氣湯,不鞕者,不可與之。若不大便六七日,恐有燥屎。欲知之法,少與小承氣湯,湯入腹中,轉失氣[1]者,此有燥屎也,乃可攻之。若不轉失氣者,此但初頭硬,後必溏,不可攻之,攻之必脹滿,不能食也。欲飲水者,與水則噦。其後發熱[2]者,必大便復鞕而少也,以小承氣湯和之。不轉失氣者,慎不可攻也。小承氣湯。三。用前第二方。

【校注】

[1]失气:《金匮玉函经》卷三作"矢气",可从。矢,通"屎"。矢气,俗言放屁。

[2]发热:《金匮玉函经》卷三作"发潮热"。

【释义】论大小承气汤的证治及用小承气汤测有无燥屎之法。本条可分四段理解:

第一段:"阳明病,潮热……不可与之",论大承气汤的证治。据上条所述,潮热、手足濈然汗出、大便干结不下、腹满疼痛是大承气汤主治病证。本条见"大便微鞕",则腑实已结,若"潮热"则标志燥屎已成。此时可与大承气汤攻下。若虽见潮热,但大便不硬,尚未可攻。文中"大便微鞕"之"微"字恐为衍文。

第二段:"若不大便六七日,恐有燥屎……乃可攻之",论以小承气汤试探燥屎之法。假如病人不大便五六日,欲知肠腑燥结与否,可服用小承气汤试探。药后若大便未下,而转矢气,说明燥屎已成、肠气闭阻。此时用小承气汤为病重药轻,尚不足以荡涤其实,故燥屎未动而矢气先行。由此可知,燥屎已成,可放心应用大承气汤攻下。

第三段:"若不转失气者,此但初头硬……与水则哕",论误用攻下后的变证。若服小承气汤后,不转矢气,则燥屎未成,或属肠胃虚寒、大便初硬后溏的"固瘕"证,此不可攻之。误下更伤中气,胃肠腐熟运化失司,故见腹胀满而不能食,饮水则呃逆等。

第四段:"其后发热者……慎不可攻也",应接在"此有燥屎也,乃可攻之"之后,论用大承气汤下后,发热便硬,治以小承气汤和之。攻下后复发热,恐为邪热未尽,聚而为患,热灼津伤,化燥成实,故大便虽硬而量少。因前已经大承气汤峻下,此虽有实热复结,但其势已缓,仅表现为发热而不见潮热,大便仅硬而少,非燥屎不下,故不可再用大承气汤峻下,而用小承气汤缓下和之。

阳明腑实,证有轻重,攻下之法,方有大小,临证当随具体病情而定,如此方能收其功而免其弊。本条用小承气汤以测有无燥屎之法,提示医者用大承气汤尤当审慎,故条文最后再次指出,"不转失气者,慎不可攻也",反复告诫应用大承气汤须慎之又慎,强调燥屎未成,不可以大承气汤贸然攻下。

210 夫實則讝語[1],虛則鄭聲[2]。鄭聲者,重語也。直視讝語喘滿者死,下利者亦死。

【校注】

[1] 讝语:语言错乱,声高气粗,多见于阳明里热实证。

[2] 郑声:语言重复,声音低微,多见于三阴里虚寒证。

【释义】论谵语、郑声,以及谵语危候。

谵语者,表现为声高气促,语无伦次,多因邪热盛实,扰于心神所致,其证属实。郑声,特点是语声低微,频繁重复而郑重其事,多因精气亏虚,心神失养所致,其证属虚。阳明病,燥热上扰心神则神昏谵语;上迫于肺,肺气不利则喘而胸闷。阳明燥热盛极,肝肾阴精匮乏不能上注于目,则直视不能瞬。病见上证者,属邪盛正衰之危候,故曰"死"。若更见下利,提示中焦燥热肆虐,逼迫下焦肝肾之阴亡脱于下,故亦为死候。

211 發汗多,若重發汗者,亡其陽。讝語脉短者死,脉自和者不死。

【释义】论亡阳谵语凭脉断预后。

阳明病法多汗,再重发汗,津液大伤,阳气必亡。阴阳两伤而邪热不解,热邪扰心则谵语。证情危重,预后如何?凭脉以决死生,若脉短不及寸尺,是为气血津液耗竭,阴阳恐将离决,故为死证。若脉尚平和,阴生阳长,病证虽重,尚有可治之机,故曰不死。

212　傷寒若吐若下後不解，不大便五六日，上至十餘日，日晡所發潮熱，不惡寒，獨語如見鬼狀。若劇者，發則不識人，循衣摸牀[1]，惕而不安，一云順衣妄撮，怵惕不安。微喘直視，脉弦者生，濇者死。微者，但發熱讝語者，大承氣湯主之。若一服利，則止後服。四。用前第二方。

【词解】

[1] 循衣摸床：同"捻衣摸床"，即患者神识不清时，两手不自主地反复摸弄衣被床帐。

【提要】论阳明腑实证误失泻下之机而导致正虚邪实的重证。本条可分三段理解：

第一段："伤寒若吐若下后不解……独语如见鬼状"，论大承气汤证的病因与证候。伤寒表证，本应治以汗法，使邪从外解。误施吐下，劫夺胃中津液，以致化燥成实，腑气壅滞，故五六日至十余日不大便。日晡所发潮热，乃阳明腑实典型症状之一。不恶寒，为表邪已解，邪气尽凝结于里。独语，即自言自语；如见鬼状，形容神识混乱而躁扰不宁之状。此乃阴津匮乏，邪热上扰神明所致，治当以大承气汤泻下燥屎，以免津枯火炽。

第二段："若剧者，发则不识人……涩者死"，论病情加剧的证候及预后。若当下失下，燥热邪气更加肆虐，正气更衰，致使病情进一步恶化而出现昏糊不识人、循衣摸床、惊惕不安、肢体躁动不安、气促微喘、眼睛直视等症，此为心、肺、肝、肾诸脏阴液大伤，阴不敛阳，神不守舍之象。邪实正衰，证势十分凶险。预后如何，当结合脉象以决死生。若脉见弦长，则津液气血尚未涸竭，尚有治愈之机，故曰"脉弦者生"；若脉艰涩不利，是热极津枯，阴血已涸，多为死候。提示，阳明腑实证，泻下务须及时，若当下失下，必致燥热内伐肝肾真阴，而成危笃之证。

第三段："微者，但发热讝语者……则止后服"，论轻证的治法方药。"微者"，是与上段"剧者"相较而言，其病势较轻，仅发热谵语，而无其他阴竭之症，可用大承气汤攻下实热。由于大承气汤属泻下峻剂，故若一服大便通利，燥热已下，当止后服，以免过剂伤正。

以上提示，阳明燥热不解，必将耗竭阴液，而阴液之存亡关乎生死。故治阳明腑实证，釜底抽薪，急下存阴，至关重要。结合前第204~206条所述，可以发现阳明病治以下法，既不可下之太早，亦不能当下不下而坐失时机，提示医者应随时了解病情变化，随证治之。

213　陽明病，其人多汗，以津夜外出，胃中燥，大便必鞕，鞕則讝語,小承氣湯主之。若一服讖語止,更莫復服。五。用前第二方。

【释义】论阳明病多汗津伤,致便硬谵语的证治。

阳明病里热炽盛,蒸津外泄而汗出多,因而津液更伤,胃肠干燥,大便硬结。硬便阻滞,腑气不通,秽浊之气上攻扰神则谵语。因燥结程度尚不太甚,故用小承气汤泻热通便,行气除满。谵语因硬便所致,下后若谵语止,则可测知便结当下,故不可更服承气汤,以免过下伤正。

214 陽明病,讖語,發熱潮,脉滑而疾[1]者,小承氣湯主之。因與承氣湯一升,腹中轉氣[2]者,更服一升,若不轉氣者,勿更與之。明日又不大便,脉反微濇[3]者,裏虛也,爲難治,不可更與承氣湯也。六。用前第二方。

【校注】

[1] 脉滑而疾:脉象圆滑流利,如盘走珠,谓之滑;脉跳快速,一息七八至,则曰疾。

[2] 转气:又作转失气,俗称放屁。

[3] 脉反微涩:脉微无力,往来艰涩。因与滑脉相对而言,故曰“反”。

【释义】论小承气汤的权变用法及禁忌。

阳明病谵语,是胃中灼热上扰心神所致;潮热,为阳明腑实的典型症状,见此症状,提示阳明腑实已成,当用大承气汤攻下为治。燥屎内结,邪气壅滞,气血运行受阻,脉道不利,其脉当沉迟有力。今脉滑而疾,提示阳热虽盛,但燥结未甚,此时虽见潮热谵语,亦不宜峻攻,故主以小承气汤先行试探。然毕竟谵语、潮热并见,燥实较一般的小承气汤证为重,故将服药量由常规的每次六合增至一升,以观其效,再做进退。

药后若腹中转矢气者,为肠中燥屎已动,只因药力所限而未能泻下,可再服药一升,以泻下燥屎;若不转矢气,说明燥屎未成,不可更服。若服小承气汤后第二天又不大便,脉象由滑疾变为微涩,微主气虚,涩为血少,其里虚可知。便硬当下,里虚禁攻,施治颇为棘手,故曰“难治”。

215 陽明病,讖語,有潮熱,反不能食者,胃中[1]必有燥屎五六枚也;若能食者,但鞕耳。宜大承氣湯下之。七。用前第二方。

【校注】

[1] 胃中:胃概肠而言,此处当指肠中。

【释义】论燥屎的辨证与施治。

本条"宜大承气汤下之",应接在"胃中必有燥屎五六枚也"句下,此为倒装文法。

本论第190条言"阳明病,若能食,名中风;不能食,名中寒",以"能食""不能食"辨寒热虚实。阳明病,谵语潮热,为胃家实证已成。胃有热当消谷,今却不能食,是逆其常也,故曰"反"。为何不能食呢? 这是因为肠中结滞,肠实而胃满,腑气不通,胃气窒塞之故,故测知其肠中必有燥屎。此时非大承气汤峻攻,不足以下其燥结实滞。若能食,提示胃气尚能下降,未至肠实胃满的程度,反映燥屎未成,大便仅硬结而已,此时虽见潮热、谵语等症,亦不可用大承气汤大泻下,当权衡其证,以小承气汤轻下为宜。

216　陽明病,下血讝語者,此爲熱入血室[1],但頭汗出者,刺期門[2],隨其實而寫[3]之,濈然汗出則愈。

【校注】

[1] 血室:指胞宫。

[2] 期门:肝经募穴,在乳头中线直下第六肋间隙。

[3] 写:《金匮玉函经》卷三、《脉经》卷七、《注解伤寒论》卷五作"泻"。

【释义】论阳明病热入血室证治。

阳明病,指阳明经受邪。妇人正值经期,血室空虚,邪热可乘虚而入于血室,如此则热邪入于血分,迫血妄行,因而下血;血热上扰心神则谵语。血热不能透发于外而熏蒸于上,故但头汗出而身无汗。血室隶于厥阴肝脉,期门乃肝之募穴,刺期门以疏泄血分之邪热,合以清热凉血活血之法,以去其实邪,使血分之热转由气分外出,则周身濈然汗出而病愈。

217　汗一作卧。出讝語者,以有燥屎在胃中,此爲風也。須下者,過經[1]乃可下之。下之若早,語言必亂,以表虛裏實故也。下之愈,宜大承氣湯。八。用前第二方,一云大柴胡湯。

【校注】

[1] 过经:指太阳表证已解。

【释义】论阳明里实兼表,表解方可攻下。

汗出是太阳表证未解,谵语是阳明燥屎内结。阳明里实兼表,当先表后里,表解乃可攻里,故谓之"过经乃可下之",可据证灵活选用大承气汤等攻下里实。若下之过早,表邪内陷而里热益甚,则神识昏迷,语言错乱。前论阳明腑实证,当下即下,不可延误,以防燥热内伐真阴;今论阳明攻下之法,必待腑实已成方可用之,不可过早。可见下法之运用,要在适时。

218 傷寒四五日,脉沉而喘滿,沉爲在裏,而反發其汗,津液越出,大便爲難,表虛裏實,久則讝語。

【释义】论里实误汗成里实谵语证。

伤寒四五日,脉不浮而沉,主病在里。症见喘满,为邪在上焦,肺气不利所致。邪在表宜汗,今邪已入里,不当汗而汗,故谓之"反"。若发其汗,则虚其表;津液外越,则肠胃津液不足,大便为难,此即"表虚里实"。病程愈长,津液愈耗,里热炽盛,上扰心神,故而谵语。

219 三陽合病[1],腹滿身重,難以轉側,口不仁[2]面垢,又作枯,一云向經。讝語遺尿。發汗則讝語[3]。下之則額上生汗,手足逆冷。若自汗出者,**白虎湯**主之。方九。

知母六兩　石膏一斤,碎　甘草二兩,炙　粳米六合

上四味,以水一斗,煮米熟湯成,去滓。溫服一升,日三服。

【校注】

[1]三阳合病:即太阳、阳明、少阳三经同时发病。

[2]口不仁:口中麻木,知觉减退。

[3]讝语:《金匮玉函经》卷三下有"甚"字。

【释义】论三阳合病阳明热邪偏重的治法与禁例。

本条有倒装句,"发汗则谵语。下之则额上生汗,手足逆冷"言本证禁例,应接在"若自汗出者,白虎汤主之"之后。

三阳合病,病涉太阳、阳明、少阳三经,如何施治,当据其主证采取相应治法。今不见太阳之发热恶寒、少阳之往来寒热,其证偏重阳明可知。阳明邪热炽盛,经气壅滞则腹满身重、难以转侧;胃之窍出于口,舌体属胃,热灼津伤,故口中麻木而言语不利,不知食味;阳明主面,热郁上蒸,津液上泛,故面部油垢污浊;邪热上扰,神明混乱而谵语;热邪下迫,膀胱失约则遗尿;热迫津液外泄则自汗出。以上诸证,系三阳合病而重在阳明,故治以清法为宜,方用白虎汤。切不可妄施汗、下。若发汗,津更伤则热愈炽,故谵语更重。此阳明邪热虽炽,然尚未燥结成实,自不可攻下。若下之,则导致阴伤于下,而阳脱于上,故见额上汗出;若阴阳气不相顺接,阳气不达四末,则见手足厥冷。

220 二陽併病[1],太陽證罷,但發潮熱,手足漐漐汗出,大便難

而讝語者,下之則愈,宜大承氣湯。十。用前第二方。

【校注】

[1]二阳并病:即太阳表证未罢,继见阳明里证。

【释义】论二阳并病转属阳明腑实的证治。

二阳并病,治当遵循先表后里之法。此太阳表证已解,阳明里证独见。症见潮热、手足濈然汗出、谵语等,属阳明燥屎无疑,故宜用大承气汤通下腑实,荡涤热结。太阳病篇第48条论二阳并病,表证未罢,可小发其汗;此条言表证已解,里实仍在,故用下法。此两条皆二阳并病,治法相异,凸显辨证论治之原则。

221　陽明病,脉浮而緊,咽燥口苦,腹滿而喘,發熱汗出,不惡寒,反惡熱,身重。若發汗則躁,心憒憒[1]公對切反讝語。若加溫針,必怵惕[2]煩躁不得眠。若下之,則胃中空虛,客氣[3]動膈,心中懊憹,舌上胎者,**梔子豉湯**主之。方十一。

肥梔子十四枚,擘　香豉四合,綿裹

上二味,以水四升,煮梔子取二升半,内豉,更煮取一升半,去滓。分二服,温進一服,得快吐者,止後服。

【校注】

[1]憒憒(kuì 溃):心中烦乱不安之状。

[2]怵惕(chùtì 触替):惊惧惶恐。《说文解字·心部》:"怵,恐也。"《广雅·释诂》卷二下:"怵、惕、恐,惧也。"

[3]客气:指邪气。

【释义】论阳明热证的治禁与误下后变证的辨治。

阳明病以大脉为常,今脉浮紧,似兼太阳风寒表证之脉,然不恶寒反恶热,故非表证,此乃阳明热证脉象之变。浮为阳脉,主里热炽盛,充斥内外;燥热内盛,正邪相抟则脉紧。热炽津伤,故咽燥口苦;阳明热盛,气机壅滞则腹满而喘,经脉不利则身体沉重。证属阳明热盛,尚未成实,故治宜白虎汤辛寒清热,而禁用汗、下、温针等法。

如误将脉浮紧、发热辨为寒邪在表,而用辛温发汗,则必助热伤津,里热更炽,热扰心神,故心中烦乱不安,言语谵妄。如误用温针,强发其汗,以火助热,内劫心神而怵惕、烦躁不安;如误用攻下,下后胃中空虚,无形邪热尤存,乘虚扰于胸膈,则心烦懊憹,其舌苔薄腻微黄或黄白相间,治宜栀子豉汤清宣胸膈郁热。栀子豉汤方解,见太阳病中篇第76条。

222 若渴欲飲水,口乾舌燥者,**白虎加人參湯**主之。方十二。

知母六兩　石膏一斤,碎　甘草二兩,炙　粳米六合　人參二兩

上五味,以水一斗,煮米熟湯成,去滓,溫服一升,日三服。

【释义】承上条论阳明热证误下后,热盛津伤的证治。

阳明热证,误用攻下后,如邪热入于中焦,胃中津液亏虚,则出现渴欲饮水,口干舌燥,此属阳明邪热炽盛,津液亏虚,故用白虎汤辛寒清热,加人参益气生津。

223 若脉浮發熱,渴欲飲水,小便不利者,**猪苓湯**主之。方十三。

猪苓去皮　茯苓　澤瀉　阿膠　滑石碎,各一兩

上五味,以水四升,先煮四味,取二升,去滓,内阿膠烊消,溫服七合,日三服。

【释义】论阳明热证误下后,津伤水热互结下焦的证治。

阳明热证误下之后,邪热深入下焦。热为阳邪,蒸腾于外,故脉浮发热;热灼阴津,更兼误下则津伤更甚,因而口渴欲饮水。水热互结于下焦,气化不行则小便不利。证属阴津不足而水热互结于下,故用猪苓汤清热养阴,通利小便。

猪苓汤用猪苓、茯苓、泽泻淡渗利水,滑石清热利湿,阿胶育阴润燥,共成育阴润燥、清热利水之剂,对阴伤而水热互结小便不利者尤为适宜。

221~223 三条,论阳明热证误下导致的三种证候与治法,原文连用五个"若"字,以示设法御变的灵活性,并提出相应的救治方法。柯琴将此总结为阳明病"开手三法",即阳明热邪内入,或上、或中、或下的三个阶段的治法。阳明属胃,位居于中,下赅于肠,其经上贯膈(胃之大络贯膈),故其邪热可及于上中下三部。热郁膈上者,治以栀子豉汤;热盛于中者,治以白虎加人参汤;热在于下而与水结者,治以猪苓汤。深刻体现了仲景辨证论治之精神,于临床实际甚为合拍,对后世温病学说的形成与发展亦有十分重要的作用。

224 陽明病,汗出多而渴者,不可與猪苓湯,以汗多,胃中燥,猪苓湯復利其小便故也。

【释义】论猪苓汤禁例。

阳明病里热炽盛,迫津外泄则汗出多;汗多津伤,必引水自救,故口渴。此为阳明燥热伤津之渴,应与白虎加人参汤清热生津,而不可误用猪苓汤。这是因为,猪苓汤虽然兼有阿胶育阴,但毕竟以利水为主,误用则津液重伤而反增其燥,故不可与之。

225 脉浮而遲,表熱裏寒,下利清穀者,**四逆湯**主之。方十四。

甘草二兩,炙　乾薑一兩半　附子一枚,生用,去皮,破八片

上三味,以水三升,煮取一升二合,去滓,分温二服。强人可大附子一枚、乾薑三兩。

【释义】论阴盛格阳证治,与阳明病热证对比鉴别。

本条承前文"阳明病开手三法"(即栀子、白虎、猪苓三清之法),提出"表热里寒"之证治,意在对比鉴别。

"脉浮而迟,表热里寒",提示疾病的本质是寒而非热。肾为阳气之根,故阳气藏于阴内。少阴阳虚,则阴寒内盛。阴寒逼迫阳气不能潜藏于下,而反浮越于外,故脉浮而周身发热,甚或兼见汗出。此证貌似阳明之热证,实是少阴阴寒内盛所致,故脉兼迟象而见下利清谷等寒证。治当急温少阴,引阳归根则愈。

226 若[1]胃中虚冷,不能食者,飲水則噦。

【校注】

[1]若:《脉经》卷七上有"阳明病"。

【释义】论胃中虚冷饮水致哕证。

上条论少阴阳虚阴盛的格阳证,本条则论阳明虚寒证。"胃中虚冷",即胃阳虚衰,腐熟无权,水谷不能运化,故不能食。阳虚则水饮不化,若饮水多,停蓄胃中,寒水相搏,胃气上逆,故呃逆。

227 脉浮發熱,口乾鼻燥,能食者,則衄。

【释义】论阳明气分热盛有致鼻衄之变。

足阳明胃之经脉,起于鼻旁,环口,循于面。症见脉浮发热,口干鼻燥,乃阳明气分风热上炽。热能消谷,若邪热在经而未入于腑,胃气尚和,故能食。热在阳明经,迫血妄行,将发生鼻衄。上条言不能食,寒在腑而饮水作哕,本条论能食,热在经而致衄。寒热对比,以明辨证。

228 陽明病,下之,其外有熱,手足温,不結胸,心中懊憹,飢不能食[1],但頭汗出者,栀子豉湯主之。十五。用前第十一方。

【校注】

[1]饥不能食:胃脘嘈杂,似饥非饥,不能进食。

【释义】论阳明热病下后,热扰胸膈的证治。

阳明里实已成者,自当攻下,热随实泄,其病当愈。若阳明经表郁热,治当以汗法宣透,使邪气从外而解。若误用下法,热邪郁于胸膈,则外见身热、手足温;郁热内扰胸膈,则心中懊憹;胸膈毗邻胃脘,热既炎上,胃脘受邪,热能消谷,故知饥;但此属郁热,胃气被抑,故虽饥而不能食,此与胃家虚寒的不欲食而无饥饿感不同。郁热上蒸,不能全身作汗而但头汗出。以上诸证,皆因无形郁热上扰胸膈,故用栀子豉汤清宣郁热。

　　229　陽明病,發潮熱,大便溏,小便自可,胸脇滿不去者,與**小柴胡湯**。方十六。

　　柴胡半斤　黃芩三兩　人參三兩　半夏半升,洗　甘草三兩,炙　生薑三兩,切　大棗十二枚,擘

　　上七味,以水一斗二升,煮取六升,去滓,再煎取三升。溫服一升,日三服。

　　【释义】论少阳阳明并病,治取少阳之法。

　　阳明病见潮热,若里实已成,当大便硬,小便数;今大便溏泄,小便自调,是病及阳明,但尚未成实;胸胁满持续存在,是少阳病证未罢。少阳不可攻下,且里实未成,此属少阳阳明并病,其治不可泻下,应以小柴胡汤和解少阳。

　　230　陽明病,脇下鞕滿,不大便而嘔,舌上白胎者,可與**小柴胡湯**,上焦得通,津液得下,胃氣因和,身濈然汗出而解。十七。用上方。

　　【释义】论阳明少阳合病,治取少阳的机理。

　　大便不通,为阳明病主症,若是里实已成,当兼见腹满、潮热谵语等症。今反见胁下硬满,舌上白苔,故知阳明里实未成。邪在少阳,枢机不利,津液不布,胃肠失润则不大便。少阳枢机不利,胃失和降则呕。

　　病虽涉阳明,但无阳明燥热之象,而以少阳为主,其治不可攻下而宜从少阳论治,方用小柴胡汤。《难经·三十一难》云:"三焦者,水谷之道路,气之所终始也。"小柴胡汤可和解枢机而畅通三焦,宣通上焦气机,津液自能输布下达全身,胃气因之亦能和调内外,使濈然汗出而邪随汗解。

　　231　陽明中風,脉弦浮大而短氣,腹都滿,脇下及心痛,久按之,氣不通,鼻乾不得汗,嗜臥,一身及目悉黃,小便難,有潮熱,時時噦,耳前後腫,刺之小差,外不解,病過十日,脉續浮者,與**小柴胡湯**。十八。用上方。

【释义】论阳明少阳同病,湿热发黄的证治。

"阳明中风",言阳明经表受邪。弦为少阳主脉,浮大为阳明之脉;"脉弦浮大",则为少阳阳明同病。阳明腑热郁闭,气机不利则短气、全腹胀满。阳明经脉挟鼻而行,邪热郁闭阳明经脉,故鼻干不得汗;以上诸症,提示此属阳明经腑同病,但脉尚浮大而非沉迟,虽有潮热而不见大便难、腹痛拒按,故知其阳明经表邪热尚未尽结于里而成阳明腑实证。

少阳经脉布于身侧,邪袭少阳,经气郁遏,则胁下连及心痛,即使久按,气亦不得通。少阳三焦不利,水液代谢失常则小便难;水道不畅,湿邪内停,与热互结,湿热熏蒸,则一身及面目发黄。湿热黏腻重浊,壅遏气机,故嗜卧而身重。少阳气郁,枢机不利,影响胃气上逆,故时时哕。

足阳明胃经行于耳前,足少阳胆经之分支从耳后分出,入耳中,再出耳前。若阳明、少阳两经受邪,邪热壅滞经脉,则耳前后皆肿。其治可用针刺之法,以泄经络郁闭之热,脉证少平,但外邪尚未尽解,故谓"刺之小差,外不解"。若病过十日,脉续浮,知其邪热犹在经表,未传于里,故其治还应予小柴胡汤和解少阳,调畅三焦,以期身濈然汗出而解。

232　脉但浮,無餘證者,與麻黄湯。若不尿,腹滿加噦者,不治。**麻黄汤**。方十九。

麻黄三兩,去節　桂枝二兩,去皮　甘草一兩,炙　杏仁七十個,去皮尖

上四味,以水九升,煮麻黄減二升,去白沫,内諸藥,煮取二升半,去滓。温服八合,覆取微似汗。

【释义】承上条论里证已罢而表证仍在者,可用麻黄汤。

脉但浮而不弦大,则非阳明、少阳脉;无余证则无上条所言其他里证,因太阳之表邪未解,故可与麻黄汤以解外。"不尿",即小便闭,较上条之"小便不利"为重,小便闭塞,湿无出路,壅遏气机,故腹满益甚;胃气逆而不降,则哕逆不止。不尿、腹满谓之"关",呃逆不止谓之"格",此属阴阳之气不通,气机升降不利之证,病属危候而难以治愈,故曰"不治"。

233　陽明病,自汗出,若發汗,小便自利者,此爲津液内竭,雖硬不可攻之,當須自欲大便,宜蜜煎導而通之。若土瓜根及大猪膽汁,皆可爲導[1]。二十。

蜜煎方

食蜜[2]七合

上一味,於銅器內,微火煎,當須[3]凝如飴狀,攪之勿令焦著。欲可丸,併手捻作挺[4],令頭銳,大如指,長二寸許。當熱時急作,冷則鞕。以內穀道[5]中,以手急抱,欲大便時乃去之。疑非仲景意,已試甚良[6]。

又大豬膽一枚,瀉汁,和少許法醋,以灌穀道內,如一食頃[7],當大便,出宿食惡物,甚效。

【校注】

［1］导:有因势利导之意。如津伤便秘者,用滑润类药纳入肛门,引起排便,叫做导法,为外治法之一种。

［2］食蜜:即蜂蜜。

［3］当须:《注解伤寒论》卷五作"稍"。

［4］挺:根也,量词。

［5］谷道:即肛门。

［6］疑非仲景意,已试甚良:《金匮玉函经》卷八、《千金翼方》卷九、《注解伤寒论》卷五均无。

［7］一食顷:约吃一顿饭的时间。

【释义】论津亏便硬,治用导法。

阳明病本自汗出,若再用汗法,损伤津液,小便当不利。今小便自利,则为津液偏渗而不能还于胃肠,肠腑失润,因而引起大便排出困难。此大便虽硬但无满痛之苦,与阳明腑实证之内有邪热、热灼津伤成实不同,故非承气汤所宜。

本证之大便硬,因津液匮乏所致,往往虽时有便意,但大便却难以排出体外,且无腹满痛、潮热、谵语等症,可采用外导方法润肠通便。应当等待病人欲解大便而难以排出之时,用蜜煎方润而导之,其他如土瓜根与大猪胆汁亦可作为外导之剂。

蜜煎导是将蜂蜜放入铜器内,微火煎熬成饴糖状,待其凝缩可成丸时,捻成约二寸长的蜜挺,用时纳入肛门内,可滑利润燥,故宜于津亏肠燥之便秘。

猪胆汁不仅润燥,且能清肠中热邪。猪胆汁灌肠法,是取大猪胆一枚,泻出胆汁,加入少许米醋,用以灌肠,取其酸苦涌泻而不伤津液。土瓜根方已佚,据《肘后备急方》载,用土瓜根捣汁,灌入肛门,即可通便。

234　陽明病,脉遲,汗出多,微惡寒者,表未解也,可發汗,宜桂枝湯。二十一。

桂枝三兩,去皮　芍藥三兩　生薑三兩　甘草二兩,炙　大棗十二枚,擘上五味,以水七升,煮取三升,去滓,温服一升,须臾啜热稀粥一升,以助药力,取汗。

【释义】论风邪伤于阳明病经表的证治。

"阳明病法多汗",故"汗出多",则为阳明病应有之证。然阳明病不应有恶寒,今"微恶寒",又似邪在太阳之表,但又不见头项强痛等太阳经主证,故也非太阳的表证。今就汗出多、微恶寒、脉迟等分析,可知此证为风寒之邪伤于阳明经表。阳明经表之证,病位比太阳经表略深,故恶寒轻而汗出多,此为邪在肌表将欲传里而表又未罢之象。因其脉迟而汗出多,仍属于表虚范围,故以桂枝汤解肌发汗,以疏解阳明经表之风邪。

235 陽明病,脉浮,無汗而喘者,發汗則愈,宜麻黄湯。二十二。用前第十九方。

【释义】论寒伤于阳明病经表的证治。

上条论阳明病"微恶寒者",为表未解。本条之"阳明病脉浮",亦指出邪在阳明经表未解。阳明风寒外束,无汗为表实,肺气不宣则作喘,故治用麻黄汤发汗以散表寒。

236 陽明病,發熱汗出者,此爲熱越[1],不能發黄也。但頭汗出,身無汗,劑[2]頸而還,小便不利,渴引水漿者,此爲瘀熱[3]在裏,身必發黄,**茵蔯蒿湯**主之。方二十三。

茵蔯蒿六兩　栀子十四枚,擘　大黄二兩,去皮

上三味,以水一斗二升,先煮茵蔯,減六升,内二味,煮取三升,去滓,分[4]三服。小便當利,尿如皂莢汁狀,色正赤。一宿腹減,黄從小便去也。

【校注】

[1]热越:里热发越于外。

[2]剂:《金匮玉函经》卷三、《脉经》卷七、《千金翼方》卷九作"齐"。

[3]瘀热:即邪热郁滞。

[4]分:《金匮玉函经》卷三、《注解伤寒论》卷五下有"温"字。

【释义】论阳明病湿热发黄的证治。

阳明病发热汗出,里热可随汗出而外越,湿不得与热邪相结,故不能发黄。若只有头部出汗,从颈以下无汗,则热不得随汗出而外越。又见小便不利,则湿不得下行;湿热合邪,瘀热在里,熏蒸肝胆,疏泄失常,胆汁外溢,故必身黄。

湿热交阻,气化不行,津液不布,故其人"渴引水浆"。证属湿热蕴结,治当清热利湿退黄,方用茵陈蒿汤。

茵陈蒿汤为治湿热发黄的代表方剂。茵陈清热利胆退黄,为治黄要药。大黄泻热导滞,破结行瘀,推陈致新;本证湿热发黄,为湿热互结累及血分,故谓"瘀热在里",大黄不仅荡涤胃肠以泻热,且可行血导滞,除湿热之蕴结。栀子苦寒,清利三焦,使湿热之邪从小便而出。三药合用,使瘀热、湿邪从小便排出,湿去热清,则黄消病愈,故云"黄从小便去"。

237 陽明證,其人喜忘[1]者,必有畜血[2]。所以然者,本有久瘀血,故令喜忘。屎雖鞕,大便反易,其色必黑者,宜**抵當湯**下之。方二十四。

水蛭熬　蝱蟲去翅足,熬,各三十個　大黄三兩,酒洗　桃仁二十個,去皮尖及兩人者

上四味,以水五升,煮取三升,去滓,溫服一升,不下更服。

【校注】

[1]喜忘:即健忘。喜,作"善"解。

[2]畜血:即瘀血停留。畜,同"蓄"。

【释义】论阳明蓄血证治。

阳明病,症见喜忘者,为阳明蓄血,即阳明邪热与胃肠宿有的瘀血相结。血蓄于下,下实上虚,心神失养而健忘。邪热灼伤津液,大便必硬;瘀血离经,其性濡润,与硬便相合,化坚为润,故大便虽硬而排便反易,这种大便色黑亮如漆,正是阳明蓄血的特征,故用抵当汤以泻热逐瘀。

238 陽明病,下之,心中懊憹而煩,胃中有燥屎者,可攻。腹微滿,初頭硬,後必溏,不可攻之。若有燥屎者,宜大承氣湯。二十五。用前第二方。

【释义】论阳明病下后,燥屎仍在者可攻。

阳明里实证,下之当愈。今虽下之而心中懊恼而烦,是余邪未尽,热扰神明所致。可否再行攻下,取决于有无燥屎。若燥屎仍在,可用大承气汤攻下。若下后腹微满,大便初硬后溏,此邪热虽在,但燥结不甚,腑实未成,或属脾虚不运,水谷不别之"固瘕"证,故"不可攻之"。

239 病人不大便五六日,繞臍痛,煩躁,發作有時者,此有燥屎,

故使不大便也。

【释义】论燥屎内结的辨证。

病人五六天不大便,如何判断燥屎是否内结?若绕脐痛,可测知燥屎内结,致使腑气不通,滞塞在肠道而作痛。烦躁发作有时,是因矢气攻冲;攻冲而不能去,则有时伏而不动,此时烦躁亦不作。燥屎既结,大便自然不通。

综合分析《伤寒论》大承气汤证有关条文,可以发现"有燥屎"是应用大承气汤攻下的一个重要指征。所谓燥屎,指积留于大肠所形成的异常干结的粪块,其形状如球不等,有时还可通过腹诊触及粪块,燥屎顽固难下,与一般的大便硬不同。本条举例提出"绕脐痛"是辨燥屎已成的一个重要证候,具有临床指导意义。

240　病人煩熱,汗出則解,又如瘧狀,日晡所發熱者,屬陽明也。脉實者,宜下之;脉浮虛者,宜發汗。下之與大承氣湯,發汗宜桂枝湯。二十六。大承氣湯用前第二方。桂枝湯用前第二十一方。

【释义】论发热之治法有汗下不同,当脉证合参,辨证施治。

病人得汗后,烦热已解,是邪却正安。今汗后见寒热如疟状,日晡前后发热,是太阳表邪已微,邪热渐入阳明,实为太阳阳明并病。病有偏表偏里之异,其治亦有汗下之分,如何施治,当重辨其脉。脉实者,病位偏里,必有里实,故宜大承气汤下之;若脉浮虚者,表证未罢,当先发汗,故用桂枝汤和营解表。

241　大下後,六七日不大便,煩不解,腹滿痛者,此有燥屎也。所以然者,本有宿食故也,宜大承氣湯。二十七。用前第二方。

【释义】论下后燥屎复结的证治。

阳明里实证,下后便通热退而病当解。今下后复见六七日不大便,同时烦躁未除,腹胀满疼痛,原因是宿食停聚,糟粕未能排出而滞留肠中,与余热相和,燥屎复结。因燥屎已成,不可因已用大下而改用他法治疗,仍当以大承气汤攻下为治。下后不解可以再下,与汗后不解可以再汗同属一理,提示临床不必拘泥于已下之情而当下不下。

242　病人小便不利,大便乍難乍易,時有微熱,喘冒一作怫鬱不能臥者,有燥屎也,宜大承氣湯。二十八。用前第二方。

【释义】论燥屎内结喘冒不能卧的证治。

燥屎内结,多小便频数,大便不通。若大便时通而时不通,说明既有燥屎内结,又有热结旁流,结者难下,旁流者时下,故而大便乍难乍易。燥热逼迫津液偏渗膀胱,小便当数多。但若燥热内盛,热灼阴津,津液匮乏,亦可小便不利。燥结已成,邪热结伏于里,故外仅有微热;腑气壅滞,上逆于肺,肺气不降则气粗喘促;燥热上攻,清阳不升,故头目昏冒,不能安卧。以上诸症,皆因燥屎内结所致,故宜大承气汤攻下里实。

243　食穀欲嘔[1],**屬陽明也,吳茱萸湯主之。得湯反劇者,屬上焦也。吳茱萸湯。方二十九。**

吳茱萸一升,洗　　人參三兩　　生薑六兩,切　　大棗十二枚,擘

上四味,以水七升,煮取二升,去滓,温服七合,日三服。

【校注】

[1] 嘔:《金匮玉函经》卷三、《千金翼方》卷九、《注解伤寒论》卷五下有"者"。是。

【释义】论阳明中寒,食谷欲呕的辨治。

阳明胃主受纳,胃气以下行为顺。呕为胃气上逆之象,故曰"属阳明"。食谷欲呕,病位有中焦、下焦之分,证有寒热之别。若胃阳虚衰,不能腐熟水谷,胃气不降反而上逆,则进食时气逆欲呕。因胃气虚寒,水湿易聚,故本证常伴呕吐涎沫、胸闷、脉弦等症。治当用吴茱萸汤温中散寒,暖肝和胃,降逆止呕。若药后不愈,呕吐反更剧烈,说明药不对证,其呕并非胃中虚寒所致。因上焦有热,胃气上逆,亦可致呕,此时若用吴茱萸汤治疗,实以虚治,以热助热,必拒而不受,故呕吐加重。

吴茱萸汤为治疗阳明中寒呕吐之主方。方用吴茱萸辛苦而热,善暖肝胃而下气降浊;生姜散寒降逆止呕,人参、大枣甘温补益中气。四药相合,具有温中补虚、散寒降逆之功。

244　太陽病,寸緩、關浮、尺弱,其人發熱汗出,復惡寒,不嘔,但心下痞者,此以醫下之也。如其不下者,病人不惡寒而渴者,此轉屬陽明也。小便數者,大便必鞕,不更衣十日,無所苦也。渴欲飲水,少少與之,但以法救之。渴者,宜五苓散。方三十。

豬苓去皮　　白术　　茯苓各十八銖　　澤瀉一兩六銖　　桂枝半兩,去皮

上五味,爲散,白飲和服方寸匕,日三服。

【释义】论太阳病中风的几种转归与辨证。本条可分三段理解:

第一段:"太阳病,寸缓……此以医下之也",论太阳中风误下的心下痞证。

"太阳病,寸缓、关浮、尺弱"即指太阳中风阳浮而阴弱之脉;发热、汗出、恶寒,为太阳中风之见症。邪在太阳之表,胃气尚和,故不呕。太阳中风证,治当汗解,若误用攻下,损伤脾胃之气,外邪乘机内陷于心下,气机痞塞,形成痞证,即所谓"心下痞者,此以医下之也"。

第二段:"如其不下者,病人不恶寒而渴者……无所苦也",论太阳中风未经误下而转属阳明。若未经误下,症见不恶寒、口渴,若因外邪郁而化热,热盛津伤所致者,是为转属阳明,因其不见潮热、谵语等腑实证,故知此应属阳明热证。若见小便频数,大便硬,十余日不更衣无所苦,则属脾约,病因津液被伤,胃肠燥热,脾阴被胃热所约束,不能行津液还于胃肠,而致大便硬。

第三段:"渴欲饮水……宜五苓散",论太阳中风未经误下而口渴的证治。太阳中风未经误下,症见口渴,若未转属阳明,则又当辨证施治。若口渴欲饮,可少少与饮之,以和胃气,待辨明口渴的原因,根据病机,辨证施治。如口渴而小便不利,证属膀胱气化不利者,宜用五苓散通阳化气行水,使水邪去,津液得以上承,则口渴自愈。

本条提出了太阳中风的三种转归:一是误下而致的心下痞证;二是未经误下而转属阳明,既有口渴为主的阳明热证,也有十余日不更衣无所苦的脾约证;三是膀胱气化不利的五苓散证。体现了"观其脉证,知犯何逆,随证治之"的辨证论治精神。

245 脉陽微[1]而汗出少者,爲自和一作如。也,汗出多者,爲太過。陽脉實[2],因發其汗,出多者,亦爲太過。太過者,爲陽絕於裏[3],亡津液,大便因鞭也。

【校注】

[1]脉阳微:即浮取无力,主正气虚而邪亦不甚。阳,即浮取。

[2]阳脉实:即浮取紧实有力,主太阳表实证。

[3]阳绝于里:谓阳热之邪极盛于里。绝,极也。

【释义】论汗多津伤、阳绝于里的机转。

"脉阳微",指脉浮而微,提示邪气微而表邪不甚。"汗出少",即微微汗出,邪去正安,阴阳自和而病愈,故谓之"和"。若汗出多,耗伤津液,易致阴津不足,阳气有余,故云"太过",如此则容易形成胃肠燥热证。

"阳脉实",指脉见浮紧有力,证属太阳伤寒,虽治宜发汗,亦不可过汗;若汗出太多,津液外泄,胃中津液亏虚,致使大便硬者,亦为"太过"。"阳绝于里","绝"极也,即阳热盛极于里。无论脉阳微、阳实,只要是汗出多,损伤津液,胃肠乏液濡润,大便因硬,形成阳明燥实证者,均属"太过"。

246 脉浮而芤[1],浮爲陽,芤爲陰,浮芤相搏,胃氣生熱,其陽則絶。

【校注】

[1]芤:脉轻按浮大,重按中空,形似葱管,为阴血不足、阳气浮盛之象。

【释义】承上条论阴虚阳盛的脉候与机转。

阳热有余则脉浮,阴血不足则脉芤。脉浮而芤,为阴虚阳盛之候。阳热之邪独盛于里,津液亏虚不能濡润胃肠,大便硬而成阳明里实证,治宜滋阴润燥,不可妄用攻下。

247 趺陽脉[1]浮而濇,浮則胃氣强,濇則小便數,浮濇相搏,大便則鞕,其脾爲約,**麻子仁丸**主之。方三十一。

麻子仁二升　芍藥半斤　枳實半斤,炙　大黄一斤,去皮　厚朴一尺,炙,去皮　杏仁一升,去皮尖,熬,別作脂

上六味[2],蜜和丸如梧桐子大,飲服十丸,日三服,漸加,以知爲度[3]。

【校注】

[1]趺阳脉:即足背动脉,在冲阳穴处,属足阳明胃经。

[2]味:《金匮玉函经》卷八、《注解伤寒论》卷五下有"为末,炼"。

[3]以知为度:以愈为准。《方言》卷三:"差、间、知,愈也。南楚病愈者谓之差,或谓之间,或谓之知。知,通语也。"

【释义】论脾约证治。

足背趺阳脉候脾胃之气。脾胃互为表里,胃为水谷之海,主受纳腐熟;脾主运化水谷精微;《素问·太阴阳明论》言:"脾与胃以膜相连耳,而能为之行其津液。"浮为阳脉,以示胃热亢盛;涩为阴脉,主脾阴不足。浮涩共见,故胃有燥热,约束脾之运化功能,不能为胃行津液,以致津液偏渗于膀胱则"小便数",肠道失润故大便硬,此即"其脾为约"。脾约证本于胃燥,致使小便多、津液伤、脾阴亏,如此胃愈燥而脾阴愈亏,脾阴亏亦可反增胃之燥热,形成恶性循环。

脾约证以大便难为主症,临床表现为经常性、习惯性大便秘结,粪块干燥,数日不大便,但无所苦,即不见潮热、谵语、腹满痛等症。证属胃肠燥热、津亏便结,治用麻子仁丸泻热润燥通便。

麻子仁丸,即小承气汤加麻子仁、杏仁、芍药而成。用小承气汤泻热行气

破滞,加麻子仁润肠滋燥,杏仁润肺降气,芍药养阴和营,以蜜为丸,取其缓缓润下为治。其服法为渐加法,即初服梧桐子大者十丸,日三次,如大便不下,每次服用量可逐渐加至十余丸,直至大便易于排出,即所谓"渐加,以知为度"。

248 太陽病三日,發汗不解,蒸蒸發熱[1]者,屬胃[2]也,調胃承氣湯主之。三十二。用前第一方。

【校注】

[1]蒸蒸发热:形容发热如蒸笼中热气向外蒸腾一样。

[2]属胃:即转属阳明的意思。

【释义】论太阳病发汗转属阳明的证治。

太阳病发汗得法,理应汗出病解。今"发汗不解",非指表证未罢,而是指病邪未除而向里传变。"蒸蒸发热者,属胃也",说明其病已由太阳之表转属阳明胃腑之里。里热蒸腾,迫津外泄,可化燥成实,但未见潮热、谵语等,证属阳明热盛,里实初成,故治以调胃承气汤,泻热和胃,润燥软坚。

249 傷寒吐後,腹脹滿者,與調胃承氣湯。三十三。用前第一方。

【释义】论伤寒吐后腹胀满的证治。

伤寒为太阳表证,言病之来路。吐法一般用于治疗上焦痰食壅滞证。伤寒吐后,上焦实邪或可去,然肠腑热结为吐法之所不及,且吐后津伤,易化燥成实,气机壅滞不通,故腹胀满。此腹胀满,因津伤胃燥成实所致,故仍治以调胃承气汤泻热和胃。

248、249两条,论调胃承气汤证来自于太阳病发汗、或吐后,津伤化燥,成阳明里实证,以蒸蒸发热和腹胀满为内外证候,其病情尚未达到痞、满、燥、实俱备的程度,故不用大承气汤。结合第207条所言"心烦"之症,可知调胃承气汤所治之证,实际上属于"胃家实"的轻证,其病位侧重在胃,以热为主而里实初结。

250 太陽病,若吐若下,若發汗後微煩,小便數,大便因鞕者,與小承氣湯和之愈。三十四。用前第二方。

【释义】论太阳病误治伤津成实便硬的证治。

太阳病,治当发汗解表。妄用吐下,已属误治,若再发汗,是治疗失序。如此误治之后,可致津液受伤,外邪入里化热。若见心烦、心中懊憹,此属热郁胸膈之栀子豉汤证。若微烦、小便数、大便硬,说明转属阳明。病因误治伤津,化燥成实,邪热扰神则烦,津液偏渗膀胱,不能还于胃中,则小便频数而多,大便干结而硬。因仅见微烦,知其燥结程度尚未太甚,故治法不取硝黄并用,而以小承气汤泻热通便,使胃肠气机得以调和,则其病可愈。

上二条论调胃承气汤证,不言便硬,以示燥热在胃;此条论小承气汤证,则明言大便硬,乃阳明之燥热已下结于肠。仲景先论调胃承气汤,后论小承气汤者,以示阳明腑实病证有先胃而后肠、从上而下之次第的特点。

251 得病二三日,脉弱,無太陽柴胡證,煩躁,心下鞕。至四五日,雖能食,以小承氣湯少少與,微和之,令小安,至六日,與承氣湯一升。若不大便六七日,小便少者,雖不受食,一云不大便。但初頭鞕,後必溏,未定成鞕,攻之必溏;須小便利,屎定鞕,乃可攻之,宜大承氣湯。三十五。用前第二方。

【释义】论大小承气汤的使用方法与辨证要点。

"得病二三日"即外感病二三日。"脉弱"是相对脉紧而言,由紧转缓。"无太阳柴胡证",表明病不在太阳和少阳。"烦躁"是里有热,"心下鞕",即胃脘部硬满。由此可知,证属阳明里实,胃气不和无疑。

病至四五日,言烦躁、心下硬满仍未缓解,言外之意,其胃肠实结将进一步加重,当有不大便一症。此时,若不能食,腹满疼痛拒按,是燥屎已成,腑气不通。今能食,说明阳明腑实尚浅,不耐峻下攻伐,故以小承气汤少少与之,以微和胃气,使烦躁小安。若服药后至六日仍不大便,则需要加大小承气汤的服用量,故曰"与承气汤一升",则大便可下。

若不大便六七日,小便少者,虽不能食,亦不可断为大承气汤证。因为小便少,提示津液尚能还于胃中,故知大便定未全硬,或初硬后溏。大便不硬,燥屎未成,则不可攻下,若误用攻下,必伤脾胃之气,运化失职,水谷不别则大便溏泄。必待小便数多而通利,方知津液偏渗而燥屎已成,如此可应用大承气汤攻下。

前第209条以转矢气而测屎定硬,此条以小便数多而知燥屎已成,这种察二便而推知燥屎之法,确是从临床经验而来。至于用小承气汤而不用大承气汤者,乃因其能食而心下硬,知邪热虽盛而燥结未至于深之故也。

252 傷寒六七日,目中不了了[1],睛不和[2],無表裏證,大便難,身微熱者,此爲實也,急下之,宜大承氣湯。三十六。用前第二方。

【校注】

[1]目中不了了:即视物不清楚。不了了,不明貌。

〔2〕睛不和：目睛转动不灵活。

【释义】论燥热灼烁肝肾之阴，治当急下。

"伤寒六七日"，言其发病过程已久。若患者视物模糊不清，眼球转动不灵活，为燥热灼津、耗竭肝肾之阴所致。大便困难，身有微热，说明里热深伏而腑气不通，故曰"此为实也"。此时虽不见典型的阳明里证和外证，如潮热、谵语、腹满痛拒按、手足濈然汗出，亦当用大承气汤急下攻里，泻热存阴，这是因为"目中不了了，睛不和"的真阴欲竭之象已见，提示真阴危殆，病情危重，故不可再徘徊犹豫，而应急下存阴。

253　陽明病，發熱汗多者，急下之，宜大承氣湯。三十七。用前第二方。一云大柴胡湯。

【提要】论燥实迫津外泄而汗出多，治宜急下存阴。

"阳明病"，指阳明里实证。"发热汗多"，即是阳明里证反映于外的证候，若里之实热不除，则热将迫津外泄不止。前第213条言阳明病多汗，津液外泄，胃中燥，大便必硬。今汗出不止，不仅损伤阳明胃家津液，恐有内竭下焦肝肾真阴之虑，为此提出用大承气汤釜底抽薪，急下以存阴，意在提醒医者，要"见微知著"。

254　發汗不解，腹滿痛者，急下之，宜大承氣湯。三十八。用前第二方。

【提要】论发汗不解而腹满痛，治宜急下。

病在太阳，治以发汗，若邪去正安则病解。今汗后不解，津液已经外夺。复见腹满痛，提示胃热盛而里实已成。里实当下，但为何要急下？原因在于里热实证，病情变化迅速，若不急以大承气汤下之，则不足以遏其病势，邪热伤阴之弊在所难免，故当急下存阴。

252~254三条，后世称"阳明三急下"。三条叙证不同，但均体现了攻下宜"急"。急下的目标是阳明燥热，目的则在于保存欲竭之阴液，故称"急下存阴法"。三急下证，虽曰急下，然毕竟津气已伤，当须慎重，仲景所谓"宜大承气汤"，"宜"字即示人可根据病情之变化，于大承气汤中斟酌取舍。第251条论阳明里实证，先与小承气汤，逐渐加量，试探服用。诸条合参，可知其用意在于启发医者临证时，既要胆大、又要心细，尤其是应用下法时，何时峻下，何时和下，要细心观察鉴别，斟酌辨证，既不可孟浪行事，亦不能当下失下，坐失良机，延误病情。

255 腹滿不減,減不足言,當下之,宜大承氣湯。三十九。用前第二方。

【释义】论腹满不减治以大承气汤。

腹满有虚实之辨,满而时减为虚,满而不减为实。今腹部持续胀满而不减轻,或即使减轻一点,也微不足道,属大实大满之候,治可攻下,宜大承气汤。本条提出"腹满不减,减不足言"是阳明腑实证的辨证眼目,但这并不是说单凭此一证就可径用承气汤攻下,尚需与前面诸条合参,全面分析,明其诊断,方可施用。

256 陽明少陽合病,必下利,其脉不負者,爲順也。負者,失也,互相剋賊,名爲負也。脉滑而數者,有宿食也,當下之,宜大承氣湯。四十。用前第二方。

【释义】论阳明少阳合病的证治。

阳明主胃土,少阳为胆木。胃主受纳腐熟,胆主疏泄。胆之疏泄功能可影响胃肠的受纳和消化。今阳明与少阳合病,邪热下迫肠道则下利。阳明之脉本应实大,少阳之脉本应见弦,今见实大滑数之脉,是胃气不衰,提示阳明未受肝木克伐太过,此为顺证。反之,若见少阳弦脉,是胃气衰,木旺乘土,其病进而难愈,故为"负"。"负者,失也",指其正气不足,胃气衰败。"贼"者,指以五行乘侮关系而论,属相克致病者。土虚木乘,故曰"互相克贼"。滑主食,数主热,今脉滑而数,是阳明宿食停聚,治当攻下,宜大承气汤。

257 病人無表裏證,發熱七八日,雖脉浮數者,可下之。假令已下,脉數不解,合熱則消穀喜飢,至六七日不大便者,有瘀血,宜抵當湯。四十一。用前第二十四方。

【释义】论阳明血分瘀热的证治。

"病人无表里证",指既无头痛、恶寒等表证,又无谵语、潮热、腹满痛等里证,但病人持续发热六七日不解,原因何在? 此脉见浮数脉而无表证,故考虑为邪热在里,蒸腾于外之证,因而可用下法,以泻其热。若下后脉不浮而数,是气分邪热已除,而血分之热仍在。一般而言,阳明燥实之证,当不能食,今却消谷善饥,至六七日仍不大便,乃是热在血分,与血搏结,故此非承气汤所能治,宜用抵当汤泄热破瘀。

血热互结之见症,参抵当汤证有关条文,可知其屎虽硬,却大便反易,其色必黑,尚可伴见发狂、喜忘、脉沉结等,此与阳明腑实证不同,若用承气汤攻下,大便虽可泻下,然血分之热却不得解,脉数亦不除。

258 若脉数不解,而下不止,必恊热便膿血也。

【释义】承上条论下后便脓血的证治。

下后浮脉已去,脉数不解,可知邪热已不在气分,而血分之热未解。邪热下迫,则下利不止;灼伤阴络,迫血下行,则便脓血。

259 傷寒發汗已,身目爲黃,所以然者,以寒濕—作温。在裏不解故也。以爲不可下也,於寒濕中求之。

【释义】论寒湿发黄证治。

素体阳虚者,运化失司,则寒湿内停。若患伤寒而用汗法,虽外邪可去,但脾阳更虚,寒湿愈甚,影响肝胆疏泄失常,胆汁外溢则身黄、目黄,因寒湿为阴邪,故其黄色晦暗,与湿热发黄之阳黄不同,其治不可苦寒清泄,而宜温中散寒,利湿退黄,故云"于寒湿中求之"。论中未提及具体方药,可考虑选用茵陈五苓散,若阳虚较甚者,可酌用理中汤加茵陈,甚或四逆汤加茵陈。

260 傷寒七八日,身黃如橘子色,小便不利,腹微滿者,茵蔯蒿湯主之。四十二。用前第二十三方。

【释义】论湿热发黄证治。

伤寒七八日,周身发黄如橘子色,色泽鲜明,此为阳黄。湿热郁结在里,湿邪不得下行,则小便不利;肠胃之气壅滞不通,故腹微满。治以茵陈蒿汤,清热利湿退黄。本条应与236条合参。彼重叙述病因,此条则详述其症状。

261 傷寒身黃發熱,**梔子檗皮湯**主之。方四十三。

肥梔子十五个,擘　甘草一两,炙　黃檗二两

上三味,以水四升,煮取一升半,去滓,分温再服。

【提要】论阳明湿热发黄,热重于湿的证治。

上条湿热发黄而腹微满,其病势偏里,故用茵陈蒿汤;本条云伤寒,见身黄、发热,故知亦属湿热熏蒸的阳黄。然其症只言发热,以示湿热郁蒸,无形之热重,有形之湿轻,故用栀子柏皮汤清解里热,祛湿退黄。

栀子柏皮汤由栀子、黄柏、甘草三药组成。栀子苦寒质轻,可清泄三焦之热,并能通利水道;黄柏苦寒,清热燥湿;甘草炙用和中,防栀子、苦寒苦寒伤胃之弊。三药合用,清泄里热,兼以祛湿,适用于湿热发黄而热重于湿之证。

262　傷寒瘀熱在裏,身必黃,**麻黃連軺**[1]**赤小豆湯**主之。方四十四。

麻黃二兩,去節　連軺二兩,連翹根是　杏仁四十箇,去皮尖　赤小豆一升　大棗十二枚,擘　生梓白皮切,一升　生薑二兩,切　甘草二兩,炙

上八味,以潦水[2]一斗,先煮麻黃再沸,去上沫,内諸藥,煮取三升,去滓,分溫三服,半日服盡。

【校注】

［1］軺(yáo 摇):《千金翼方》卷九作"翘"。連軺,即连翘根。今多用连翘。

［2］潦(láo 僚)水:地面流动的雨水。

【提要】论湿热发黄兼表的证治。

"伤寒瘀热在里"即外有寒邪束表,内有湿热互蕴。表邪不解,则湿热之邪难以外越;湿热内蕴,则有碍表邪外解,从而形成表闭而湿热内蕴的发黄证。本条叙症过简,因表邪不解,当见脉浮、无汗、发热恶寒、身疼痛、或身痒等;湿热在里,可伴心烦、小便不利等里证。治当宣散表邪、清利湿热,方用麻黄连轺赤小豆汤。

麻黄连轺赤小豆汤由麻黄汤去桂枝加连轺、赤小豆、生梓白皮、大枣、生姜组成。方用麻黄、杏仁、生姜解表散邪,宣肺利气,通调水道,开鬼门而行水利湿;连轺即连翘根,今多代以连翘,可清透邪热;生梓白皮苦寒,清热利湿;赤小豆清热利湿,兼以活血而治瘀热;甘草、大枣和营卫,益中焦;用潦水煎药,取其味薄,不助水邪。本方外能解表散热,内能清热利湿解毒,开鬼门、洁净腑兼而有之,因此宜于湿热发黄兼表邪不解,现今临床多用于急性黄疸型肝炎、急性肾小球肾炎、荨麻疹等证属湿热偏表者。

260~262 三条,论湿热发黄证治,均以身黄、目黄、黄色鲜明如橘子色,小便黄而不利为共同特征;然三证同中有异,治法亦不尽相同。茵陈蒿汤证治湿热并重,兼腑气壅滞,为湿热发黄偏结与里;栀子柏皮汤治湿热发黄,热重于湿;麻黄连轺赤小豆汤证则是湿热发黄兼表邪不解。尤在泾所云"茵陈蒿汤,是下热之剂;栀子柏皮汤,是清热之剂;麻黄连轺赤小豆汤,是散热之剂也",可谓深得要领。

辨少阳病脉证并治第九（263-272条）

提要:本篇共10条。少阳胆木,内寄相火,性喜条达,最忌抑郁不伸。本篇开宗明义以口苦、咽干、目弦之少阳府证作为病证提纲,更以往来寒热、胸胁苦满等少阳经证反映少阳病多以气机抑郁为其病机特点。太阳病表证宜汗,阳明病里证宜下,唯少阳病的半表半里之证,汗下皆在禁用之列。总观全篇仅见小柴胡汤一方,说明少阳病之正治,唯此"和"之一法而已。少阳为病,外可及于太阳,内可及于阳明。其兼变之证已详于太阳病、阳明病篇中,当对照合参,以求少阳证治之全貌。

263　少陽之爲病,口苦,咽乾,目眩也。

【释义】论少阳病提纲。

少阳之气主升发疏泄,其性喜条达而恶抑郁。邪犯少阳,枢机不利,郁而化火,故出现少阳病之热证。少阳胆腑内藏精汁,今胆火上炎,故见口苦;火热灼伤津液则咽干,胆火循经上扰清窍,故目眩。口苦、咽干、目眩三症,皆胆腑郁火上炎之象,而口苦冠于他症之首,足见口苦对少阳病有特殊辨证意义。据临床所见,少阳病证,往往还有胸胁苦满、往来寒热、心烦喜呕、默默不欲饮食等症,临床当结合起来,辨证方为全面。

264　少陽中風,兩耳無所聞,目赤,胸中滿而煩者,不可吐下,吐下則悸而驚。

【释义】论少阳中风的主症与治禁。

足少阳胆经起于目锐眦,上头角,下耳后,入耳中,下贯胸膈;手少阳三焦经,布膻中,散络心包,下膈。"少阳中风",即风热之邪外袭少阳。风为阳邪,其性上行;少阳主火,风火循经上扰清窍,故耳聋、目赤;少阳经气郁滞不利,则胸中闷而烦。此属无形之风热内扰少阳,故不可吐下,治当以和解枢机,清降胆火。若将胸中闷而烦误认为有形实邪,误用吐下,非但风火不除,势必损伤正气,而现心悸、惊惕等变证。

265　傷寒,脉弦細,頭痛發熱者,屬少陽。少陽不可發汗,發汗則讝語,此屬胃。胃和則愈,胃不和,煩而悸。一云躁。

【释义】论少阳伤寒的主症与治禁。

伤寒，三阳病皆有头痛发热，然太阳病正气抗邪于表，其脉浮；阳明病热炽正盛，其脉大；少阳为病，枢机不利，气机郁滞则脉弦；正气不足则脉细；故脉弦细为少阳主脉。少阳治当和解，若误从太阳发汗为治，津液外泄，胃燥成实而谵语，此属阳明病。若热除津复，实邪去而胃气自和，其病可解；反之，不但谵语未除，反增烦悸，是病情加重，当泄热和胃为治。

264、265两条合看，可见治疗少阳病，禁用汗、吐、下之法。言外之意，唯有和解之法可行。《医宗金鉴·伤寒心法要诀》谓："少阳三禁要详明，汗谵吐下悸而惊。"金元时期李东垣又提出少阳病还应禁利小便。少阳禁汗、吐、下、利小便是言其常，而在小柴胡汤和解基础上，如果兼用汗、下、利小便之法，则是言其变，故临床辨治少阳病，应做到知常而达变。

266 本太陽病不解，轉入少陽者，脇下鞕滿，乾嘔不能食，往來寒熱，尚未吐下，脉沉緊者，與**小柴胡湯**。方一。

柴胡八兩　人參三兩　黃芩三兩　甘草三兩，炙　半夏半升，洗　生薑三兩，切　大棗十二枚，擘

上七味，以水一斗二升，煮取六升，去滓，再煎取三升。溫服一升，日三服。

【释义】论太阳病不解，转入少阳的证治。

上二条言少阳本经自病，此条谓太阳病不解，传入少阳，枢机不利，故症见胁下硬满、干呕不能食、往来寒热等。因尚未用吐、下法误治，正气未伤，故当无邪陷三阴之可能，测知其虽见脉沉紧，非少阴阳虚，是病已去表而转入少阳之象。盖太阳证罢，脉则不浮，少阳证见，故与之相对曰沉；紧有弦之意，为少阳之脉。脉症合参，少阳证具，故以小柴胡汤和解枢机为治。

267 若已吐下、發汗、溫針，讝語，柴胡湯證罷，此爲壞病，知犯何逆，以法治之。

【提要】承上条论少阳病误治后变证的治则。

少阳病治宜和解，汗、吐、下、温针皆当禁用，误用则易引发变证。如谵语即为误治的变证之一，如柴胡汤证不复存在，此时病证已然发生改变，故谓之坏病，当全面了解其病证表现，综合分析，明确病机，辨证施治。

268 三陽合病，脉浮大，上關上[1]，但欲眠睡，目合則汗。

【校注】

〔1〕上关上:脉端直以长,即弦脉。

【释义】论三阳合病的脉症。

太阳、阳明、少阳三阳合病,浮主太阳,大为阳明,上关上即脉形弦长,为少阳之脉。此三阳脉皆见,反映阳热之邪壅盛为甚。邪热壅盛,扰于神明,则昏昏而欲眠睡。"目合则汗",即寐则汗出,亦称为盗汗。盖目合则寐,阳气入里,内热转盛,迫液外泄,则为汗出。本条未出治法方药,临证可观其脉证,随证治之。

269 傷寒六七日,無大熱,其人躁煩者,此爲陽去入陰[1]故也。

【校注】

〔1〕阳去入阴:即邪气离表入里之意。

【释义】论伤寒表病入里之证。

伤寒六七日,若邪气入里,则表无大热,即发热恶寒、头痛、脉浮等表证已除,故曰"阳去"。邪气由表入里,有三阳传入三阴,常以少阳为通路。"入阴"指由表入里,躁烦提示病不解而传于里。唯躁烦一证,阴证阳证皆可出现,若欲确诊,尚须结合脉症详辨。

270 傷寒三日,三陽爲盡,三陰當受邪,其人反能食而不嘔,此爲三陰不受邪也。

【释义】论伤寒不传三阴之辨证。

《素问·热论》有"一日太阳,二日阳明,三日少阳,四日太阴,五日少阴,六日厥阴"之说。伤寒第三天,三阳病程已尽,理应传入三阴。若饮食如常,不呕,并不见太阴病之"腹满而吐,食不下"、少阴病之"欲吐不吐"、厥阴病之"饥而不欲食,食则吐蛔"等症,提示邪未传入三阴。由此可见,伤寒六经病传变,不可拘泥于日数,而是以脉症为凭。

271 傷寒三日,少陽脉小[1]者,欲已[2]也。

【校注】

〔1〕脉小:非指小脉,乃是与原来脉势相比为小。《素问·离合真邪论》指出脉"大则邪至,小则平",故欲已也。

〔2〕已:病愈。

【释义】论少阳病欲愈的脉象。

伤寒三日，为病传少阳之日，但其脉不弦而小，则提示少阳之邪渐衰而欲愈。然临床当脉症合参，方为稳妥。如脉虽小而病症加剧，则为邪盛正衰，不可不知。

272　少陽病，欲解時，從寅至辰上。

【释义】论少阳病欲解时。

少阳属木，配四时则旺于春，于一日则旺于寅卯辰时，此时得少阳之气旺，抗邪有力而病欲解。

伤寒论卷第六

汉　张仲景述　晋　王叔和撰次
宋　林　亿校正
明　赵开美校刻
沈　琳仝校

辨太阴病脉证并治第十　辨少阴病脉证并治第十一
辨厥阴病脉证并治第十二厥利呕哕附

辨太阴病脉证并治第十(273-280条)

提要:本篇共8条。主要论述了太阴阳虚,中寒湿阻,升降失调之呕吐下利、腹满时痛的四逆辈证。兼述了太阴风淫末疾致四肢烦痛的桂枝汤证,以及脾家气血不和引起的腹满时痛的桂枝加芍药汤证和大实痛的桂枝加大黄汤证。篇末"太阴为病,脉弱……设当行大黄芍药者,宜减之",反映了太阴病证多属虚寒之情,故其治法当以温补为要,对酸苦涌泄之品皆非太阴之所宜,并寓有治太阴病,尤当保胃气之意。

273　太陰之爲病,腹滿而吐,食不下,自利[1]益甚,時腹自痛。若下之,必胸下結鞕[2]。

【校注】

[1]自利:自发性下利。

[2]胸下結鞕:指胃脘部痞结胀硬。

【释义】论太阴病提纲及误下后的变证。

太阴在脏为脾,属土主湿,主运化而司大腹。脾阳虚衰,运化失职,寒湿阻滞,气机不畅,则腹中胀满。脾胃虚寒,寒湿内停,升降失常,胃气上逆则呕吐而食不得下;脾虚气陷,寒湿下注,清气不升则自下利。脾阳虚衰,失治误治,

203

有渐至少阴虚寒之变,故下利越来越重、腹满痛等症亦因下利而增剧。寒凝脾络,脾络时通时阻,则时腹自痛。

太阴病,因脾阳虚衰,寒湿中阻所致,治当温运中阳,培土胜湿。若将腹满时痛误认为阳明实证,反用寒凉攻下,必使中气益虚,阳虚不运,阴邪内结,则胃脘部痞结胀硬。

274 太陰中風,四肢煩疼,陽微陰濇[1]而長者,爲欲愈。

【校注】

[1] 阳微阴涩:此处指脉象,阴阳作浮沉解,即浮取而微,沉取而涩。

【释义】论太阴中风的脉症及预后。

"太阴中风",指脾虚之人感受风邪。脾主四肢,风淫末疾,故四肢烦疼。脉浮取而微,是风邪不盛;沉取而涩,为里虚湿滞;脉由微涩转见长脉,提示正气来复,驱邪外出有力,故病欲愈。

275 太陰病欲解時,從亥至丑上。

【释义】论太阴病欲解时。

三阳病欲解时,在于经气自旺;三阴病欲解时,在于阳气来复。脾为阴中之至阴,其气旺于亥、子、丑三时,此时阴消阳长,阳从内生之助,利于驱寒,故欲自愈。

276 太陰病,脉浮者,可發汗,宜**桂枝湯**。方一。

桂枝三兩,去皮　芍藥三兩　甘草二兩,炙　生薑三兩,切　大棗十二枚,擘

上五味,以水七升,煮取三升,去滓,溫服一升。須臾啜熱稀粥一升,以助藥力,溫覆取汗。

【释义】论太阴表证的证治。

太阴病里虚寒证,其脉当沉;今脉不沉而浮,是为太阴表证。太阴病表,里虚不甚,不可峻发其汗。治以桂枝汤既能解肌发表,又能调和脾胃,且祛邪而不伤正,又寓有建中之意,故用于太阴脾虚而患中风表虚证者最为适宜。

277 自利不渴者,屬太陰,以其藏有寒[1]故也,當溫之,宜服四逆輩[2]。二。

【校注】

[1] 藏有寒:指脾脏虚寒。

[2] 四逆辈:四逆汤一类。《医宗金鉴·订正仲景全书》注:"指四逆、理中、

附子等汤而言也。"辈,《太平圣惠方》卷八作"汤"。

【释义】论太阴里虚寒的证治。

太阴脾脏阳虚,清阳不升则下利;寒湿之气弥漫则不渴。证属里虚寒,故治当温里。然未言主方,只云如理中汤、四逆汤一类的方剂,示人当据病证轻重缓急,灵活选用温脾或脾肾双补方药,如轻者可用理中汤温中祛寒,重者则用四逆汤补火生土。

278 傷寒脉浮而緩,手足自溫者,繫[1]在太陰;太陰當發身黃,若小便自利者,不能發黃;至七八日,雖暴煩下利日十餘行,必自止,以脾家實[2],腐穢[3]當去故也。

【校注】

[1]系在太阴:即涉及太阴。系,联系、涉及之意。

[2]脾家实:即脾阳恢复之意。实,在此指正气充实。

[3]腐秽:指肠中腐败秽浊之邪。

【释义】论太阴病阳复向愈的临床表现与机理。此条可分三段理解。

第一段:"伤寒脉浮而缓……系在太阴",论太阳中风与太阴中风证的鉴别。外感风寒之邪,脉浮而缓,若为太阳中风,当发热、汗出;今仅见手足自温,而身不热,故非太阳中风。此乃脾主四肢,太阴为三阴病之初,阳虚不甚,脾阳尚能布运四肢之故。

第二段:"太阴当发身黄……不能发黄",论太阴寒湿发黄。病至太阴,脾阳不运,寒湿郁滞,肝胆疏泄失常,胆汁外溢而发黄。若小便自利,湿从下泄而不内郁,则不能发黄。

第三段:"至七八日……腐秽当去故也",论太阴病欲愈之机转。病至七八日,若骤然出现烦扰不宁,且下利日十余行,此乃脾阳来复,正胜邪却,留滞于肠中腐秽积滞从下利而去,疾病向愈之佳兆。待肠中腐秽尽去,其下利自然停止,此时切不可妄用固涩止利之品,否则有闭门留寇之弊。

"暴烦下利日十余行",看似属病情加重,实质却是正气恢复祛邪外出的反映,与三阳经病正胜邪却,"战汗"作解表现形式虽不同,其机理则是一致的。这种下利与太阴脾虚寒的下利有近似之处,但病机迥然不同。太阴虚寒下利为脾虚气陷,运化无力,寒湿下注,表现为下利溏薄、自利益甚;太阴阳复下利则是正盛邪却,下利多腐秽之物,且下利多能自止,诸症亦随之而除。

279 本太陽病,醫反下之,因爾腹滿時痛者,屬太陰也,桂枝加芍藥湯主之；大實痛者，桂枝加大黃湯主之。三。

桂枝加芍藥湯方

桂枝三兩，去皮　芍藥六兩　甘草二兩，炙　大棗十二枚，擘　生薑三兩，切

上五味，以水七升，煮取三升，去滓，溫分三服。本云桂枝湯，今加芍藥。

桂枝加大黃湯方

桂枝三兩，去皮　大黃二兩　芍藥六兩　生薑三兩，切　甘草二兩，炙

大棗十二枚，擘

上六味，以水七升，煮取三升，去滓，溫服一升，日三服。

【释义】论太阳病误下，邪陷太阴经脉气血阴阳不和的证治。

太阳病，不当下而下，故曰"反"。足太阴之脉，起于足大趾内侧端，上行过内踝，沿下肢内侧前缘上行，入腹，属脾络胃。误下太阳，虚其里气，邪气乘虚内陷太阴经脉。若属太阴脾脏虚寒、寒湿内阻、升降失常，当见吐利等症；今仅见腹满时痛，说明此非阳虚寒盛，而是太阴经脉血脉不和，气血壅滞。治以桂枝加芍药汤，调和气血阴阳，缓急止痛。"大实痛"，是针对"腹满时痛"而言，形容其病势较重，即腹满疼痛俱甚，提示此时脾络气滞血瘀更甚，治当和络止痛，兼通实滞，方用桂枝加大黄汤。

桂枝加芍药汤，即桂枝汤倍用芍药，方中桂枝、甘草、生姜相配，辛甘合化，通阳散寒；重用芍药，一则与甘草相伍，缓急止痛；二者可活血通络。甘草、大枣补中益气。全方可通经脉，利血气，消满止痛，以治脾经气血不和所致之腹满时痛。

桂枝加大黄汤，即桂枝汤倍芍药加大黄而成。所以加大黄者，因本证气血经络瘀滞较重，故加大黄以增活血化瘀、通经活络之功，并可导滞通便，用于太阴腹痛拒按，或大便不利者，较为适宜。

280　太陰爲病，脈弱，其人續自便利，設當行大黃芍藥者，宜減之，以其人胃氣弱，易動故也。下利者，先煎芍藥三沸。

【释义】论脾胃气弱当慎用寒凉药物。

太阴病，脉弱，自下利，提示脾阳虚弱，运化不及。即使邪陷太阴经脉壅滞较甚，见腹满时痛或大实痛等症，需用大黄、芍药等寒凉攻伐之品者，亦当减其用量。究其因，乃太阴病脾胃虚弱，易被苦寒或阴柔之品所伤，而导致下利。

本条承上条，举例说明太阴病以虚寒证为主，治当温补。即便有邪实，攻伐亦应慎重，意在重申太阴病之治禁苦寒攻下之法；推而言之，凡脾胃虚弱者，一切攻伐伤正之剂，均应慎用。

辨少阴病脉证并治第十一（281-325条）

提要：本篇共45条。论述了少阴病的脉证与治疗。少阴病证可分为少阴阳虚寒化证和在此基础上的阳虚阴竭证，以及少阴阴虚热化证三种。阳虚寒化证，是以"脉微细，但欲寐"统摄，包括四逆汤证、桃花汤证、真武汤证、附子汤证、白通汤证等。阳虚阴竭证则有白通加猪胆汁汤证。阴虚热化证，包括心肾不交，水虚于下而火炎于上的黄连阿胶汤证；水热互结于下的猪苓汤证；少阴阴虚而阳明燥结的急下证。少阴与太阳为表里，因而有"太少两感"之麻黄附子细辛汤证和麻黄附子甘草汤证。少阴之经上循咽喉，故又有少阴咽痛的猪肤汤、甘草汤、桔梗汤、苦酒汤、半夏散等证。纵观本篇，体现了少阴病证亦有阴阳表里寒热虚实辨证之法。

281 少陰之爲病，脉微細，但欲寐[1]也。

【校注】

[1] 但欲寐：指似睡非睡、精神萎靡、体力衰惫的状态。

【释义】论少阴病提纲。

《脉经》云："微脉极细而软，或欲绝，若有若无。"脉微主阳虚，脉细主阴亏。脉微细则主少阴心肾阴阳气血俱虚。然"微"在前而"细"在后，含有阳虚为主的含义。"但欲寐"，形容病人似睡非睡，精神萎靡不振的状态，此乃少阴为病，阴阳两虚，精气不足，复被寒邪所困而致。以上一脉一症，作为辨证要点，揭示了少阴病心肾阴阳俱虚而以阳虚为主的病变特点，故为少阴病提纲。

282 少陰病，欲吐不吐[1]，心煩，但欲寐。五六日自利而渴者，屬少陰也，虚故引水自救，若小便色白[2]者，少陰病形悉具。小便白者，以下焦[3]虚，有寒不能制水[4]，故令色白也。

【校注】

[1] 欲吐不吐：指要吐而又不得吐出。

[2] 小便色白：小便量多色淡，即小便清长。

[3] 下焦：即肾脏。

[4] 水：《千金翼方》卷十作"溲"。

【释义】论少阴寒化证的病机及辨证要点。

少阴阳虚阴盛，正邪相争而少阴气馁，欲受不甘，欲却而不能，故欲吐不吐；阴寒盛于内，虚阳上扰故心烦；阳气虚衰，又被寒邪所困，精气不足，阴气用事，故但欲寐。五六日之后，阴寒更重，肾阳更虚，不能温暖脾土，故自下利；阳虚不能蒸化津液以上承，故口渴而引水自救，但必喜热饮且量不多。"自利而渴"，乃少阴肾阳虚衰所致，故云"属少阴也"。下焦阳虚，不能制水，故小便清长。

症见欲吐不吐、心烦、但欲寐、自利而渴等症，可辨其病在少阴。然少阴为病，有阳虚、阴亏之异。为此，特进一步提出少阴虚寒证的辨证要点，即"小便色白"。这是因为，小便色白，是肾阳虚衰、不能温化的见症，对确诊少阴阳虚寒化证具有重要的辨证意义。

283 病人脉陰陽俱緊，反汗出者，亡陽也。此屬少陰，法當咽痛，而復吐利。

【释义】论少阴寒盛亡阳之脉证。

"脉阴阳俱紧"，即尺寸脉皆紧，为太阳伤寒脉象。紧脉主寒、主实，本应无汗，而反见汗出者，是寒盛阳气外亡，不能固表的征象，故其病已不属太阳，而"属少阴"。太阳与少阴为表里，少阴阳气充实，则卫外有力，太阳表邪不能内传。若寒邪盛于表，而里阳不足，则太阳表邪可乘虚飞渡少阴。阴寒内盛，逼迫阳气外亡，故曰"亡阳也"。少阴经脉循喉咙，少阴肾为胃之关，又主司二阴。少阴感寒，寒邪直入，经脏俱病，故"法当咽痛，而复吐利"。

284 少陰病，欬而下利讝語者，被火氣劫[1]故也，小便必難，以强責[2]少陰汗也。

【校注】

[1] 被火气劫：指被火法强取发汗所伤。劫，作逼迫解。

[2] 强责：即强求。《说文解字·贝部》："责，求也。"

【释义】论少阴病火劫伤阴的变证。

少阴之脉，从足走腹，循喉咙，其支别至肺。少阴病见咳而下利，本为阳虚寒盛之证，此因寒邪上逆于肺而作咳，下迫于肠则下利，治应用四逆汤等温阳散寒。若误用火疗之法，强迫发汗，必致火热伤阴而小便难。火邪内迫，胃燥津伤，心神被扰，故而谵语。以上诸症，皆因少阴被火劫汗之过，故曰"以强责少阴汗也"。此条论火劫伤阴而化燥，与上条少阴阳虚寒盛亡阳相对比，以突出辨证论治思维。

285 少陰病,脉細沉數,病爲在裏,不可發汗。

【释义】论少阴病阴虚者禁汗。

少阴病,见脉细沉数,细主阴亏,沉脉主里,数为有热,据脉当辨为少阴阴虚有热。发汗则津液更伤,阴愈虚而热愈炽,故不可发汗。其治当壮水之主,以制阳光。

286 少陰病,脉微,不可發汗,亡陽故也;陽已虚,尺脉弱濇者,復不可下之。

【释义】论少阴阳虚禁汗,阴阳两虚又不可攻下。

微脉是极细极弱,似有似无之脉,主阳气大虚。"少阴病,脉微",说明少阴心肾阳气虚衰,误汗则虚阳随汗外越,恐有亡阳之变,故不可发汗。

尺脉候里、候肾。"尺脉弱涩",即尺脉涩而无力,主阴血亏虚,不能充盈脉道。"阳已虚",是承本条上半句而言,即病人不仅阳虚,阴津亦亏,下之既竭其阴,又伤其阳,故汗、下均应禁忌。

287 少陰病,脉緊,至七八日自下利,脉暴微[1],手足反温,脉緊反去者,爲欲解也,雖煩下利,必自愈。

【校注】

[1]脉暴微:非指微脉,乃紧脉变缓,主寒去邪却。

【释义】论少阳病阳回自愈的辨证。

少阴病脉紧,证属阳虚里寒。七八日后,见自下利,似阳虚阴盛,病势增重,应有四肢厥逆、畏寒蜷卧、躁扰不宁等症。今脉由紧变缓,是阴寒消退;手足转温,知阳气来复。阳回阴退,其病当欲解。来复之阳与邪抗争则烦,逐阴邪下出则下利,此与第278条所论太阴病暴烦下利为脾家实腐秽当去的意义相同。

288 少陰病,下利,若利自止,惡寒而蜷卧[1],手足温者,可治。

【校注】

[1]蜷卧:肢体蜷曲而卧,形容病人极度畏寒之状。

【释义】论少阴虚寒证,手足温者可治。

少阴病虚寒下利,多见畏寒而蜷卧,此为阳虚而阴寒盛。阳虚下利,若利自止,手足逐渐转温,为里和阳气得复的佳兆。四肢为诸阳之本,最能反映阳气的盛衰。手足温,说明阳气已复,虽畏寒而蜷卧,犹有可治之机,应据病情选用四逆汤等温阳散寒。此条提示,少阴虚寒证的转归和预后,以阳复阴消为要。

289 少陰病,惡寒而踡,時自煩,欲去衣被者,可治。

【释义】论少阴病,烦热欲去衣被者可治。

少阴阳虚阴盛者,多恶寒蜷卧,喜近衣被。假如时时心烦,欲揭去衣被,为阳气来复与阴邪抗争之征象,故曰可治。然虚阳暴脱之证,亦可见躁烦而不欲近衣,故临证应结合其他阳回之征,方较稳妥。

290 少陰中風,脉陽微陰浮者,爲欲愈。

【释义】论少阴中风欲愈之脉。

寸脉为阳,尺脉为阴。少阴中风,脉寸浮而尺沉。寸脉微者,知邪不盛;尺脉浮者,示阳气得复;脉阳微而阴浮,反映了正胜而邪衰,邪有外出之机,故其病欲愈。

291 少陰病欲解時,從子至寅上。

【释义】论少阴病欲解时。

少阴病为阳衰阴盛之证,从子至寅,为阳气始生之时,在此时由于能得阳气相助,阳长则阴消,阳进而病退,故为其病欲解的有利时机。

292 少陰病,吐利,手足不逆冷,反發熱者,不死。脉不至者至,一作足,灸少陰[1]七壯。

【校注】

[1] 灸少阴:即灸少阴经穴位。

【释义】论少阴阳虚,脉不至者可灸。

少阴阳虚阴寒吐利,阳虚不达四末,本当手足逆冷。今手足非但不逆冷,反发热,乃是阳气来复、阴寒退却之佳兆,故为"不死"。

少阴病,阳气不足,脉应见微弱。吐利后,脉不至,若伴见肢厥、畏寒、身蜷等阴寒之象,则为阳气大虚、真气难续,阴阳之气将要离决的危候。若手足不逆冷,而反发热,乃是吐利后正气暴虚,脉搏一时难以接续所致,可艾灸少阴经穴位七壮,急温其阳以复其脉。

293 少陰病,八九日,一身手足盡熱者,以熱在膀胱,必便血也。

【释义】论少阴病热移膀胱的证候。

少阴与太阳互为表里。少阴病八九日不解,见一身手足尽热,是少阴之邪转出太阳之证。病由阴转阳,由里达外,此为阳复邪退。若太阳之热不解,灼伤阴络,迫血妄行,还可发生便血。关于"便血",后世有小便尿血和大便下血之说,因太阳包括足太阳膀胱及手太阳小肠,故以上两种说法均可成立。

294　少陰病,但厥無汗,而强發之,必動其血,未知從何道出,或從口鼻,或從目出者,是名下厥上竭[1],爲難治。

【校注】

[1]下厥上竭:阳气亡于下而厥逆,故称下厥;阴血脱于上而耗竭,故称上竭。

【释义】论强发少阴之汗而致动血之证。

少阴病,阳虚阴亏,故厥冷而无汗,理应禁汗。若强发其汗,不但阴阳更伤,更能扰动营血而妄行,或从口鼻,或从目出。阳气衰于下则厥逆,营血外出于上而耗竭,故名下厥上竭;下厥当温,血妄上行又不可温,顾此失彼,故曰"难治"。

295　少陰病,惡寒,身踡而利,手足逆冷者,不治。

【释义】论少阴阳衰之危候。

少阴病,恶寒,身蜷而利,为阳虚阴盛。若手足逆冷者,说明阴寒独盛,阳气不能为继,此为有阴无阳之危候,故曰"不治"。第288条言恶寒身蜷而下利,手足温者可治。两条合看,一为可治,一为不治,其辨证关键在于手足温与不温。

296　少陰病,吐利躁煩,四逆者死。

【释义】论少阴阳气衰竭的危候。

少阴阳衰,阴寒内盛,火不生土,胃气上逆,故呕吐下利;弱阳与盛阴相争而欲亡,则其人躁扰不宁。阴寒盛极而阳气极虚,以致阴阳气不相顺接,则见手足冷过肘、膝。此属阴盛于内、阳亡于外,阴阳已见离决之势,病情极为危笃,故曰"死"。

297　少陰病,下利止而頭眩,時時自冒[1]者死。

【校注】

[1]自冒:指眼发昏黑,目无所见的昏晕。

【释义】论少阴病阴竭阳脱的危候。

第288条言少阴病下利,利止而手足转温者可治。今下利虽止,未言手足温,反见头眩和时时自冒之象,为阴竭于下、阳脱于上,此属阴阳离决之证,故为死候。

298 少陰病,四逆惡寒而身踡,脉不至,不煩而躁者死。一作吐利而躁逆者死。

【释义】论少阴病阳绝神亡的危候。

少阴阳虚,阴寒极盛,故四肢逆冷,畏寒蜷卧;阳气虚竭,无力鼓动血脉,故脉不至。不见心烦,唯见躁扰者,纯阴无阳,神气将亡。阳绝神亡,故为死候。

299 少陰病,六七日息高[1]者死。

【校注】

[1]息高:指呼吸表浅,出多入少之喘息。

【释义】论少阴病肾气下绝,肺气上脱的危候。

肺主呼气,为气之标;肾主纳气,为气之本。少阴病六七日,呼吸表浅,气息浮游于上,不能纳气归根,呈呼多吸少之状,为肾气绝于下、肺气脱于上的危候,故曰死。

300 少陰病,脉微細沉,但欲臥,汗出不煩,自欲吐,至五六日自利,復煩躁不得臥寐者死。

【释义】论少阴病阴阳离决的危候。

脉微细沉,但欲卧,自欲吐,为少阴虚寒证之征。汗出不烦是阳气外亡而无力与阴邪相争。此少阴阳衰阴盛,当急救回阳。若延至五六日,阴盛格阳,则又见下利而烦躁不得卧寐。此为阴阳离决之候,故曰"死"。

295~300六条,后世称"少阴六死证",皆论阳气败亡之证。其死之因,总不外亡阳、竭阴,或元气上脱。从而提示医者,在救治少阴病时,不仅要注意固护阳气,同时也要保存阴液。

301 少陰病,始得之,反發熱,脉沉者,**麻黃細辛附子湯**主之。方一。

麻黃二兩,去節　細辛二兩　附子一枚,炮,去皮,破八片

上三味,以水一斗,先煮麻黃,減二升,去上沫,內諸藥,煮取三升,去滓,溫服一升,日三服。

【释义】论太阳少阴两感的证治。

少阴里虚寒证,若非阴盛格阳,本不发热。今始得之而发热,知表有邪也。

然病在表,脉当浮。今见沉脉,沉脉主里,此为少阴里虚寒。治太阳应发汗,治少阴当温阳,此太阳与少阴表里同病,治当温经发汗,方用麻黄细辛附子汤。

麻黄细辛附子汤由麻黄、附子、细辛三药组成,用麻黄发汗以解太阳之表,附子扶阳以温少阴之里;细辛则既能解在表之汗,又能散少阴之邪,与麻黄、附子同用,可兼有表里同治之功。三药共用,具有扶正祛邪、温阳解表的作用,可温少阴之经而发太阳之表。

302　少陰病,得之二三日,**麻黄附子甘草湯**微發汗。以二三日無[1]證,故微發汗也。方二。

麻黃二兩,去節　甘草二兩,炙　附子一枚,炮,去皮,破八片

上三味,以水七升,先煮麻黃一兩沸,去上沫,內諸藥,煮取三升,去滓,溫服一升,日三服。

【校注】

[1]无:《金匮玉函经》卷四、《注解伤寒论》卷六下有"里"字。指无少阴虚寒所见的恶寒蜷卧、四肢逆冷、下利清谷、脉微欲绝等症。

【释义】论太少两感轻证的证治。

少阴病,即上述表里同病,得之二三日,表证仍未解,然又不见恶寒蜷卧、四肢逆冷、下利清谷、脉微欲绝等里虚寒证,知邪仍在表,但较前条"始得之",病情相对较久,证势稍缓。故用麻黄附子甘草汤,微发其汗则愈。"以二三日无里证,故微发汗"为自注句,指出少阴病虽二三日,无里虚寒证,可微发其汗;言外之意,若有里证,则此方不可用。

麻黄附子甘草汤,即麻黄细辛附子汤去细辛加炙甘草。因本证邪轻势缓,故去细辛以防辛散太过,加炙甘草可益气和中,如此则既能发微汗,而又不伤正。

301、302两条均论太阳、少阴两感证治,结合太阳病中篇第92条合而观之,可知太少两感的治疗亦有开手三法:风寒之邪初客少阴,脉沉,反发热,用麻黄细辛附子汤温经发汗。邪客少阴,病程稍长,正气较弱,无下利清谷、四肢逆冷之里虚寒证,用麻黄附子甘草汤微发汗。若服麻黄细辛附子汤或麻黄附子甘草汤后,病不解,又见下利清谷、四肢厥冷等里虚寒证者,当用四逆汤温阳散寒,急救其里,不可再用麻黄之属攻表。

303　少陰病,得之二三日以上,心中煩,不得臥,**黃連阿膠湯**主之。方三。

黄連四兩　黄芩二兩　芍藥二兩　雞子黄二枚　阿膠三兩,一云三挺

上五味,以水六升,先煮三物,取二升,去滓,内膠烊盡,小冷,内雞子黄,攪令相得,温服七合,日三服。

【释义】论少阴病阴虚火旺的证治。

手少阴心为火脏,足少阴肾为水脏,邪犯少阴为病,可有寒化和热化两种不同证候。如素体阳虚阴盛,则外邪从阴寒化而成少阴寒化证;若素体阴虚阳亢,则外邪从阳化热而形成少阴热化证。少阴病,得之二三日以上,无呕利厥逆、但欲寐诸证,知其非里阳虚证。

生理情况下,少阴心火下交于肾,以温肾阳,使肾水不寒;肾水上济于心,以滋心阴,则心阳不亢,如此则心肾水火交通既济。今少阴病,得之二三日以上,不见肾阳虚寒诸症,而出现心中烦、不得卧。不得卧者,言烦之甚而不能安也,临床多表现为每晚阳入于阴之时则烦甚而不能卧寐,越不能入寐则心愈烦。此乃少阴阴虚,肾水不能上济于心,心肾不交证,临床所见,尚有脉细数、舌红苔少等。治以黄连阿胶汤滋阴泻火,使心肾相交,水火既济。

黄连阿胶汤是滋阴降火的代表方。用黄连、黄芩泻心火以除烦热,用阿胶滋肾水、鸡子黄养心血以滋少阴而养营血。芍药与芩连相伍,酸苦涌泄而清火;与阿胶、鸡子黄相配,酸甘化液以滋阴。诸药合用,泻心火而滋肾水,使水火既济,临床用于阴虚火旺之心烦失眠疗效颇佳。

304　少陰病,得之一二日,口中和[1],其背惡寒者,當灸之,**附子湯**主之。方四

附子二枚,炮,去皮,破八片　茯苓三兩　人參二兩　白术四兩　芍藥三兩

上五味,以水八升,煮取三升,去滓,温服一升,日三服。

【校注】

[1]口中和:指口中不苦、不燥、不渴。

【释义】论少阴阳虚,寒湿身痛的证治。

少阴病一二日,口中不燥不渴,是无里热。督脉及太阳经多循行于背部,少阴阳虚,寒湿凝滞,故背恶寒。证属阳虚阴盛,其治可内服附子汤,外用灸法,灸药并用,温经扶阳,散寒除湿,奏效更捷。

附子汤用附子温肾扶阳,人参大补元气,二药相伍,补阳气而固根本。茯苓、白术健脾利水化湿,以利于宣通阳气。芍药和营而通血痹,既可制术、附之温燥,又能配苓、术利水,同时又有缓急止痛之功。诸药同用,温阳除湿,祛寒止痛,主治肾阳虚衰、寒湿凝滞的身痛、骨节疼痛。

305 少陰病,身體痛,手足寒,骨節痛,脉沉者,附子湯主之。五。
用前第四方。

【释义】承上条继论阳虚有寒的附子汤证。

《素问·痹论》云:"痛者寒气多也,有寒故痛也。"少阴阳虚,寒湿不化,流注关节,凝滞不行,故身痛、骨节痛;阳虚阴盛,阳气不达四末,则手足寒;脉沉者,寒盛于里也,与太阳伤寒麻黄汤证的寒居于表而脉浮不同。其治不可发汗,可用附子汤温经回阳,祛湿止痛。

以上两条,皆论附子汤证,第 304 条以背恶寒为主症,责之于阳气虚。第 305 条以身痛、骨节痛为主症,责之于阴寒盛;两条合参,故知其证属阳虚失煦、寒湿凝滞。身痛一证,《伤寒论》中还见于麻黄汤证和桂枝新加汤证,麻黄汤所治之身痛,伴脉浮、无汗等症,乃风寒之邪,凝滞肤表所致;桂枝新加汤证为汗后身痛,脉见沉迟,属气血营卫虚损,肌表失养。

306 少陰病,下利便膿血者,**桃花湯**主之。方六。
赤石脂一斤,一半全用,一半筛末　　乾薑一兩　　粳米一升
上三味,以水七升,煮米令熟,去滓,温服七合,内赤石脂末方寸匕,日三服。若一服愈,餘勿服。

【释义】论少阴虚寒下利便脓血的证治。

下利便脓血者,固多属热,治当寒以彻热。少阴病,本为下焦虚寒,肾阳虚衰,火不暖土则下利。下利日久,关门不固,则滑脱不禁。虚寒久利,气血不摄,亦可下利脓血。其证候特点是,下利而腹痛绵绵,喜温喜按,而无里急后重、大便臭秽等。此属脾肾阳虚,统摄无权,滑脱不禁。治用桃花汤温阳散寒,涩肠固脱。

桃花汤由赤石脂、粳米、干姜组成。赤石脂性温而涩,入下焦血分,一半入煎,一半为末、小量粉末冲服,涩肠固脱;干姜守而不走,温中散寒;粳米甘温益气,补久利之虚。三药共奏涩肠固脱之功,宜治纯虚无邪下利滑脱不禁之证。

307 少陰病,二三日至四五日,腹痛,小便不利,下利不止,便膿血者,桃花湯主之。七。用前第六方。

【释义】承上条再论下焦虚寒便脓血证治。

少阴病二三日至四五日,则病程较长,虚寒更甚。阳虚阴盛,寒滞不解,故腹痛。利多津伤,兼阳虚不化,故小便不利;脾肾阳衰,失于温化,统摄无权,故下利不止;阳虚气陷,不能摄血,则便脓血;证属脾肾阳衰,滑脱不禁,故仍用桃

花汤温阳散寒,涩肠固脱。

308 少陰病,下利便膿血者,可刺。
【释义】论少阴病阴虚有热便脓血者,可用刺法。

针刺法多用以泻热,本证云少阴病,下利便脓血,可用刺法,测知其证为少阴热利而非虚寒。少阴病,阴虚阳亢,从阳化热,热伤血络而便脓血,还可伴见里急后重、下利臭秽、舌红少苔等阴虚有热之象。

此条与306、307条,均论少阴下利、便脓血证治。然病性一寒一热,治法补泻有别,意在提示少阴下利便脓血有寒热之分。

309 少陰病,吐利,手足逆冷,煩躁欲死者,**吳茱萸湯**主之。方八。
吳茱萸一升　人參二兩　生薑六兩,切　大棗十二枚,擘
上四味,以水七升,煮取二升,去滓,温服七合,日三服。
【释义】论少阴病,吐利烦躁的可治之证。

第296条"少阴病,吐利躁烦,四逆者死",其证候与本条相似,然一为死证,一云可治,原因何在?第296条言少阴病,吐利交作,致使阳气大衰,阴寒内盛。若再见躁烦、四逆,则为独阴无阳,残阳欲脱,其"躁烦"以肢体躁扰不宁为主,其"四逆"为四肢厥逆不回,故为死证。

本条论少阴阳虚寒盛,呕吐而下利,手足逆冷,治用吴茱萸汤,其吐利乃为寒邪伤及脾胃,脾胃升降失司,而吐利并作。阳气被寒邪所郁遏,不能温养四末,故手足厥冷。本条"烦躁欲死",是形容病人烦躁得很厉害,辗转反侧,痛苦不堪,提示人体阳气虽然被阴寒所抑,但尚可与阴邪抗争,因而烦躁欲死。此证非阴盛阳亡,而是寒邪犯胃,浊阴上逆,阳与阴争,故用吴茱萸汤温中散寒,降逆止呕。

310 少陰病,下利,咽痛,胸滿,心煩,**豬膚湯**主之。方九。
豬膚[1]一斤
上一味,以水一斗,煮取五升,去滓,加白蜜一升,白粉[2]五合,熬香,和令相得[3],温分六服。
【校注】
[1]猪肤:即刮去内脂及外垢的猪皮。
[2]白粉:白米粉。
[3]和令相得:即调和均匀。

【释义】论少阴阴虚咽痛证治。

手少阴心经上挟咽,足少阴肾经循喉咙挟舌本,若邪犯少阴经脉,则可出现咽喉病变。少阴病,下利伤阴,虚火循经脉上循于咽喉,而致咽痛。少阴之脉,其支者,从肺出络心、注胸中。少阴虚火循经上扰,经气不利,还可出现胸闷、心烦等症。证属少阴水火不济,虚火上炎,故用猪肤汤滋肾润肺,和中止利。

猪肤,即去掉内层肥肉的猪皮。猪为水畜,其肤甘润微寒,可滋肺肾,清少阴浮游之火;白蜜甘寒生津润燥,益气除烦;白粉,即炒香之米粉,甘缓和中,补下利之虚。三药相配,清热而不伤阴,润燥而不滋腻,具有滋阴津、清虚火之功,用于阴虚而热不甚,兼下利脾虚的咽喉疼痛,甚为适宜。

311　少陰病,二三日咽痛者,可與甘草湯。不差,與桔梗湯。十。

甘草湯方

甘草二兩

上一味,以水三升,煮取一升半,去滓,温服七合,日二服。

桔梗湯方

桔梗一兩　甘草二兩

上二味,以水三升,煮取一升,去滓,温分[1]再服。

【校注】

[1]温分:《金匮玉函经》卷八、《千金翼方》卷十、《注解伤寒论》卷六作"分温"。

【释义】论少阴客热咽痛的证治。

少阴病二三日,咽痛,无他证,为少阴阴火上扰,客于经脉所致。据临床观察,少阴虚火上扰之咽痛,多表现为咽部充血不甚,兼见舌红少苔、脉细数、小便黄而量少等阴虚内热证候。若咽部尚未溃破生疮者,可治用甘草汤。服甘草汤后,咽喉疼痛不解者,可再予桔梗汤,清热解毒,开肺利咽。

甘草汤,只取生甘草一味。生甘草味甘平,善治少阴阴中伏火,并能清热解毒,缓急止痛。若药后咽痛不除,为邪热闭郁较重,故加桔梗辛开苦泄,而有宣肺、开结、利咽、解毒、排脓之功用。

312　少陰病,咽中傷,生瘡,不能語言,聲不出者,**苦酒湯**主之。方十一。

半夏洗,破如棗核[1],十四枚　雞子一枚,去黄,内上苦酒[2],著雞子殼中

上二味,内半夏著[3]苦酒中,以雞子殼置刀環[4]中,安火上,令三

沸,去滓,少少含嚥之,不差,更作三劑。

【校注】

[1] 核:《金匮玉函经》卷八、《注解伤寒论》卷六下有"大"。

[2] 苦酒:米醋。北魏贾思勰《齐民要术》卷八有做酢法,所列做"苦酒"法数种,皆指醋言。

[3] 著:《金匮玉函经》卷八作"于"。

[4] 刀环:即刀柄一端之圆环,便于放置蛋壳。

【释义】论少阴病咽中生疮,声音不出的证治。

少阴邪热上扰,火灼则疮生,咽喉肿痛而破溃,难于语言甚至声音不出,此咽痛重证,为痰火郁结所致,治用苦酒汤,以清热涤痰,敛疮消肿。服用时取少少含咽之法,既是内服,又寓外敷之意,以疗咽疮。

苦酒即米醋,味苦酸,可制火毒、消疮肿、敛疮面,又能活血行瘀止痛。鸡子白甘寒,清热润燥,利咽止痛。半夏涤痰散结,以开喉痹。为使药效持续作用于咽喉患处,而用少少含咽之法,以利于溃烂疮面的愈合,为今之口含剂之先河。

313　少陰病,咽中痛,**半夏散及湯**主之。方十二。

半夏洗　　桂枝去皮　甘草炙

上三味,等分,各別擣篩已,合治之,白飲和服方寸匕,日三服。若不能散服者,以水一升,煎七沸,内散兩方寸匕,更煮三沸,下火,令小冷,少少嚥之。半夏有毒,不當散服[1]。

【校注】

[1] 半夏有毒,不当散服:《金匮玉函经》卷八、《注解伤寒论》卷六无。

【释义】论客寒少阴咽痛的证治。

少阴咽痛,治以半夏散及汤,用半夏涤痰开结,桂枝通阳祛寒,甘草缓急止痛。以方测证,可知本证咽痛当属客寒痰阻。若咽痛较甚,难以下咽者,可煮散少少含咽,以增强药效。

以上310~313条,皆论少阴咽痛证治。由于少阴经脉挟咽喉或循喉咙,故少阴病有咽痛的特点,咽痛证也可作为少阴病的经证。

314　少陰病,下利,**白通湯**主之。

葱白四莖　乾薑一兩　附子一枚,生[1],去皮,破八片

上三味,以水三升,煮取一升,去滓,分温再服。

【校注】

［1］生：《金匮玉函经》卷八、《注解伤寒论》卷六下有"用"。是。

【释义】论少阴寒证,阳虚且抑的证治。

少阴病,虚寒下利,治当首选四逆汤温阳散寒止利。本条少阴病下利,治用白通汤。白通汤即四逆汤去甘草加葱白而成,葱白辛通,可破阴寒之凝结,舒展被郁遏之阳气。以方测证,可知此为少阴虚寒性下利,阳气衰微,阴寒内盛,盛寒困阳,致使阳气抑郁而不达。阳虚且抑,此非四逆汤所宜,故改用白通汤破阴以通阳。方名白通汤,取葱白通阳之义。

315　少陰病,下利脉微者,與白通湯。利不止,厥逆無脉,乾嘔煩者,白通加豬膽汁湯主之。服湯脉暴出^[1]者死,微續^[2]者生。**白通加豬膽湯**。方十四。白通湯用上方。

葱白四莖　乾薑一兩　附子一枚,生,去皮,破八片　人尿五合　豬膽汁一合

上五味,以水三升,煮取一升,去滓,内膽汁、人尿,和令相得,分温再服。若無膽,亦可用。

【校注】

［1］脉暴出:脉搏陡然浮出。

［2］微续:脉搏慢慢浮起,逐渐跳动有力。

【释义】承上条再论少阴寒盛、阳虚且抑的证治与预后。

"少阴病,下利脉微者,与白通汤",与上条意同。此言"脉微",提示白通汤证为阳虚寒盛,阳被阴抑。与白通汤后,若阳气振奋,阴寒得除,则下利当止。今下利非但未止,反增厥逆无脉,干呕而躁烦,此非药不对证,乃阴寒太盛,阳气虚衰,虚阳被阴寒之气所格拒出现的阴盛格阳证。

阴寒太盛,往往对大热之药拒而不受,反而激发寒邪之势,以致服药后证情反而加重。此时在治疗上,可依《素问·至真要大论》"逆者正治,从者反治",变正治为从治之法,在白通汤内加入苦寒之猪胆汁、咸寒之人尿,既可引阳药直入阴分,使药不格拒,又可滋阴和阳以免阴竭之危。药后若脉爆燃而见浮大者,则为元气欲脱而难以为继的危象,故预后不良;若脉由沉伏不出而徐徐渐至,是寒邪渐退、真阳恢复之象,故预后较好。

316　少陰病,二三日不已,至四五日,腹痛,小便不利,四肢沉重疼痛,自下利者,此爲有水氣,其人或欬,或小便利,或下利,或嘔者,

真[1]武湯主之。方十五。

茯苓三兩　芍藥三兩　白术二兩　生薑三兩,切　附子一枚,炮,去皮,破八片

上五味,以水八升,煮取三升,去滓,溫服七合,日三服。若欬者,加五味子半升、細辛一兩、乾薑一兩;若小便利者,去茯苓;若下利者,去芍藥,加乾薑二兩;若嘔者,去附子,加生薑,足前爲半斤。

【校注】

[1] 真:《千金翼方》卷十作"玄"。

【释义】论少阴阳虚水泛的证治。

少阴病,二三日不已,至四五日,肾阳日衰,寒邪递深。水寒之气内渍于肠则腹痛下利,阳虚气化不利则小便不利,水寒浸渍肌表则四肢沉重疼痛;以上种种,皆因肾阳虚衰,水气泛溢。治用真武汤,温补肾阳,化气行水。(真武汤方解,见太阳病中篇第82条。)

水邪变动不居,可随气机升降而为患,故其每见或然之证。若水邪上凌心肺,可见心悸而咳,加干姜、细辛以散水寒,五味子以敛肺气。若小便利则水可自去,故去茯苓以减利水之力;下利甚者,是阴盛阳衰,水走肠间,芍药酸寒,易动胃气,故去之,加干姜以温里。若水寒犯胃而呕者,可重用生姜以和胃降逆,原文去附子,然附子为真武汤主药,以不去为宜。

317　少陰病,下利清穀,裏寒外熱,手足厥逆,脉微欲絕,身反不惡寒,其人面色赤,或腹痛,或乾嘔,或咽痛,或利止脉不出者,**通脉四逆湯**主之。方十六。

甘草二兩,炙　附子大者一枚,生用,去皮,破八片　乾薑三兩,强人可四兩

上三味,以水三升,煮取一升二合,去滓,分溫再服,其脉即出者愈。面色赤者,加葱九莖;腹中痛者,去葱,加芍藥二兩;嘔者,加生薑二兩;咽痛者,去芍藥,加桔梗一兩;利止脉不出者,去桔梗,加人參二兩。病皆與方相應者,乃服之。

【释义】论少阴病阴盛格阳于外的证治。

少阴病,下利清谷,手足厥逆,脉微欲绝是阴寒盛于内,阳气大虚所致;寒邪内盛,脾肾阳虚,腐熟无权,故下利清谷;寒邪凝滞,阳虚失煦,故手足厥逆,脉微欲绝。阴寒内盛,虚阳被格于外,故身热不恶寒;虚阳被格于上,则面色赤。所谓"里寒外热",即内有真寒而外有假热。证属真阳之气,被阴寒所迫,游散于外。治以通脉四逆汤,重用附子,倍用干姜以大辛大热之药,急驱内寒,破阴

回阳。

此真寒假热之证,亦可出现兼见证。如面色赤加葱白,取其通透之性,以返上越之阳。若寒凝气滞而腹痛,则减去辛滑走阳而不利于血的葱白,加芍药以利血脉、缓解止痛。若胃气挟饮邪上逆,胃失和降而作呕,则加生姜散饮止呕。若少阴虚阳循经上浮,喉痹咽痛者,则去芍药之酸敛,加桔梗以利咽开结。若阳衰阴竭,气血大虚,利止脉不出者,则去桔梗以防耗气伤阴,加人参益气生津,固脱复脉。方后提出"病皆与方相应者,乃服之",示人处方选药务必契合病机,才能收到预期疗效。

318　少陰病,四逆,其人或欬,或悸,或小便不利,或腹中痛,或泄利下重[1]者,**四逆散**主之。方十七。

甘草炙　枳實破,水漬,炙乾　柴胡　芍藥

上四味,各十分,擣篩,白飲和服方寸匕,日三服。欬者,加五味子、乾薑各五分,并主下利;悸者,加桂枝五分;小便不利者,加茯苓五分;腹中痛者,加附子一枚,炮令坼[2];泄利下重者,先以水五升,煮薤白三升,煮取三升,去滓,以散三方寸匕内湯中,煮取一升半,分温再服。

【校注】

[1]泄利下重:指泄泻或痢疾兼有后重。

[2]坼(chè 彻):碎裂之意。

【释义】论少阴阳郁致厥的证治。

少阴病四逆,若阳虚阴盛,当有下利清谷、畏寒蜷卧、脉微等症。今但四逆而无可温之寒,亦无可下之热,其四逆因少阴之枢不利,气机郁滞,阳气被郁而不得宣达于四肢。因阳郁所致四逆,多表现为手足不温或指头微寒。治用四逆散舒畅气机,透达郁阳。

四逆散由柴胡、枳实、芍药、炙甘草四药组成。柴胡解郁行气,和畅气机,透达郁阳;枳实行气散结;芍药和血利阴;甘草缓急和中。四药相合,使气机调畅,郁阳得伸而四逆可除。

阳气郁遏,气化不利,水停气滞,则上下为病。若水饮犯肺,气逆则咳,加五味子、干姜以温肺化饮;水气凌心则悸动不安,加桂枝通阳化气,温通心阳;水气不化,小便不利加茯苓淡渗利水;寒滞于里而腹中作痛者,加附子以温阳散寒止痛;寒滞气阻而泄利下重者,加薤白散寒通阳,开结行滞。

319 少陰病,下利六七日,欬而嘔渴,心煩不得眠者,**豬苓湯**主之。方十八。

豬苓去皮 茯苓 阿膠 澤瀉 滑石各一兩

上五味,以水四升,先煮四物,取二升,去滓,內阿膠烊盡,溫服七合,日三服。

【釋义】論少陰陰虛有熱,水熱互結的証治。

本條与陽明病篇第223條合參,可知少陰病下利六七日,心煩不得眠,是陰虛有熱,水氣不利;水氣上逆犯肺則咳、犯胃則嘔,水飲內停,津不上承則口渴。屬少陰陰虛,水熱互結于下焦,故治以豬苓湯清熱育陰利水。(豬苓湯方解,見陽明病篇第223條)

320 少陰病,得之二三日,口燥咽乾者,急下之,宜**大承氣湯**。方十九。

枳實五枚,炙 厚朴半斤,去皮,炙 大黃四兩,酒洗 芒消三合

上四味,以水一斗,先煮二味,取五升,去滓,內大黃,更煮取二升,去滓,內芒消,更上火令一兩沸,分溫再服。一服得利,止後服。

【釋义】論少陰病燥實傷津,治當急下存陰。

少陰病有寒化与熱化証之分,若少陰病二三日即現口燥咽乾,是熱淫于內,腎水枯涸,其証當有不大便、潮熱等症,如此方可用大承氣湯急下其實熱,以救少陰將竭之陰。

321 少陰病,自利清水,色純青,心下必痛,口乾燥者,可[1]下之,宜大承氣湯。二十。用前第十九方。一法用大柴胡湯。

【校注】

[1]可:《金匱玉函經》卷四、《注解傷寒論》卷六作"急"。

【釋义】論少陰病,燥屎內結,迫液下泄,治當急下。

少陰虛寒下利,質薄而氣腥,兼有未消化食物;今下利色純青,且胃脘疼痛,口中干燥,是燥屎內結,腑氣壅滯,所謂熱結旁流如是,故用大承氣湯急下以救陰津。

322 少陰病,六七日腹脹不大便者,急下之,宜大承氣湯。二十一。用前第十九方。

【釋义】論少陰病,腸腑不通,土實水竭,治當急下。

少阴病化热证,本为肾阴虚衰;病经六七日,又见腹部胀满,大便不通,为燥屎内结,肠腑阻滞,肾阴势必涸竭,因而急用大承气汤,下其燥实,方可救将竭之阴。

320~322 三条,统称少阴三急下证,为少阴阴伤在前而燥实成于后,重点从正气而论;阳明三急下,腑实在前而真阴耗伤于后,是从邪气而言。仲景在阳明、少阴两篇分别设三个急下证,用意至深,示人在辨证论治过程中,既要看到邪气,也要顾及正气,祛邪而不伤正,扶正而不助邪。

三急下证,祛邪是手段,护正是目的。急下之所以能够存阴,全在于病为里实。若里无实热,泻下之法非但不能存阴,反能伤阴。急下诸条,均言"宜大承气汤",其中亦含有斟酌、推敲之意,说明临证可根据正气与真阴情况,灵活选用适当的攻下方药,如后世有增液承气汤、新加黄龙汤等,均较单用大承气汤更为稳妥。

323 少陰病,脉沉者,急温之,宜**四逆湯**。方二十二。

甘草二兩,炙　乾薑一兩半　附子一枚,生用,去皮,破八片

上三味,以水三升,煮取一升二合,去滓,分温再服。强人可大附子一枚、乾薑三兩。

【释义】论少阴病脉沉,治应急温。

肾为先天之本,总司一身之阳气。若少阴阳气虚衰,则周身阳气亦必随之而衰,导致全身性的虚寒证。少阴寒化证,仅见脉沉,较之"脉微""脉微欲绝"阳虚不甚,反曰"急温之,宜四逆汤",意在示人,对少阴虚寒证,宜见微知著,早期治疗。若观望等待,贻误病机,以致下利清谷、躁烦、脉不出或阴盛格阳等险证出现,再予救治,则危殆丛生。仲景这种见微知著,治中有防,防微杜渐之法,体现了预防为主,即"治未病"思想,值得借鉴。

324 少陰病,飲食入口則吐,心中温温[1],欲吐復不能吐。始得之,手足寒,脉弦遲者,此胸中實,不可下也,當吐之。若膈上有寒飲,乾嘔者,不可吐也,當温之,宜四逆湯。二十三。方依上法。

【校注】

[1] 温温(yùn 运):心中自觉蕴结不适。

【释义】论胸中实宜吐与膈上有寒饮宜温的辨治。本条可分两段理解。

第一段:"少阴病,饮食入口则吐……当吐之",论胸中痰实,当用吐法。饮食入口则吐,复欲吐而不能吐,恶心不已,此非少阴虚寒,乃属痰实于胸,胶着

不解。胸阳被痰实郁阻,不达四末故手足寒;弦主寒饮,迟为寒实。此邪实于胸,非攻下可除,当引而越之,可用吐法,方如瓜蒂散等。

第二段:"若膈上有寒饮……宜四逆汤",论膈上有寒饮,治宜温化。若非胸中实邪而是膈上有寒饮,但干呕有声而无物出,此为少阴阳虚,水饮内停,故不可吐,宜四逆汤温化寒饮。

325 少陰病,下利,脈微澀,嘔而汗出,必數更衣,反少者[1],當溫其上,灸之。《脈經》云,灸厥陰可五十壯。

【校注】

[1] 数更衣,反少者:即大便次数多而量反少。

【提要】论少阴阳虚气陷下利的证治。

微主阳虚,涩主血少。少阴下利,脉微涩,则不但阳微,而阴亦竭,故大便频数而量反少。阳虚阴寒上逆故呕,卫外不固则汗出。证属阳虚气陷,治宜温灸以升阳举陷,急救于顷刻,然后服用煎煮汤药以固阳摄阴。至于灸何穴为宜,后世注家谓可选用百会、关元等,可参。

辨厥阴病脉证并治第十二(326~381条)

提要:本篇共56条。两阴交尽,谓之厥阴。厥阴为"一阴""一阴至绝作晦朔",阴尽为"晦"、阳生为"朔",其中见少阳之气,所以厥阴之中,阴中有阳,这就决定了厥阴病的主要证候表现为寒热错杂证。篇中乌梅丸证、麻黄升麻汤证、干姜黄芩黄连人参汤证,反映了厥阴病这一特点。然而,由于病机中的来复之阳气有强弱之分,已病之寒邪有盛衰之别,所以厥阴为病乃有阴阳消长、厥热胜复之表现,如吴茱萸汤证、当归四逆汤证的厥阴寒证,以及白头翁汤证的厥阴热证等。厥阴为肝,病则疏泄不利,而影响胃肠气机不和,故厥阴病可发生呕吐、哕、下利诸证。厥阴病的治疗:寒证宜温,热证宜清,寒热错杂者则应寒温并用而调其阴阳。

326 厥陰之爲病,消渴[1],氣上撞心[2],心中疼熱[3],飢而不欲食,食則吐蚘,下之利不止。

【校注】

[1] 消渴:指口渴引饮,饮而又渴的一种证候。非指多饮多尿的消渴病。

[2] 气上撞心:病人自觉有气上冲心胸部位。心,泛指心胸部。

[3] 心中疼热:指心胸或胃脘部有疼痛灼热之感。

【释义】论厥阴病的提纲证。

厥阴肝为风木之脏,内寄相火,主疏泄。邪入厥阴,疏泄失常,一方面气郁化火,上炎犯胃而为上热;另一方面,克伐脾土而为下寒,遂成上热下寒之证。木火燔灼,消灼津液,故见消渴。足厥阴之脉挟胃上贯于膈,肝木挟少阳相火循经上扰,故见气上撞心、心中疼热。肝火犯胃,胃热消谷则嘈杂似饥;肝木乘脾,脾虚失运,故不欲饮食;脾虚肠寒,进食亦不能得到腐熟消化,反致胃气上逆而作呕吐。若其人素有蛔虫寄生,蛔闻食臭而出,则可见食而吐蛔。此上热下寒之证,治宜清上温下。医生若只见其上热而误用苦寒清热,则更伤脾胃,使下寒更甚,故而下利不止。

此为厥阴病篇首条,属上热下寒之证,反映了厥阴病寒热错杂的病理特点,故可作为厥阴病的辨证纲领。

327 厥陰中風,脉微浮爲欲愈,不浮爲未愈。

【释义】论厥阴中风的预后。

《辨脉法》言:"凡脉大、浮、数、动、滑,此名阳也;脉沉、涩、弱、弦、微,此名阴也。凡阴病见阳脉者生,阳病见阴脉者死。"厥阴中风,见脉微浮,为"阴病见阳脉"。脉浮主阴邪消退,阳气来复,正胜邪却,故为欲愈。若不见脉浮,说明阳气未复,而阴寒之邪未衰,故为未愈。

328 厥陰病欲解時,從丑至卯上。

【释义】论厥阴病欲解时。

少阳旺于寅卯,从丑至卯,阴尽而阳生。厥阴中见少阳,与少阳相表里。寅至丑时,厥阴得阳气相助,而为其病欲解的有利时机。

329 厥陰病,渴欲飲水者,少少與之愈。

【释义】论厥阴阳复口渴的调护之法。

厥阴病,本自消渴,为邪热灼津阴伤,故虽得水而渴不解。此云渴欲饮水,少少与之愈,为阳气来复而能消水,津液一时不及上承,因而口渴。然因病方欲解,阳气尚未恢复,若恣饮不化,恐致停蓄为患,故须少少与之,以滋助其津液,使阴阳自和,其病自可痊愈。

330 諸四逆厥者,不可下之,虚家亦然。

【释义】论虚寒致厥,禁用下法。

"诸"为发语词。"四逆"即手足逆冷,《伤寒论》中又谓其为"厥"。厥分寒热虚实,热实厥证,并不禁下。故本条所言"诸四逆厥者",应与"虚家亦然"合看,实指诸虚寒厥证。阳气已虚,自然禁用攻伐泻下之剂。然不独厥逆不可下,即凡属虚家而不厥逆者,亦不可下,故曰"虚家亦然"。

331 傷寒先厥後發熱而利者,必自止,見厥復利。

【释义】论下利与厥热胜复的关系。

厥热胜复是厥阴病的特点之一,阳气胜则发热,阴气胜则厥逆。"伤寒"是说病从伤寒而来。寒邪盛而阳气微,阳为阴抑,四肢失温故而厥冷;阳虚不能腐熟运化水谷,故而下利。先厥后发热,为阳气来复,阴邪退舍,故下利亦随之自止。若阳气来而复退,阴寒再现,则四肢重见厥冷,寒从内生,故下利复作。

332 傷寒始發熱六日,厥反九日而利。凡厥利者,當不能食,今

反能食者,恐爲除中[1],一云消中。食以索餅[2],不發熱者,知胃氣尚在,必愈,恐暴熱來出而復去也。後日[3]脈[4]之,其熱續在者,期之旦日[5]夜半愈。所以然者,本發熱六日,厥反九日,復發熱三日,并前六日,亦爲九日,與厥相應,故期之旦日夜半愈。後三日脈之,而脈數,其熱不罷者,此爲熱氣有餘,必發癰膿也。

【校注】

[1]除中:此为证候名,为中气败绝之危候,表现为证情日危而饮食突然增加,食后暴热来而复去。除,通"筎"。竹中空曰"筎中",腹中空曰除中。

[2]食以索饼:索饼,即面条。索,绳索也,引申作条。饼,泛指面食。《释名·释饮食》:"饼,并也,溲面使合并也。"

[3]后日:《金匮玉函经》卷四、《注解伤寒论》卷六作"后三日"。

[4]脉:此处用作动词,即诊察之意。

[5]旦日:即明日。

【释义】论疑似除中的辨别方法与阳复太过的变证。本条可分三段理解。

第一段:"伤寒发热六日……期之旦日夜半愈",论厥利能食与疑似除中的辨证。病从伤寒而来,发热六日,厥九日,厥多热少,阴寒盛而阳气衰,故而下利。阴寒气盛,中阳虚弱,本不能食,今反能食,恐为除中,故食以索饼试之。食后安然而不发热,则为胃气来复,病必自愈;若食后忽然暴热,则是胃气垂绝,如同回光返照,随即阳气外脱,热必复去,此为除中死证。

第二段:"所以然者……故期之旦日夜半愈",补充说明自愈的机理。病阴阳贵乎平衡,不可偏盛。病发热六日,厥反九日,但厥后又发热三日,并前六日,亦为九日,如此则厥与热的时间相等,阴阳趋于平衡,故知为可愈。

第三段:"后三日脉之……必发痈脓也",论阳复太过的变证。厥与热的时间相等,为阴阳平衡,病愈之兆。若后三日切其脉数,身热不已,则是阳复太过,阳热偏盛,伤及营血,故其后必发痈脓。

333　傷寒脉遲六七日,而反與黃芩湯徹[1]其熱。脉遲爲寒,今與黃芩湯,復除其熱,腹中應冷,當不能食,今反能食,此名除中,必死。

【校注】

[1]彻:除也。

【释义】论里寒误治成除中危候。

伤寒脉迟六七日,证属里寒,误用黄芩汤苦寒清热,使阳气更伤,里寒益甚。中阳不足,故腹中应冷。中焦虚冷,腐熟无权,运化失司,故"当不能食"。今反能食,是胃气将竭,借谷气自救而强食的一种反映,此属"除中"危候。

本条启示,治疗三阴虚寒证,不但要注意固护先天肾阳之气,同时亦要顾及后天脾胃阳气。因胃为水谷之海,气血生化之源,属后天之本。胃气之存亡,关系着生命之安危,所以保胃气,特别是保护脾胃阳气,亦是治疗虚寒证的根本原则之一。

334　傷寒先厥後發熱,下利必自止,而反汗出,咽中痛者,其喉爲痺[1]。發熱無汗,而利必自止,若不止,必便膿血,便膿血者,其喉不痺。

【校注】

[1] 其喉为痺:患者咽喉红肿,闭塞不通。

【释义】论阳复病愈及阳复太过的两种转归。

伤寒先厥后发热,为阳气来复,虚寒下利,得阳复而自止,此为病愈。若阳复太过,邪热内生亦可发生变证。热气上行,蒸迫津液外泄则汗出,灼上咽喉则咽痛喉痺;邪热下陷而不外蒸则无汗,伤及下焦血分则便脓血。以上两种变证有上下气血之不同,并非一定同时出现,若阳热之邪下趋而不上扰,喉痺证则不会发生,故曰"便脓血者,其喉不痺"。

335　傷寒一二日至四五日厥者,必發熱,前熱者後必厥[1],厥深者熱亦深,厥微者熱亦微。厥應下之,而反發汗者,必口傷爛赤。

【校注】

[1] 前热者后必厥:宋本卷七《辨不可下病形证治》作"前厥者后必热"。《脉经》卷七第一、《金匮玉函经》卷五第十三均作"前厥者后必热"。

【释义】论热厥的证治。

伤寒一二日至四五日,邪由表入里,阳气郁遏内陷则厥逆,其邪随阳化热,故阳升则发热,阳陷又厥。阳陷愈深而厥亦重,微者邪浅而出表,故热深厥甚,厥微热减。热厥因邪热内伏,阳郁不能通达于四末,治宜清下为宜,如白虎、承气可随证选用。若误辛温发汗,则邪热更炽,伤津灼血,可致口舌红肿溃烂。

336　傷寒病,厥五日,熱亦五日,設六日當復厥,不厥者自愈。厥終不過五日,以熱五日,故知自愈。

【释义】论厥热相当为向愈之候。

厥阴病厥热胜复是阴阳消长、邪正相争、病势进退的反映。伤寒厥五日，热亦五日，厥热相等，乃阴阳调和之兆。至六日，阴当复胜而厥，反不厥，是阴退而邪解，故知其病当自愈。

337 凡厥者，陰陽氣不相順接，便爲厥。厥者，手足逆冷者是也。
【释义】论厥证的总病机与特征。

"厥"有两种含义，一是突然昏倒、不省人事的一类病证，如《内经》所言之尸厥、煎厥、薄厥等；二是指本条所说的"手足逆冷是也"。

手、足指（趾）伸侧为阳经，屈侧为阴经，三阴三阳经脉皆在手足交接。生理情况下，人体阴阳之气互相顺接，如环无端，故不厥冷。若因于寒、热、气、痰水等，致使阴阳二气不相顺接，手足得不到阳气的温煦则发生手足逆冷。本条概括指出，手足厥冷之厥，引发的病因虽有很多，但其病机，不外阴阳二气的不相顺接，为其后寒厥、热厥、水厥等厥证的辨证治疗，奠定了理论基础。

338 傷寒脉微而厥，至七八日膚冷，其人躁，無暫安時者，此爲藏厥[1]，非蚘厥[2]也。蚘厥者，其人當吐蚘。令[3]病者靜，而復時煩者，此爲藏寒[4]，蚘上入其膈，故煩，須臾[5]復止，得食而嘔，又煩者，蚘聞食臭[6]出，其人常自吐蚘。蚘厥者，**烏梅丸**主之。又主久利。方一。

烏梅三百枚　細辛六兩　乾薑十兩　黃連十六兩　當歸四兩　附子六兩,炮,去皮　蜀椒四兩,出汗[7]　桂枝去皮,六兩　人參六兩　黃蘗六兩

上十味，異擣篩[8]，合治之，以苦酒漬烏梅一宿，去核，蒸之五斗[9]米下，飯熟擣成泥，和藥令相得，內臼中，與蜜杵二千下，丸如梧桐子大，先食飲服十丸，日三服，稍加[10]至二十丸。禁生冷、滑物、臭食[11]等。

【校注】
［1］藏厥：因肾脏真阳极虚而致的四肢厥冷。
［2］蛔厥：因蛔虫窜扰，气机逆乱而致的四肢厥冷。
［3］令：《金匮玉函经》作"今"，可从。
［4］藏寒：此处指脾与肠中虚寒。
［5］须臾：很短的时间，即"一会儿"。
［6］食臭（xiù嗅）：此处指食物的气味。
［7］出汗：此处指用微火炒蜀椒，炒至其水分与油质向外渗出。
［8］异捣筛：即把药物分别捣碎，筛出细末。

［9］斗：《金匮玉函经》卷八、《注解伤寒论》卷六作"升"。

［10］稍加：渐加。《说文解字·禾部》："稍，出物有渐也。"

［11］臭食：此指香味浓烈的食品。

【释义】论蛔厥与脏厥的辨证及蛔厥的治法。本条可分三段理解：

第一段："伤寒脉微而厥……非蛔厥也"，论脏厥脉证及与蛔厥的区别。伤寒初起脉微而四肢厥冷，乃阳虚阴盛之候；七八日后，周身肌肤皆冷，躁扰不宁，为阴寒过盛，阳气虚极，脏气垂绝，此为脏厥，乃是纯阴无阳之危候。

第二段："蛔厥者……乌梅丸主之"，论蛔厥的证治。蛔厥因蛔虫内扰，气机逆乱而致，其人当有吐蛔史。蛔厥虽然脉微而厥，却无肤冷，此因上焦有热，脾虚肠寒，蛔虫避寒就温而向上窜扰，故病人发烦；若蛔虫不上扰，其烦即止。这种蛔虫上扰所导致的时静时烦，与脏厥之"躁无暂安时"不同。这种上热下寒、寒热错杂的蛔厥证，治当寒温并用，和胃安蛔，方用乌梅丸。

第三段为最后一句"又主久利"，提出乌梅丸不仅能治蛔厥，尚可疏肝和胃，调理脏腑阴阳，因此又可用治厥阴病的寒热错杂之久利。

乌梅丸，以乌梅为主药，用醋浸则更益其酸，味酸入肝，能生津液、益肝阴、止烦渴，涩肠止泻安蛔。当归补血养肝，与乌梅相伍可养肝阴、补肝体；附子、干姜、桂枝温经回阳以制其寒；辅以川椒、细辛味辛性散，通阳破阴，制伏蛔虫；黄连、黄柏泻热于上，并可驱蛔虫下行；人参益气健脾，培土以制肝木。用白蜜、米饭甘甜为丸，不仅养胃气，且可作驱蛔之诱饵。本方酸苦辛甘并投，寒温攻补兼用，以其酸以安蛔、辛以伏蛔、苦以下蛔，故为安蛔止痛、驱蛔之良方。乌梅丸不仅治蛔厥，尚可和胃疏肝，调理脏腑阴阳，因此又可用治厥阴病的寒热错杂之利。

339　傷寒熱少微厥，指—作稍。頭寒，嘿嘿不欲食，煩躁，數日小便利，色白者，此熱除也，欲得食，其病爲愈。若厥而嘔，胸脇煩滿者，其後必便血。

【释义】论热厥轻证的两种转归。

伤寒热少而厥微，仅指头寒，即第335条所言厥微热亦微，此为热厥轻证。阳热内郁，胃失和降，故精神默默，不欲进食。阳郁求伸，热扰心神，则烦躁不安。热郁在里，当小便不利而短赤。

病经数日，若小便自利而色白，是里热已除；欲得食，示人胃气已和，其病为转愈。若阳郁更甚，则热深厥亦深，故"指头寒"转为手足厥冷。厥阴之脉，挟胃贯膈，布胸胁。热郁不得透达，木火犯胃，则呕而胸胁烦满。久延不解，势必灼伤血络,故推断其将大便下血。

340 病者手足厥冷,言我不結胸,小腹滿,按之痛者,此冷結在膀胱關元[1]也。

【校注】

[1] 膀胱关元:此处泛指小腹部位。关元,任脉经穴,在脐下三寸。

【释义】论冷结膀胱关元致厥。

症见手足厥冷,故为厥证,然其有阴阳虚实之别。今言不结胸,知其邪结不在上焦;小腹满,按之痛,故知其结在下焦。邪结似可攻下,此明言"冷结",知其证属阳虚寒凝于下焦,理应见小腹畏寒、小便清长等症,其治当温,自不待言。

341 傷寒發熱四日,厥反三日,復熱四日,厥少熱多者,其病當愈。四日至七日,熱不除者,必便膿血。

【释义】论厥少热多当愈与阳复太过的变证。

据厥热胜复之理,厥阴病热多厥少,为阳复阴退,故"其病当愈"。若发热从第四天至第七天仍不除,则为阳复太过。阳者,热也。阳热不除,灼伤阴络,则有便脓血的变证。

342 傷寒厥四日,熱反三日,復厥五日,其病爲進。寒多熱少,陽氣退,故爲進也。

【释义】论厥多热少为病进。

伤寒先厥四日,发热三日,接着又厥冷五日,此厥多于热,为阴盛阳退,故主病进。上条为厥少热多,此言热少厥多,对比发明,以加强辨证论治。

343 傷寒六七日,脉微,手足厥冷,煩躁,灸厥陰[1]。厥不還者,死。

【校注】

[1] 灸厥阴:即灸厥阴经穴位。

【释义】论厥阴病阴盛阳亡的死证。

伤寒六七日,脉微而手足厥冷,是阳气衰微而阴寒独盛。虚阳勉强与盛阴相争而躁烦不安。阴寒重症见"烦躁",往往是亡阳之危候。值此危急关头,当立即采用急救措施,故急灸厥阴经穴如太冲、大敦等,配合关元、气海等穴以回阳消阴。灸后若手足转温,为阳气来复,尚有生机。若手足仍厥冷,恐阳气衰绝,故为死候。

344 傷寒發熱,下利厥逆,躁不得臥者,死。

【释义】论阴盛阳亡神越的危候。

伤寒,见下利厥逆而发热,为阳虚阴盛格阳,脏腑之气将绝;阴寒盛极,阳气欲脱,心神浮越于外而躁不得卧。微阳不得留,故为死候。

345 傷寒發熱,下利至甚,厥不止者,死。

【释义】论阴竭阳绝的危候。

伤寒发热,若阳气回,厥利当自止。今反下利益甚,厥冷不止,是阴气盛极于内,虚阳浮越于外,阴竭阳绝,故为危候。

346 傷寒六七日不利[1],便[2]發熱而利,其人汗出不止者,死。有陰無陽[3]故也。

【校注】

[1]不利:《金匮玉函经》卷四作"不便利"。

[2]便:《金匮玉函经》卷四作"忽"。

[3]有阴无阳:阴邪独胜,阳气外亡。

【释义】论有阴无阳之危候。

伤寒六七日,正邪相争,正胜则生,邪胜则危。本无下利,忽然发热而下利,汗出不止者,此邪气胜正,证属阴邪内盛,真阳外亡,故谓有阴无阳,断为死候。

347 傷寒五六日,不結胸,腹濡,脈虛復厥者,不可下,此亡血,下之死。

【释义】论血虚致厥禁用攻下。

伤寒五六日,若邪气传里与实邪相结,在上则为结胸,在下则腹满而实。今不结胸,腹部柔软,脉虚弱无力,知其内无实邪结聚。故其厥非实邪阻遏阳气,而为阴血亏虚不荣四末。血虚肠燥,虽不大便,亦不可攻,否则是虚其虚也,故死。

348 發熱而厥,七日下利者,爲難治。

【释义】论厥热并见,下利者难治。

发热与肢厥并见,此为厥热胜复。若七日发热而手足变温,则为阳复邪退。

今反下利,是阴寒内盛,其病为进,故曰难治。

343~348 六条,皆论厥阴病的生死预后问题。要之,有阳者生,无阳者死。

349　傷寒脉促,手足厥逆,可灸之。促,一作縱。

【释义】论阳虚阴盛,脉促而厥逆,可用灸法。

脉来数时一止,复来者,名曰促。伤寒见脉促,有虚实寒热之分;若促而有力,为阳气盛,主热。促而无力,为阳气虚,主寒。今脉促与手足厥逆并见,应是促而无力,故主虚主寒。其治可用灸法,酌选关元、气海等穴灸之,扶阳固本以祛阴寒。

350　傷寒脉滑而厥者,裏有熱,**白虎湯**主之。方二。

知母六兩　石膏一斤,碎,綿裹　甘草二兩,炙　粳米六合

上四味,以水一斗,煮米熟湯成,去滓,溫服一升,日三服。

【释义】论热厥证治。

滑为阳脉,为热盛气壅之征。此脉滑而外症见厥,是为热厥,病因邪热深伏,阻遏阳气不达四肢,而使阴阳气不相顺接,故手足逆冷。此里热虽盛,但内无腹满疼痛及不大便等,是热虽盛而未成实,故不可下。治以白虎汤者,清里热则阳气通而厥自愈。

351　手足厥寒,脉细欲絕者,**當歸四逆湯**主之。方三。

當歸三兩　桂枝三兩,去皮　芍藥三兩　細辛三兩　甘草二兩,炙　通草二兩　大棗二十五枚,擘。一法十二枚

上七味,以水八升,煮取三升,去滓,溫服一升,日三服。

【释义】论血虚寒凝致厥的证治。

脉为血之府,脉细欲绝,为阴血不足,脉道不充。血虚寒凝,不能荣于四末故手足厥冷。此属血虚感寒,以致阴阳气不相顺接而成血虚寒厥,治用当归四逆汤养血通脉,温经散寒。

当归四逆汤由桂枝汤去生姜倍大枣加当归、细辛、通草而成。方用当归配芍药补肝养血以调荣;桂枝、细辛温经通阳以散寒;通草通行血脉。桂枝配归、芍又可调和营卫气血;大枣、甘草补脾胃、生津液,兼制细辛之辛散。诸药合用,使阴血充,阳气振,寒邪除,经脉通,手足温而脉亦复,临床主治血虚寒凝证。

352 若其人内有久寒者,宜**當歸四逆加吳茱萸生薑湯**主之。方四。

當歸三兩　芍藥三兩　甘草二兩,炙　通草二兩　桂枝三兩,去皮　細辛三兩　生薑半斤,切　吳茱萸二升　大棗二十五枚,擘

上九味,以水六升,清酒六升和,煮取五升,去滓,温分五服。一方,水酒各四升。

【释义】论血虚寒凝兼久寒的证治。

此条承上文,言手足厥寒,脉细欲绝,固当治以当归四逆汤。若内有久寒,则寒邪凝滞厥阴经、脏,故用当归四逆汤治厥阴经中之寒;加吴茱萸、生姜者,取吴茱萸汤之义,以暖肝胃之寒;并辅以清酒扶助药力,散久滞之陈寒。

353 大汗出,熱不去,内拘急[1],四肢疼,又下利厥逆而惡寒者,**四逆湯**主之。方五。

甘草二兩,炙　乾薑一兩半　附子一枚,生用,去皮,破八片

上三味,以水三升,煮取一升二合,去滓,分温再服。若强人可用大附子一枚、乾薑三兩。

【校注】

[1] 内拘急:腹中挛急不舒。

【释义】论阳虚厥利,真寒假热的证治。

大汗出而热不去,是治之失宜,邪气未从汗解,阳气反伤。阳气虚衰,阴寒凝滞,故外则四肢疼痛,内则腹中拘急、下利、四肢厥逆而恶寒。此属阳虚阴盛,阳欲外亡之危候,治用四逆汤回阳救逆。

354 大汗,若大下利而厥冷者,四逆湯主之。六。用前第五方。

【释义】论阳虚阴盛而厥冷的证治。

大汗出或大下利,不仅伤阳,亦可伤阴。今汗、下之后,出现厥冷,知为阳气大伤,阴寒内盛所致。此时虽无虚阳外越的发热证,亦当急以四逆汤回阳救逆。待阳气得复,则津液得固,气化行而阴液生。

355 病人手足厥冷,脉乍緊[1]者,邪[2]結在胸中,心下滿而煩,飢不能食者,病在胸中,當須吐之,宜**瓜蒂散**。方七。

瓜蒂　赤小豆

上二味,各等分,異擣篩,合内臼中,更治之,别以香豉一合,用熱湯七合,煮作稀糜,去滓,取汁,和散一錢匕,温頓服。不吐者,少少

加,得快吐乃止。諸亡血虚家,不可與瓜蒂散。

【校注】

［1］脉乍紧:脉来忽然而紧之意。

［2］邪:指停痰、食积等致病因素。

【释义】论痰食壅塞胸中致厥的证治。

《金匮要略·腹满寒疝宿食病脉证治》曰:"脉紧如转索无常者,有宿食也。"又云:"脉紧,头痛风寒,腹中有宿食不化也。"今手足厥冷,脉乍紧者,是痰饮壅塞、食积停滞、胸阳被遏,不能外达四肢,故手足厥冷;邪结胸中,影响中焦气机升降,则心下满闷不舒。胸中有实邪阻滞,故虽知饥但又不能食。本证邪实结于胸中,病位偏高,故用瓜蒂散,因势利导,涌吐在上之实邪。实邪得去,胸阳畅达,气机通利,则手足厥冷、心下满而烦等诸症可除。本条当与太阳病下篇第166条"病如桂枝证,头不痛,项不强……此为胸有寒也。当吐之,宜瓜蒂散"互参。

356　傷寒厥而心下悸,宜先治水,當服茯苓甘草湯,却治其厥。不爾,水漬入胃,必作利也。**茯苓甘草湯**。方八。

茯苓二兩　甘草一兩,炙　生薑三兩,切　桂枝二兩,去皮

上四味,以水四升,煮取二升,去滓,分溫三服。

【释义】论水厥证治。

心下悸是水饮内停为患的主症。《金匮要略·痰饮咳嗽病脉证并治》:"水停心下,甚者则悸。"因水停心下胃脘,胃阳被水寒所抑,阴来搏阳,故心下悸动。阳气被水饮阻遏,不能通达四肢,阴阳气不相顺接,因而手足厥逆。厥因水停中焦,故其治先用茯苓甘草汤,温阳化气利水,水饮去则阳气得布而厥自除,此治本之法。若不治其水,却治其厥,则水渍下渗于肠而作利也。(茯苓甘草汤方解,见太阳病篇第73条)

357　傷寒六七日,大下後,寸脉沉而遲,手足厥逆,下部脉[1]不至,喉咽不利,唾膿血,泄利不止者,爲難治,**麻黄升麻湯**主之。方九。

麻黄二兩半,去節　升麻一兩一分　當歸一兩一分　知母十八銖　黄芩十八銖　萎蕤十八銖,一作菖蒲　芍藥六銖　天門冬[2]六銖,去心　桂枝六銖,去皮　茯苓六銖　甘草六銖,炙　石膏六銖,碎,綿裹　白术六銖　乾薑六銖

上十四味,以水一斗,先煮麻黄一兩沸,去上沫,内諸藥,煮取三升,去滓,分溫三服。相去如炊三斗米頃令盡,汗出愈。

【校注】

[1] 下部脉：即尺脉。

[2] 天门冬：《金匮玉函经》卷七、《千金翼方》卷十作"麦门冬"。

【释义】论误下后，邪陷阳郁，上热下寒的证治。

伤寒六七日，大下后，邪陷阳郁，中气大伤，故寸脉沉而迟，下部脉不至；阳郁不达四末，故手足厥冷；郁热上炎，灼伤咽喉则咽喉不利，灼伤肺络则吐脓血。中阳不足，寒伤于下，故泄利不止。因虚实夹杂，寒热并见，欲清上热则伤中阳，补下虚则助上热，故曰"难治"。误下之后，邪陷阳郁，上热下寒是本证的病机。治用麻黄升麻汤，清上温下，发越郁阳。

麻黄升麻汤重用麻黄、升麻透发内陷的阳郁之邪，升麻兼以升举下陷之阳气；黄芩、石膏、知母清肺胃之热；桂枝、干姜温中通阳；当归、芍药养血和营，天冬、葳蕤养阴生津；白术、茯苓、甘草健脾补中。全方集温、清、补、散于一体，药味虽多，但用量悬殊，主次分明。方以宣发内陷之邪，升散内郁之阳为主，药后可使汗出邪去，阳气得伸而病解，故方后注云"汗出愈"。"相去如饮三斗米顷令尽"，是指药物要在短时间内服完，意在使药力集中，作用持续。

358 傷寒四五日，腹中痛，若轉氣下趣[1]少腹者，此欲自利也。

【校注】

[1] 下趣：即向下移动。趣，同"趋"。

【释义】论欲作自利的先兆。

伤寒四五日，多为邪气传里之时，若脾阳不足，外邪入里，阴寒凝滞，气机不通，则腹中痛。若腹中转气下趋少腹，此为水谷之气下泄，欲作下利之先兆。然其下利之虚实寒热，当与其他脉症合参而详辨。

359 傷寒本自寒下，醫復吐下之，寒格[1]更逆吐下，若食入口即吐，**乾薑黃芩黃連人參湯**主之。方十。

乾薑　黃芩　黃連　人參各三兩

上四味，以水六升，煮取二升，去滓，分温再服。

【校注】

[1] 寒格：指下寒与上热相互格拒。

【释义】论寒热格拒的证治。

伤寒本因寒邪而下利，医者误以为实热而用吐、下之法，以致中焦虚寒更甚，气机不利，脾胃升降失常而致寒热格拒。胃热被格而逆于上，则食入口即吐;脾阳被抑,清阳不升则下利更甚。此寒热上下格拒之证,若以寒治逆,则寒下转增,或仅投温剂,则必格拒不入,治当清上温下,寒温并用,辛开苦降,方用干姜黄芩黄连人参汤。

干姜黄芩黄连人参汤用黄芩、黄连之苦寒清热,干姜温脾以驱下寒,人参健脾补虚,以复中焦升降之能。本方寒热并用,苦降辛开,清上温下,上热清则呕吐止,下寒除则下利止,中气复则升降有序而寒热格拒之势得解。

360 下利,有微熱而渴,脉弱者,今自愈。

【释义】论下利阳复自愈证。

虚寒下利,发热口渴,焉知非阴盛阳亡之证?若大热而阳气有余,则必渴而脉不微;若虚阳外越,寒盛于里,则虽热不渴。今身有微热而渴,乃阳气渐回,阴寒已退之兆,故曰自愈。

361 下利,脉數,有微熱汗出,今自愈,設復緊,爲未解。一云,設脉浮復緊。

【释义】论虚寒下利将愈之候及未解之脉。

本条承上条而论,虚寒下利,脉数,有微热汗出者,为阳复阴退,其病欲愈。紧主寒邪,若下利而脉紧,为阳复不及,寒邪复聚,则为未解。

362 下利,手足厥冷,無脉者,灸之不温,若脉不還,反微喘者,死。少陰負趺陽[1]者,爲順也。

【校注】

[1]少阴负趺阳:谓太溪脉小于趺阳脉。少阴,即太溪脉;趺阳,即冲阳脉。

【释义】论厥阴厥逆无脉的危证。

厥阴虚寒下利,阳气虚衰不足以温煦四末,故手足厥冷。气血难续,故而无脉。此阴阳两虚,病势危笃,当采取急救措施,可灸关元、气海、太冲等,回阳救急。灸之若手足当温而脉还,说明阳气尚未竭绝,故生机尚在。若灸后手足不温,脉不还者,提示阳虚至极;此时若再见微喘,为肾阳不能纳气归根,多属死候。

"少阴"与"趺阳",指脉位而言。少阴为肾脉,其部位在太溪穴;趺阳为胃脉,其部位在冲阳穴。少阴肾为先天之本,阳明胃为后天之本。"少阴负趺阳",即太溪脉小于趺阳脉,提示脾胃之气不败,则能制水消阴。胃气不败,生化有源,有胃气则生,其病虽重,仍可救治,故谓之"顺"。此条突出脉以胃气为本,具有临床指导意义。

363　下利,寸脉反浮數,尺中自濇者,必清膿血[1]。

【校注】

[1] 清脓血:即便脓血。清,通"圊"。

【释义】论阳复太过成便脓血之证。

虚寒下利,脉当沉迟无力,今寸脉浮数,是阴证见阳脉,提示阳气来复,其病向愈。尺脉涩为阳热有余,阴血反受热伤之象。阴不足则阳往乘之,邪热下陷阴中,血腐成脓,随利下泄,故必便脓血。

364　下利清穀,不可攻表,汗出必脹滿。

【释义】论虚寒下利,不可攻表发汗。

下利清谷,为脾肾阳虚,阴寒内盛,水谷不得传化,治当回阳温里,纵有表证,亦不可攻表使汗出。误汗则阳随汗泄而脱于外,阴寒聚于内,气机壅滞而腹中胀满。

365　下利,脉沉弦者,下重[1]也;脉大者,爲未止;脉微弱數者,爲欲自止,雖發熱,不死。

【校注】

[1] 下重:即肛门有重滞之感。

【释义】论脉证合参,辨下利预后。

沉主里,弦主痛,下利而后重,为湿热内蕴,大肠气机壅滞。《素问·脉要精微论》:"大则病进。"故脉大者,邪气盛实,病将继续发展。脉微弱数者,主邪气衰退,故下利欲止。

366　下利,脉沉而遲,其人面少赤,身有微熱,下利清穀者,必鬱冒[1]汗出而解,病人必微厥。所以然者,其面戴陽[2],下虚[3]故也。

【词解】

[1] 郁冒:头昏目眩如物覆蒙貌,郁滞烦闷之状。

[2] 戴阳:因阴寒内盛,虚阳上浮而出现两颧潮红,乃假热之象。

[3] 下虚:指下焦虚寒。

【释义】论下利戴阳轻证有郁冒作解之机。

下利清谷,脉沉而迟,证属下焦虚寒。阳虚阴盛,虚阳外越,则可发生格阳、戴阳。今面色少赤,身有微热,说明阴寒势减,而格阳不甚。阴寒之邪由盛变衰,因而其厥亦微。既然真阳未尽浮越于外,尚能潜藏于里,阴寒之势又由盛转衰,故阳气尚有抗邪之机,阳气与阴寒相争,故现郁冒之证。待阳气来复,祛邪外出,则汗出而病解。

"所以然者,其面戴阳,下虚故也",系自注句,说明面少赤、身有微热的戴阳证,是因为下虚而阳不潜敛;下利清谷、脉沉迟、手足厥逆,则是因于下焦虚寒之盛。四肢厥冷不甚。正邪相争,争而未胜则郁冒,争而既胜则汗出而解。

367 下利,脉數而渴者,今自愈。設不差,必清膿血,以有熱故也。

【释义】论虚寒下利,有阳复自愈和阳复太过便脓血两种转归。

虚寒下利,多脉沉微而不渴,今脉数而渴,为阳气已复,其病当愈。若数不解,口渴转甚,为阳复太过而化热,热伤下焦血络则便脓血。

368 下利後脉絶[1],手足厥冷,晬時脉還,手足温者生,脉不還者死。

【校注】

[1]脉绝:即脉伏不见。

【释义】论脉证合参辨下利的转归。

下利后脉伏不见,手足厥冷,此阳气暴脱,证有生死之辨,其关键在于阳气之存亡与脉是否能还。若一昼夜后,脉还而手足转温,为阳气来复,尚有生机。若厥不回,脉不起,为阳气已绝,生机无望,故为死候。

369 傷寒下利,日十餘行,脉反實者死。

【释义】论虚证见实脉者死。

伤寒下利,一日十余行,正气必虚,脉当微弱无力,方为脉证相应。今大虚之证,反见坚实强劲有力之实脉,此为胃气衰败,真脏脉独见,邪盛而正脱,故主死。

370 下利清穀,裏寒外熱,汗出而厥者,**通脉四逆湯**主之。方十一。

甘草二兩,炙　附子大者一枚,生,去皮,破八片　乾薑三兩,强人可四兩

上三味,以水三升,煮取一升二合,去滓,分温再服,其脉即出者愈。

【释义】论阴盛格阳的证治。

"下利清谷",是脾肾阳虚,阴寒内盛,腐化无权。阳虚不温四末,故四肢厥冷;阳虚被盛阴所格,欲从外脱,故见汗出、身热,此属真寒假热之证,故曰"里寒外热"。故急用大温之通脉四逆汤,破阴回阳、通达内外。

371 熱利下重者,**白頭翁湯**主之。方十二。

白頭翁二兩[1] 黃蘗三兩 黃連三兩 秦皮三兩

上四味,以水七升,煮取二升,去滓,溫服一升,不愈,更服一升。

【校注】

[1] 白头翁二兩:《金匮玉函经》卷八作"白头翁三兩"。

【释义】论厥阴热利的证治。

厥阴下利有寒热之分。"热利下重",指出此属热利,且有里急后重的特点。"下重"是湿热下利的一个重要特征。厥阴肝主藏血,热迫血分,灼伤血络,腐化为脓,故厥阴热利亦常见便脓血。据临床所见,此热利所下之物必灼热臭秽,还当伴见口渴欲饮水等热证。治当清热燥湿、凉血止利,方用白头翁汤。

白头翁汤以白头翁为主药,取其苦寒,入大肠与肝经血分,善清肠热、凉血疏肝、解毒止利。黄连、黄柏苦寒清热燥湿;秦皮苦寒清肝胆及大肠湿热,并可凉血坚阴而止利。四药均苦寒,苦能燥湿,寒以胜热,相伍为用,共奏清热燥湿、凉血止利之功,为治疗热利下重的常用方剂。

372 下利,腹脹滿,身體疼痛者,先溫其裏,乃攻其表,溫裏宜四逆湯,攻表宜桂枝湯。十三。四逆湯,用前第五方。

桂枝汤方

桂枝三兩,去皮 芍藥三兩 甘草二兩,炙 生薑三兩,切 大棗十二枚,擘

上五味,以水七升,煮取三升,去滓,溫服一升,須臾啜熱稀粥一升,以助藥力。

【释义】论虚寒下利兼表,治应先里后表。

脾肾阳虚,寒湿下注则下利;温运无力,气机壅滞则腹胀满。里虚风寒外袭,故身体疼痛。表里同病,里虚者先治其里,故与四逆汤;里和而表不解,可与桂枝汤再治其表,和营卫而止身疼痛。

373 下利欲飲水者,以有熱故也,白頭翁湯主之。十四。用前第十二方。

【释义】再论厥阴热利的证治。

下利欲饮水者,与脏寒下利而不渴有别,乃热邪内耗津液。本条承第 371 条,补述厥阴热利的另一辨证要点,然当与下利便脓血、里急后重合参,方为全面。

374　下利讝語者,有燥屎也,宜**小承氣湯**。方十五。

大黄四兩,酒洗　枳實三枚,炙　厚朴二兩,去皮,炙

上三味,以水四升,煮取一升二合,去滓,分二服。初一服,讝語止,若更衣者,停後服。不爾,盡服之。

【释义】论燥实内阻,热结旁流的证治。

虚寒下利,多便溏清谷,四肢逆冷;今下利而谵语,谓有燥屎,其利下必非清谷,而为清水,且气味必臭秽难闻,此为热结旁流。治当通因通用,以下其结,方用小承气汤,使之微利,燥屎得去,而谵语除。

375　下利後更煩,按之心下濡者,爲虛煩也,宜**梔子豉湯**。方十六。

肥梔子十四箇,擘　香豉四合,綿裹

上二味,以水四升,先煮梔子,取二升半,内豉,更煮取一升半,去滓,分再服。一服得吐,止後服。

【释义】论下利后虚烦的证治。

上条论下利后燥实去,则烦可止。今利后其烦更甚,按之心下柔软并无结痛,知内无有形实邪,而是无形邪热内郁,故谓之"虚烦",治用栀子豉汤清宣郁热。

376　嘔家有癰膿者,不可治嘔,膿盡自愈。

【释义】论痈脓致呕的治禁。

"呕家"指素有呕吐的人。致呕的原因有外感、内伤、寒、热、蓄水、痰食、内痈蓄脓等多种,治当究其所因,辨证以论治。本条所论内有痈脓而呕吐者,脓尽则热随脓去而呕自止,且不可强止其呕吐。若见呕止呕,反逆其机,阻其出路,热邪内壅,无所外泄,必致他变。此条虽未出治法,但"脓尽则愈",已示人治病必求其本,故治宜因势利导,消痈排脓。

377　嘔而脉弱,小便復利,身有微熱,見厥者難治,四逆湯主之。

十七。用前第五方。

【释义】论阴盛阳虚呕逆的证治。

呕而脉弱,为中虚而胃气上逆;小便复利,是下虚肾气不固;身有微热而厥冷,是阴寒之邪,迫微阳欲脱。此证属阴寒内盛,阳浮于外,故以四逆汤温里散寒,回阳救逆。

378 乾嘔,吐涎沫,頭痛者,**吳茱萸湯**主之。方十八。

吳茱萸一升,湯洗七遍　人參三兩　大棗十二枚,擘　生薑六兩,切

上四味,以水七升,煮取二升,去滓,温服七合,日三服。

【释义】论肝寒犯胃,浊阴上逆的证治。

厥阴肝脉,挟胃贯膈,布胸胁,上如颃颡,连目系,上出于督脉会于巅顶。寒伤厥阴,下焦浊阴之气循经上犯于胃,胃寒气逆,水饮不化,而见"干呕,吐涎沫",即口中频频吐出清冷涎沫。厥阴肝寒循经上逆,故见头痛且以巅顶部为甚。治以吴茱萸汤,温肝胃,散寒饮。

吴茱萸汤证,在阳明病篇与少阴病篇尚各有一证,当与此合观,以体察吴茱萸汤证之全貌。从其方证分析,肝胃虚寒当为病变的根本。既是肝胃虚寒,为何又列入少阴病中?盖少阴肾阳为一身阳气之本,元阳之气根于肾,必由肝胆而升,借三焦之通路、以布于周身,温煦五脏六腑、四肢百骸。而胃为中土,乃是心肾水火上下交通之必由之路,故若肝胃虚寒,则必然影响少阴阳气的升腾与心肾阴阳的交通和水火的既济。前述少阴病烦躁欲死,即是中寒为病而影响心肾不交的见证,可见厥阴、阳明二经均与少阴有着密切的关系。

379 嘔而發熱者,**小柴胡湯**主之。方十九。

柴胡八兩　黃芩三兩　人參三兩　甘草三兩,炙　生薑三兩,切　半夏半升,洗　大棗十二枚,擘

上七味,以水一斗二升,煮取六升,去滓,再煎取三升,温服一升,日三服。

【释义】论厥阴转出少阳的证治。

厥阴与少阳互为表里。厥阴证后,呕而发热者,乃脏邪移胆,自阴出阳。此外,还可有口苦、心烦、脉弦等其他见症。既然厥阴病已转出少阳,则当用小柴胡汤和解表里。

本条与少阴病篇第293条"少阴病,八九日,一身手足尽热者,以热在膀胱,必便血也"合参,体会六经脏腑经脉阴阳表里之关系,察脏邪还腑、里病达

外、阴证出阳之机。

380　傷寒大吐大下之,極虛,復極汗者,其人外氣怫鬱[1],復與之水,以發其汗,因得噦。所以然者,胃中寒冷故也。

【校注】

[1] 外气怫郁:指表阳被郁遏,体表无汗而有郁热感。

【释义】论胃中寒冷致哕。

伤寒而大吐大下,则胃中阳气已虚;纵有外气怫郁不解,亦宜先固其里,后疏其表。若复饮水以发其汗,遂极汗出,胃气更虚,阳虚不化水饮,寒水内停,胃失和降,上逆则哕。"所以然者,胃中寒冷故也",系自注句,意在说明致哕的原因与机理。

381　傷寒噦而腹滿,視[1]其前後,知何部不利,利之即愈。

【校注】

[1] 视:《金匮玉函经》卷四作"问"。

【释义】论实证哕逆的治疗原则。

上条之哕属胃中虚冷,此条哕与腹满并见,其哕为实。实哕治以通利之法,视其前后二便,何部不利,随证施治,利之使气得通,气不逆则哕平。

伤寒论卷第七

汉　张仲景述　晋　王叔和撰次

宋　林　亿校正

明　赵开美校刻

沈　琳仝校

辨霍乱病脉证并治第十三　辨阴阳易差后劳复病脉证并治第十四
辨不可发汗病脉证并治第十五　辨可发汗病脉证并治第十六

辨霍乱病脉证并治第十三(382-391条)

提要：本篇共 10 条。主要论述了以吐利并作为主症的霍乱病证治。内容包括中焦阳虚，寒湿内扰的理中丸证；外有表邪，内兼停饮的五苓散证。同时还简述霍乱病吐利日久所引起的亡阳之四逆汤证，以及阳亡兼阴竭的通脉四逆加猪胆汁汤证。

382　問曰：病有霍亂者何？答曰：嘔吐而利，此名霍亂。

【释义】论霍乱病的症状特征。

霍，迅速、急骤之意；乱，即变乱之意。霍乱，即暴然发作的疾患。霍乱以吐泻为主症，又含有挥霍缭乱之义。因其发病急骤，吐泻交作，挥霍缭乱，故名霍乱。这里所讲的霍乱与由霍乱弧菌所引起的霍乱，概念不同。

霍乱乃胃肠功能逆乱，升清降浊失职所致。清气不升则泄泻，浊气不降则呕吐，清浊相干，升降失常，故吐利交作。本条以问答形式，提示了霍乱的主症，并列于篇首，实有提纲挈领的作用。

383　問曰：病發熱頭痛，身疼，惡寒，吐利者，此屬何病？答曰：此名霍亂。霍亂自吐下，又利止，復更發熱也。

【释义】再论霍乱的症状特征及与伤寒鉴别。

承上条论述霍乱病在里有吐利,在表有发热、恶寒等,其病始于中焦,并可影响肌表,最易与伤寒混淆,故需与伤寒鉴别。霍乱虽也是表里同病,但以吐利的里证为主。"自吐下",强调了霍乱初起病位即在于里,而不是受表邪的影响。病从内而外,表里不和,则吐利、寒热并见;若下利止,但见发热,说明里气虽和,而表证未解。

384　伤寒,其脉微濇者,本是霍亂,今是伤寒,却四五日,至陰經,上轉入陰,必利,本嘔,下利者,不可治也。欲似大便,而反失氣,仍不利者,此屬陽明也,便必鞕,十三日愈,所以然者,經盡故也。下利後,當便鞕,鞕則能食者愈。今反不能食,到後經中,頗能食[1],復過一經能食,過之一日當愈,不愈者,不屬陽明也。

【校注】

[1] 颇能食:即稍能食。《广雅》卷三下:"颇,少也。"清代王念孙《疏证》:"颇者,略之少也。"

【释义】论病霍乱而兼伤寒的脉证与转归。本条可分三段理解:

第一段:"伤寒,其脉微涩者……不可治也",论伤寒与霍乱的脉证异同。伤寒表不解,内传入阴经,则表里同病,亦可见身热、恶寒而吐利交作,但其吐利交作,多见于伤寒四五日后邪传阴经之时。霍乱为病,发则吐利交作,必致津气大伤,故脉来微涩。伤寒与霍乱,证情相似而实迥然有别,切不可将霍乱误诊为伤寒而论治,故曰"不可治也"。

第二段:"欲似大便,而反失气……经尽故也",论霍乱后复感风寒转属阳明的病理机转。霍乱吐利之后,其人欲似大便而不能,仅见矢气,此为吐下后津伤化燥,胃肠失润所致,故曰"属阳明也"。因其并非传经之邪,故其病至十三日,当经气来复、津液得以恢复,病可自愈。霍乱病吐下,津伤转属阳明,虽大便必硬,但无其他腹满疼痛拒按、潮热等腑实燥热证候,故与阳明病的"胃家实"不同。

第三段:"下利后,当便鞕……不属阳明也",论下利后便硬的预后与机转。霍乱下利后,津伤失润,大便当硬。因不属阳明胃家实证,故虽大便硬,但腑气尚通,胃气尚和,故能食而有自愈的机转。今初病即不能食,但过七日以后而稍稍能食,反映胃气已逐渐恢复,如复过一经而继续能食,则过一日其病当愈,此与上节所言十三日病当愈之义相同。若到后经中不愈者,则不属津伤便硬之阳明病。

385　惡寒脉微一作緩。而復利,利止亡血[1]也,四逆加人參湯主之。方一。

四逆加人參湯

甘草二兩,炙　附子一枚,生,去皮,破八片　乾薑一兩半　人參一兩

上四味,以水三升,煮取一升二合,去滓,分溫再服。

【校注】

[1]亡血:此处作亡失津液解。亡,失也。

【释义】论霍乱吐利致阳虚液竭的证治。

"恶寒脉微",本属阳虚。"复利"是阳虚阴盛,必见下利清谷。若利自止而见烦、热、手足温、脉数者,是阳复向愈。今利止而不见阳复脉症,可知非阳复阴退,而是吐利过程中,津液随下利而竭,已无物可下,此即"利止亡血也"。治用四逆加人参汤。用四逆汤回阳救逆,加人参益气固脱、生津滋阴。

386　霍亂,頭痛發熱,身疼痛,熱多欲飲水者,五苓散主之;寒多不用水者,理中丸主之。二。

五苓散方

猪苓去皮　白术　茯苓各十八銖　桂枝半兩,去皮　澤瀉一兩六銖

上五味,爲散,更治之,白飲和服方寸匕,日三服,多飲煖水,汗出愈。

理中丸方下有作湯加減法。

人參　乾薑　甘草炙　白术各三兩

上四味,擣篩,蜜和爲丸,如雞子黄許大。以沸湯數合,和一丸,研碎,溫服之,日三四,夜二服。腹中未熱,益至三四丸,然不及湯。湯法,以四物依兩數切,用水八升,煮取三升,去滓,溫服一升,日三服。若臍上築[1]者,腎氣動也,去术,加桂四兩;吐多者,去术,加生薑三兩;下多者,還用术;悸者,加茯苓二兩;渴欲得水者,加术,足前成四兩半;腹中痛者,加人參,足前成四兩半;寒者,加乾薑,足前成四兩半;腹滿者,去术,加附子一枚。服湯後,如食頃,飲熱粥一升許,微自溫,勿發揭衣被。

【校注】

[1]臍上築:形容脐上跳动不安如有物捶捣。筑,捣也。

【释义】论霍乱表里同病的辨治。

霍乱吐利交作,常并见头痛、发热、身疼痛等,是脾胃升降失司,斡旋失常,

里乱而外不协,证属表里同病。表里同病时,有先治表后治里、表里同治、先里后表之异。伤寒当先解表,即使兼有里实,若非危重急下之证,宜遵循先表后里之法,待表解后再议治里,此为常法。但若里阳虚衰兼表时,因里气虚寒,不堪发表,则又宜表里同治或先里后表,此为变法。

本条既言"霍乱",则吐利、脉微涩等症自不待言,其中土先虚可辨,故虽兼表证,而重在治里。若中阳不足较轻,正气尚可与邪相争,故虽见吐利而兼见发热、身疼痛等"热多"之症,则治以五苓散,表里双解,通阳化气,利小便而实大便,且五苓散能升清降浊而调脾胃(五苓散方解见太阳病篇第71条)。若脾阳不足较甚,正气抗邪无力,当见吐利、腹中冷痛、恶寒等"寒多"之象,则又宜先治其里,故以理中丸温化中焦寒湿。

理中丸用人参、甘草健脾益气,干姜温中散寒,白术健脾燥湿。脾阳恢复,寒湿得去,则升降调和而吐利自止。本方为太阴虚寒证的主方,因其作用在于温运中阳,调理中焦,故名"理中汤"。本方原为丸剂,亦可作汤服,此为一方二法。病势缓需久服者,可用丸;病势急或服丸效差者,改用汤剂。药后若腹中转热,是为得效;若腹中未热,可加量。为增强疗效,服药后可辅以热粥,并温覆以取暖。

理中丸(汤)后服加减法:若脐上跳动者,为肾虚水寒之气上冲,故去白术之甘壅,加桂枝以平冲降逆。吐多者,是胃寒气逆,去甘壅之白术,加生姜以散水和胃,降逆止呕。下利多者,是脾虚失运,水湿下趋,故仍用白术健脾燥湿。心下悸者,是水气凌心,加茯苓淡渗利水,宁心安神。渴欲得水者,是脾失健运,水津不布,故重用白术健脾化湿,以运布津液。腹中痛者,是中虚较甚,重用人参益气止痛。脾虚寒甚,或腹中冷痛、手足不温者,加重干姜以温中散寒;腹中胀满者,为阳虚寒凝,气滞不行,故去白术之甘壅,加附子以温阳散寒。

387 吐利止,而身痛不休者,当消息[1]和解其外,宜**桂枝汤**小和之。方三。

桂枝三兩,去皮　**芍藥**三兩　**生薑**三兩　**甘草**二兩,炙　**大棗**十二枚,擘

上五味,以水七升,煮取三升,去滓,温服一升。

【校注】

[1]消息:斟酌之意。

【释义】承上条论霍乱里和表未解的证治。

霍乱兼表,若治以理中丸(汤)后,吐利已止,霍乱已愈;身痛不休则表邪未解。吐下之后,定无完气,虽有表证亦不能用麻黄汤峻下,当与桂枝汤"小和

之"。"消息",有斟酌之意,寓有灵活变通、随证选药的含义,如见表证而脉沉迟,身体疼痛不休,此为阴液受耗,筋脉失养,当用桂枝新加汤。若阳虚卫外不固则汗多身痛,可用桂枝加附子汤,等等。

388 吐利汗出,發熱惡寒,四肢拘急,手足厥冷者,**四逆湯**主之。方四。

甘草二兩,炙 乾薑一兩半 附子一枚,生,去皮,破八片

上三味,以水三升,煮取一升二合,去滓,分温再服。强人可大附子一枚、乾薑三兩。

【释义】论霍乱吐利以致亡阳脱液的证治。

霍乱吐利交作,更见汗出,提示阳虚不能固表。阳虚不温四末,则手足厥冷。津液随吐利、汗出而外泄,则病必由阳而损及阴。阳虚失温,阴亏失养,是以四肢拘急。阳气大虚,被阴寒格拒而外浮,所以在畏寒的同时又见发热。本证虽属亡阳脱液之证,但其液脱责于亡阳,故先固护欲亡之阳气,方用四逆汤,使阳气固,则阴液敛;阳气复,则阴液生。

389 既吐且利,小便復利,而大汗出,下利清穀,内寒外熱,脉微欲絶者,四逆湯主之。五。用前第四方。

【释义】论霍乱阴盛格阳的证治。

霍乱,呕吐下利,津液内耗,小便本应不利,今反清利,是少阴阳虚,失于固摄。阳虚不敛,肌表失固,则大汗淋漓;火不暖土,则下利而清谷;阴寒盛于内,格阳外出,故外见假热之象;阳衰阴损,血脉鼓动无力,故脉微欲绝。此为阳虚阴盛之重证,可先用四逆汤回阳救逆以摄阴,若不效,可再用通脉四逆汤。

390 吐已下斷,汗出而厥,四肢拘急不解,脉微欲絶者,**通脉四逆加猪膽汁湯**主之。方六。

甘草二兩,炙 乾薑三兩,强人可四兩 附子大者一枚,生,去皮,破八片 猪膽汁半合

上四味,以水三升,煮取一升二合,去滓,内猪膽汁,分温再服,其脉即来。無猪膽,以羊膽代之。

【释义】论霍乱吐利后阳亡阴竭的证治。

霍乱吐利俱止,若阳回欲愈,当手足温、脉象和。今"吐已下断",即吐利停止,却汗出而厥,四肢拘急不解,且脉微欲绝,为津液内竭,吐无所吐,下无所

下,证属吐利过度,阳损及阴,而致阴阳俱竭。治以通脉四逆加猪胆汁汤,用通脉四逆汤回阳散寒,通脉救逆。加猪胆汁不仅益阴滋液,又可制姜附燥热劫阴之弊,尚能借其性寒,引热药入阴,以防阴寒太盛而对辛热药物格拒不受。

391　吐利發汗,脉平[1]小煩[2]者,以新虚,不勝穀氣故也。

【校注】

[1]脉平:脉搏见平和之象。

[2]小烦:微觉烦闷。

【释义】论霍乱吐利初愈的护理方法。

霍乱吐利发汗之后,胃气必有所损伤。"脉平"即脉搏平和、正常,说明大邪已去,阴阳和合,病已向愈。仍有"小烦",即微烦,是病后脾胃虚弱,未能节制饮食,食多而不能消化所致。此时可节制饮食,注意饮食调养,待胃气渐复即可痊愈。本条列于霍乱篇末,重申保胃气、存津液的防治法则,很有临床指导意义。

辨阴阳易差后劳复病脉证并治第十四（392~398条）

提要：本篇共 7 条。继六经病脉证并治之后，论述了病后诸证：阴阳易之烧裈散证、大病差后劳复之枳实栀子豉汤证、伤寒差后发热的小柴胡汤证、大病差后病腰以下有水气的牡蛎泽泻散证、大病差后喜唾的理中丸证，以及伤寒解后形气内耗、阴阳两伤兼有邪热的竹叶石膏汤证。并简述病后要节饮食，以保胃气之法。

392 傷寒陰易[1]之爲病，其人身體重，少氣，少腹裏急，或引陰中拘攣[2]，熱上衝胸，頭重不欲舉，眼中生花，花，一作眵[3]。膝脛拘急者，**燒裈散**主之。方一。

婦人中裈[4]近隱處，取燒作灰。

上一味，水服方寸匕，日三服，小便即利，陰頭微腫，此爲愈矣。婦人病，取男子裈燒服。

【校注】

［1］阴易：《金匮玉函经》卷四、《注解伤寒论》卷七作"阴阳易"。

［2］引阴中拘挛：牵引阴部拘急痉挛。

［3］眵：赵开美本讹作"眹"。眹，一义为致密，一义为肉肥美，均与此条文义无关。当作"眵"。日本安政本亦作"眵"。今正。

［4］中裈：内裤。中，内也。裈，有裆之裤。

【释义】论阴阳易的证治。

外感病方愈，男女交媾，使邪毒传至对方而致病，称为阴阳易。身重，少气，头重不欲举，眼中生花等皆为精气内伤之症；少腹急迫，牵及阴部，膝胫部拘挛痉急，乃阴精不足、筋脉失养所致。热上冲胸则为余热上冲之象。以上诸症，皆因房事，耗伤气阴，热毒相传所致。男女裈裆，烧灰冲服，取其同气相求而导邪外出。故药后小便通利，阴头微肿，为邪毒从下窍而出之征。

阴阳易究属何病，在临床中是否可以见到，用烧裈散有无疗效？先贤有验案，近人有病例报道。后世医家将本证分为寒热两型，热者用竹茹、天花粉、白薇送服烧裈散，寒者用四逆汤送服烧裈散，可资参考。

393 大病[1]差後勞復[2]者，**枳實梔子豉湯**主之。方二。

枳實三枚，炙　　梔子十四箇，擘　　豉一升，綿裹上三味,以清漿水[3]七升,空煮取四升,内枳實、栀子,煮取二升,下豉,更煮五六沸,去滓,温分再服,覆令微似汗。若有宿食者,内大黄如博碁子[4]大五六枚,服之愈。

【校注】

[1]大病:指伤寒热病。《诸病源候论》卷三谓:"大病者,中风、伤寒、热劳、温疟之类是也。"

[2]劳复:在大病初愈,正气尚虚,余邪未尽之时,因过劳而复发。

[3]清浆水:即酸浆水。清代吴仪洛《伤寒分经》谓:"炊粟米熟,投冷水中,浸五六日,味酢生花,色类浆,故名。若浸至败者,害人。其性凉善走,能调中气,通关开胃,解烦渴,化滞物。"又以淘米水为清浆水,如清代徐灵胎《伤寒论类方》:"浆水即淘米清水,久贮味酸为佳。"

[4]博棋子:汉代流传的六博游戏。孙思邈《备急千金要方》言博棋子"长二寸,方一寸"。

【释义】论大病新瘥劳复的证治。

大病初愈,气血未复,余热未尽,当节劳静养,以收全功。若过劳则耗气伤神,可导致病证复发,余热复集,症见发热心烦、胸脘窒闷等,证属热郁胸膈,兼气滞不行,治当清热除烦,宽中行气,方用枳实栀子豉汤。方取栀子豉汤清宣胸膈郁热,枳实宽中行气;辅以清浆水生津止渴,调中宣气,开胃化滞。若兼有宿食积滞,伴见脘腹疼痛、大便不通者,可酌加大黄,以荡涤肠胃,导滞泻热。

394 傷寒差以後,更發熱,**小柴胡湯**主之。脉浮者,以汗解之;脉沉實一作緊。者,以下解之。方三。

柴胡八兩 人參二兩 黃芩二兩 甘草二兩,炙 生薑二兩 半夏半升,洗 大棗十二枚,擘

上七味,以水一斗二升,煮取六升,去滓,再煎取三升,温服一升,日三服。

【释义】论伤寒差后发热的辨治。

外感病热退病解后,复发热者,多正气不充,邪不太盛,故用小柴胡汤扶正祛邪、和解枢机为治。脉浮者,病势向外,当以汗解之;脉沉者,提示里有实滞,治宜下法。此仅提治法,并无方药,意在示人当随证选方,灵活化裁。

395 大病差後,從腰以下有水氣者,**牡蠣澤瀉散**主之。方四。

牡蠣熬 澤瀉 蜀漆煖水洗,去腥 葶藶子熬 商陸根熬 海藻洗,去

鹹　栝樓根各等分

上七味，異擣，下篩爲散，更於臼中治之。白飲和服方寸匕，日三服。小便利，止後服。

【释义】论差后腰以下有水气的证治。

伤寒热病愈后，大邪虽去，病势已减，症见自腰以下水肿，多为水邪结聚。此证水气在下，当有小便不利与小腹胀满等，方后注有"小便利，止后服"可证。治当利小便、逐水邪，方用牡蛎泽泻散。

牡蛎泽泻散取牡蛎、海藻，软坚散结，行水消瘕；泽泻利水渗湿泄热；葶苈子泻肺降气平喘，利水消肿；蜀漆祛痰逐水，消癥瘕积聚；商陆根泻下逐水，通利大小便；瓜蒌根清热生津。本方具有逐水泄热、软坚散结之功，对湿热壅滞之实证水肿较为适宜。饮服方寸匕，不用汤药者，意在峻药缓攻，以防伤正。

396　大病差後，喜唾[1]，久不了了[2]者，胸上有寒，當以丸藥溫之，宜**理中丸**。方五。

人參　白术　甘草炙　乾薑各三兩

上四味，擣篩，蜜和爲丸，如雞子黃許大，以沸湯數合，和一丸，研碎，溫服之，日三服。

【校注】

[1]喜唾：即多唾，时时泛吐唾沫或清水痰涎。

[2]久不了了：延绵不断之意。

【释义】论大病差后，虚寒喜唾的证治。

伤寒大病愈后，频频泛吐唾沫，延绵不断，多由病后肺脾虚寒，津液不化，痰饮内聚而上泛所致。"胸上有寒"，乃是对本证肺脾虚寒喜唾的病机概括。理中丸能温脾暖肺，散寒化饮，使津液布化复常，则喜唾可愈。盖病久势缓，故予丸剂缓图。若病重者，可改用汤剂。

《金匮要略·肺痿肺痈咳嗽上气病脉证治》有"肺中冷，必眩，多涎唾，甘草干姜汤以温之"，其证治与本条有相似之处，彼此可以互参。

397　傷寒解後，虛羸[1]少氣，氣逆欲吐，**竹葉石膏湯**主之。方六。

竹葉二把　石膏一斤　半夏半升，洗　麥門冬一升，去心　人參二兩
甘草二兩，炙　粳米半升

上七味，以水一斗，煮取六升，去滓，内粳米，煮米熟，湯成去米，溫服一升，日三服。

【校注】

［1］虚羸:虚弱消瘦。羸,瘦弱。

【释义】论伤寒解后,余热未尽,气阴两伤的证治。

伤寒病解之后,津液耗伤,形骸失养则身体虚弱消瘦;中气不足则少气不足以息,声低息微;余热未尽,胃失和降则气逆欲吐。因虚热内扰,或余热未尽,故临床还可见低热、心烦、舌红苔少、脉细数等症。治当清热和胃,益气生津,方用竹叶石膏汤。

竹叶石膏汤取竹叶、生石膏清热除烦;人参、甘草、粳米益气生津和胃;半夏、麦冬,燥润相济,和中降逆。本方滋阴多于清热,为伤寒愈后调养之方,适用于形气内伤,气阴不足,邪热上逆,胃失和降者。

竹叶石膏汤实为白虎加人参汤加减化裁而来。白虎加人参汤证乃气分大热,虽有气阴两伤,但仍以热盛为主,其治法仍以祛邪为主。知母与麦冬虽均可生津养液,但知母清热之力胜于麦冬,故用知母而不用麦冬。竹叶石膏汤证乃大病之后,虚羸少气而余热未尽,其治法以扶正为要。麦冬补液有余而清热不足,故用麦冬而不用知母。此外,竹叶石膏汤中半夏还可和胃降逆,故用竹叶石膏汤,在清热兼益气之中尚有养胃降逆之意。

398　病人脉已解[1],而日暮微煩,以病新差,人强與穀,脾胃氣尚弱,不能消穀,故令微煩,損穀[2]則愈。

【校注】

［1］脉已解:指病脉已解除,而显平和之脉象。

［2］损谷:减少饮食,节制饮食。

【释义】论病愈后,日暮微烦的机理及调治。

大病初愈,病解脉平,脾胃气尚弱,若勉强多食,水谷难以消化,必积滞胃肠。酉时为阳明经旺之时,食滞胃肠,胃气不和,郁热内扰,故日暮时刻微觉烦躁。因为这种微烦,责之于人强于谷而不能消,非为食滞,只要节制饮食,注意调养,待胃气复健,自可痊愈。

辨不可发汗病脉证并治第十五（1~32条）

提要：本篇共 32 条。重集了六经病篇有关不可发汗之病证，并阐述了误汗后的各种变证，从而重申了汗法的正确运用。

001　夫以爲疾病至急，倉卒尋按，要者難得，故重集諸可與不可方治，比之三陰三陽篇中，此易見也。又時有不止是三陽三陰，出在諸可與不可中也。

【释义】论重集诸可与不可诸篇的意义。

一般而言，患病是很急的，仓促间寻找治法往往难得其要领。因此重新收集可与不可之方药与治法，并将可与不可的这些内容单列其篇，会比从"三阴三阳篇"中查找更为容易。同时还有不见于三阴三阳篇的内容，出现在可与不可的各篇之中。

钱超尘教授指出：王叔和第三次整理《伤寒论》时，将《伤寒论》三阴三阳篇中所无而见于《脉经》"可"与"不可"条文，补充至《伤寒论》第十五篇第二十二篇。而本条即是他的说明文字。[《中医文献杂志》，2011（5）：3]

002　少陰病，脉細沉數，病爲在裏，不可發汗。

【释义】论少阴病禁用汗法，参少阴病篇285条。

003　脉浮緊者，法當身疼痛，宜以汗解之。假令尺中遲者，不可發汗，何以知然？以榮氣不足，血少故也。

【释义】论营血不足者禁用汗法，参太阳病篇第50条。

004　少陰病，脉微，不可發汗，亡陽故也。

【释义】本条论少阴病阳虚禁用汗法，参少阴篇286条上半段。

005　脉濡[1]而弱[2]，弱反在關，濡反在巓[3]，微反在上[4]，濇反在下[5]。微則陽氣不足，濇則無血[6]，陽氣反微，中風汗出，而反躁煩，濇則無血，厥而且寒。陽微發汗，躁不得眠。

【校注】

[1] 濡：脉象浮而细软，轻按可得，重按反不明显。

［2］弱：脉象沉而细软,重按可得,轻按反不明显。

［3］巅：指关脉的部位,即高骨,故名曰"巅"。

［4］上：指寸脉的部位。

［5］下：指尺脉的部位。

［6］无血：指阴血不足。

【释义】论阳虚血少不可发汗。

"脉濡而弱,弱反在关,濡反在巅"言濡弱之脉见于关部,是为中焦脾胃虚弱之兆。若中焦不足,气血生化无源,影响到上焦心肺之气不足则见寸脉微,即"微反在上";影响到下焦肝肾阴血不足,则见尺脉涩,即"涩反在下"。"微则阳气不足,涩则无血"是对本证病机的概括,即寸脉微为阳气不足,尺脉涩为阴血虚少。阳气不足则卫虚不固,是以中风多汗,汗出则阴阳更虚,遂致躁烦。血少不能荣于四末,故肢厥且寒。阳气已虚,再误用发汗,必致阳气更虚,所以躁扰不得眠。

006　動氣[1]在右,不可發汗,發汗則衄而渴,心苦煩,飲即吐水。

【校注】

［1］动气：气筑筑然跳动,可见于脐部及其周围。根据动气发生的部位,可测知内脏病变。《难经·十六难》记载："假令得肝脉……其内证齐左有动气""假令得心脉……其内证齐上有动气""假令得脾脉……其内证当齐上有动气""假令得肺脉……其内证齐右有动气""假令得肾脉……其内证齐下有动气"。

【释义】论肺气虚不可发汗及误汗后的变证。

动气在右,乃肺气虚,误汗则肺气更伤。肺开窍于鼻,气伤及血,则血从鼻溢而为衄。汗出多则津伤胃燥,则渴而烦躁;肺气伤不能布散水津,因而饮即吐水。

007　動氣在左,不可發汗。發汗則頭眩,汗不止,筋惕肉瞤。

【释义】论肝气虚不可发汗及误汗的变证。

动气在左,乃肝气虚,故不可发汗。肝为风木之脏,藏血而主筋。误汗则肝气更虚,虚风上扰,则头目眩晕,即《素问·至真要大论》"诸风掉眩,皆属于肝";汗出不止,则阴液阳气俱伤,筋脉与肌肉得不到温煦和濡养,则筋肉跳动。

008　動氣在上,不可發汗。發汗則氣上衝,正在心端。

【释义】论心气虚不可发汗及误汗的变证。

动气在上,乃心气虚弱,心阳不振,所以不可发汗。误汗则心阳更虚,势必导致下焦水寒之气,上逆凌心,故气向上冲而直抵心端。

009　動氣在下,不可發汗。發汗則無汗,心中大煩,骨節苦疼,目運[1]惡寒,食則反吐,穀不得前。

【校注】

[1]目运:头目眩晕。运,通"晕"。

【释义】论肾气虚不可发汗及误汗的变证。

动气在脐之下,乃肾气虚,故不可发汗。由于肾阳虚则不能蒸动津液以为汗,所以误用发汗之法,亦不能出汗。阳为阴困,虚阳上扰,则头目眩晕,心中大烦。肾主寒,阳虚而不得温煦周身,故恶寒,骨节苦疼;下焦阳虚,阴寒之气上逆,所以出现食即反吐而谷物不能下行。

以上6~9四条,以脐周动气辨脏虚不可发汗。

010　咽中閉塞,不可發汗。發汗則吐血,氣微絕,手足厥冷,欲得蹺卧,不能自温。

【释义】论咽中闭塞误汗后变证。

少阴之脉循喉咙,系舌本。咽中闭塞,证属少阴里虚寒证,故不可发汗。若强发少阴之汗,阳微不能作汗,必动其血,故吐血;少阴之根本被夺,则气微欲绝。手足为诸阳之本,少阴之阳大虚,故手足逆冷,欲得蜷卧而不能自温。

011　諸脉得數,動微弱者,不可發汗。發汗則大便難,腹中乾,一云小便難,胞中乾。胃躁[1]而煩,其形相象,根本異源。

【校注】

[1]躁:《脉经》卷七、《注解伤寒论》均作"燥"。是。

【释义】论阳盛阴虚者禁汗,以及误汗后之变证。

数动之脉属阳,主阳热偏盛;微弱之脉属阴,主阴血偏虚。故脉来数动而按之微弱,为阳盛阴虚之病,故不可发汗。误汗则津液耗伤,胃肠干燥,出现大便难、烦躁等变证。这种证候虽与阳明胃家实燥热腑实相似,但此因虚家误汗亡津液所致,故云"其形相象,根本异源"。

012　脉濡而弱,弱反在關,濡反在巔,弦反在上,微反在下。弦爲陽運[1]，微爲陰寒，上實下虚，意欲得溫。微弦爲虚，不可發汗，發汗則寒慄，不能自還。

【校注】

[1]阳运:指阳气运动。运,动也。

【释义】论上实下虚者不可发汗,及误汗后之变证。

"脉濡而弱,弱反在关,濡反在巅"言濡弱之脉见于关部,是为中焦脾胃虚弱之兆。"弦反在上"是寸脉弦,说明上焦有寒实之邪;"微反在下"是迟脉微,说明下焦阳气不足。寒凝于内,虚阳上浮,故曰"弦为阳运";肾阳虚衰,阴寒内盛,故曰"微为阴寒"。"上实下虚"是对本证病机特征的概括。证属虚寒,故患者"意欲得温"。"微弦为虚"是进一步强调本证正虚邪盛,属里虚寒证,故"不可发汗"。若误用发汗之法,则阳气更衰,阴寒更盛,出现恶寒战栗、手足厥冷而不能自还等危候。

本条与第5条脉候相类似:前者为寸脉微,关脉浮濡沉弱,迟脉涩,主"阳虚血少"之证;本条为寸脉弦,关脉浮濡沉弱,迟脉微,主"上实下虚",但重在下焦虚寒之证为主。

013　欬者則劇，數吐涎沫，咽中必乾。小便不利，心中飢煩，晬時而發，其形似瘧，有寒無熱，虚而寒慄。欬而發汗，蹶而苦滿，腹中復堅。

【释义】论肺虚寒咳者禁汗,以及误汗后之变证。

肺气虚寒,寒饮上逆,故见咳嗽、吐涎沫;肺为水之上源,肺津不布则咽中干;肺失宣肃,故见小便不利;饮邪内扰,则心中饥烦。晬时,周时也,即一昼夜。肺气之流布,起于寸口,一日一夜,五十度毕,次日复会于寸口。肺之虚寒为病,阳气不能输布皮毛,故晬时而发,其形似疟,有寒无热,虚而寒栗。治当温肺散饮,若误作表证而发其汗,则肺气更伤,阳气大虚,出现蜷卧、胸中苦满、腹中坚硬等脏结一类的变证。

014　厥,脉紧,不可发汗。发汗则聲乱[1],咽嘶[2]舌萎[3],聲不得前[4]。

【校注】

[1]声乱:声音改变。

[2]咽嘶:咽喉嘶哑。

[3]舌萎:舌体萎软无力。

［4］声不得前：即不能发出声音。

【释义】论少阴里虚寒者禁汗，以及误汗后之变证。

厥逆而脉紧者，为阳虚里寒，不可发汗。表证紧脉，属太阳者可汗；厥而脉紧者，病属少阴，不可发汗也。发汗则少阴心肾之阳俱伤，临床上可见其声音改变。少阴心脉上挟于咽，故汗伤心阳，则咽喉嘶哑；少阴肾脉循喉咙，挟舌本，故发汗损伤真阳，则舌萎废而不用，声难出而不得前也。

015　諸逆發汗，病微者難差，劇者言亂，目眩者死，一云讝言目眩，睛亂者死。命將難全。

【释义】论阳衰阴盛厥逆者禁汗，以及误汗后之变证。

诸逆，应是指各种厥逆，一般都不可以发汗，而阴盛阳衰之厥逆尤其不可发汗。如果误用发汗，轻者，阳气更虚，难治；重者，阳气外越，津液内竭，出现语言错乱、目眩欲脱之危候。如《难经》所云："脱阳者见鬼，脱阴者目盲。"故其性命将难以保全。

016　太陽病，得之八九日，如瘧狀，發熱惡寒，熱多寒少，其人不嘔，清便續自可，一日二三度發，脉微而惡寒者，此陰陽俱虛，不可更發汗也。

【释义】论太阳表证，病程日久，正虚邪微者禁用汗法，参太阳病篇第23条。

017　太陽病，發熱惡寒，熱多寒少，脉微弱者，無陽也，不可發汗。

【释义】论太阳表郁内热轻证禁用汗法，参太阳病篇第27条。

018　咽喉乾燥者，不可發汗。

【释义】论阴液不足者禁用汗法，参太阳病篇第83条。

019　亡血不可發汗，發汗則寒慄而振。

【释义】论气血亏虚者禁用汗法，参太阳病篇第87条。

020　衄家不可發汗，汗出必額上陷脉急緊，直視不能眴，不得眠。

【释义】论阴血亏虚者禁用汗法，参太阳病篇第86条。

021　汗家不可發汗，發汗必恍惚心亂，小便已，陰疼，宜禹餘粮丸。一。方本闕。

【释义】论阳气虚弱者禁用汗法,参太阳病篇第88条。

022　淋家不可發汗,發汗必便血。

【释义】论下焦湿热阴伤者禁用汗法,参太阳病篇第84条。

023　瘡家雖身疼痛,不可發汗,汗出則痓。

【释义】论气血不足者禁用汗法,参太阳病篇第85条。

第18~23六条,为麻黄汤禁例。

024　下利不可發汗,汗出必脹滿。

【释义】论脾肾阳虚,下利不止,禁用汗法。参厥阴病篇第364条。

025　欬而小便利,若失小便者,不可發汗,汗出則四肢厥逆冷。

【释义】论肺气虚冷,或下焦阳虚,不能温摄固藏者,治当温阳补虚为主,禁用汗法。

咳为肺失于宣降,不能通调水道而下输膀胱,理应小便少而不利。今咳而小便自利,或咳时小便失禁,乃因肺气虚冷,上虚不能制下,故咳而小便利;或下焦阳虚,不能温摄固藏,因而膀胱失约,而为遗尿失禁。治当温阳补虚为主,而严禁发汗。如误汗,则阳气更虚,阴寒更盛,故汗出则四肢厥冷。

026　傷寒一二日至四五日厥者,必發熱,前厥者後必熱,厥深者熱亦深,厥微者熱亦微。厥應下之,而反發汗者,必口傷爛赤。

【释义】论热厥不可发汗。参厥阴病篇第335条。

027　傷寒脉弦細,頭痛發熱者,屬少陽,少陽不可發汗。

【释义】论邪入少阳,木郁化火,禁用汗法。参少阳病篇265条上半节。

028　傷寒頭痛,翕翕發熱,形象中風,常微汗出,自嘔者,下之益煩,心懊憹如飢;發汗則致痓,身强難以伸屈;熏之則發黃,不得小便;久[1]則發欬唾。

【校注】

[1] 久:《金匮玉函经》之《不可发汗》篇"久"作"灸",是。

【释义】论太阳中风证,误用下、汗、熏等法后之变证。可分两段理解:

第一段:"伤寒头痛,翕翕发热……自呕者",为太阳中风证之表现,当用桂枝汤解肌祛风,调和营卫。

第二段:"下之益烦,心懊憹如饥……久则发咳唾",为误治后的种种表现。误下则邪气化热入里,留于胸膈,故心烦、懊憹如饥;误用发汗力量过猛之辛温解表药,则津液外泄,经脉失养,故成痉病,此与《金匮要略》"风病下之则痉,复发汗必拘急"之机理略同;误用熏蒸,则火毒内盛,津液受伤,因此有发黄、小便不利之证;误用灸法,火热内攻,伤及肺络,则咳唾脓血。

029　太陽與少陽併病,頭項强痛,或眩冒,時如結胸,心下痞鞕者,不可發汗。

【释义】论太阳少阳并病,禁止单独使用汗法。参太阳病篇第 142 条。

030　太陽病發汗,因致痓。

【释义】论太阳病发汗太过、筋脉失养而致痓。参痓湿暍病篇第 113 条。

031　少陰病,欬而下利。讝語者,此被火氣劫故也。小便必難,以强責少陰汗也。

【释义】论少阴病无论是阳虚阴盛证还是阴虚有热证,均当禁用汗法。参少阴病篇第 284 条。

032　少陰病,但厥無汗,而强發之,必動其血,未知從何道出,或從口鼻,或從目出者,是名下厥上竭,爲難治。

【释义】论少阴心肾阳虚证治当禁用汗法,强发汗则可导致下厥上竭之危重变证。参少阴病篇第 294 条。

辨可发汗病脉证并治第十六（33-79条）

提要：本篇共47条。在中医理论整体思想的指导下，首揭"春夏宜发汗"，以随顺升发之气这一治疗大法。继而论述了汗法在应用时的具体要求和注意事项。并重集六经病篇中诸可汗之病脉证治内容：麻黄汤证、桂枝汤证、大青龙汤证、小青龙汤证、葛根汤证及其加减证、小柴胡汤证、柴胡桂枝汤证、麻黄附子甘草汤证、五苓散证等。通览本篇，可晓汗法之大局。

033　大法，春夏宜發汗。

【释义】论春夏是有利于汗法运用的季节。

根据天人相应理论，春夏主阳气旺盛之时，故此时人体阳气亦充盛于外，若遇外邪侵袭，病邪多在体表，此时当因势利导，易于汗解。可见，春夏采用汗法，则更有利于调动人体正气驱邪外出，这也正是中医治疗疾病的基本法则之一。

034　凡發汗，欲令手足俱周[1]，時出似[2]漐漐然，一時間許[3]益佳，不可令如水流離[4]。若病不解，當重發汗。汗多者必亡陽，陽虛不得重發汗也。

【校注】

[1] 手足俱周：即手足周身之义。

[2] 似：连续、接续之义。《尔雅·释黄》："似，嗣也。"《玉篇》："嗣，续也，继也。"

[3] 一时间许：一个时辰左右，即今之两小时左右。

[4] 流离：即汗出多如水流滴。离，同"漓"。

【释义】论表证汗法的要求及标准、注意事项。可分两段理解：

第一段："凡发汗……不可令如水流离。"论表证发汗的要求及标准，可归纳为三点：一是汗出的面要广，"欲令手足俱周"；二是汗出的量要适度，应是微汗如细雨连绵不断，"时出似漐漐然"，"不可令如水流离"；三是出汗的时间要适中，最好持续时间在一个时辰左右为佳，"一时间许益佳"。服桂枝汤后，啜热稀粥，温覆，"遍身漐漐微似有汗者益佳"；服麻黄汤后"覆取微似汗"，与此一致。

第二段："若病不解……阳虚不得重发汗也"，论若汗出后邪气仍然在表，可再次发汗,但仍以漐漐汗出为宜。若发汗太过,阳气随汗液外亡,纵使表证未解,也不可再行发汗。

035 凡服湯發汗,中病便止,不必盡劑也。

【释义】承上条论表证发汗中病即止。可与桂枝汤方后注"若一服汗出病差,停后服,不必尽剂"合看。

036 凡云可發汗,無湯者,丸散亦可用,要以汗出爲解,然不如湯隨證良驗。

【释义】发汗以汤剂最好,丸散亦可酌情使用。

此言丸散发汗,不如汤剂之良验。盖丸散乃定剂,而汤可随证加减也。无汤者,言一时仓猝无汤,以丸散代之亦可,"要以汗出为解"。

037 太陽病,外證未解,脉浮弱者,當以汗解,宜**桂枝湯**。方一。

桂枝三兩,去皮　芍藥三兩　甘草二兩,炙　生薑三兩,切　大棗十二枚,擘

上五味,以水七升,煮取三升,去滓,温服一升。歠粥,將息如初法。

【释义】论太阳脉浮弱者,宜用桂枝汤发汗以解外。参太阳病篇第42条。

038 脉浮而數者,可發汗,屬桂枝湯證[1]。二。用前第一方。一法用麻黄湯。

【校注】

[1] 属桂枝汤证:卷三第52条作"宜麻黄汤"。

【释义】论脉浮数,桂枝汤证仍在,可发汗。参太阳病篇第52条。

039 陽明病,脉遲,汗出多,微惡寒者,表未解也,可發汗,屬桂枝湯證。三。用前第一方。

【释义】论邪伤阳明经表,汗出表虚者用桂枝汤发汗。参阳明病篇第234条。

040 夫病脉浮大,問病者,言但便鞕耳。設利者,爲大逆。鞕爲實,汗出而解。何以故?脉浮當以汗解。

【释义】论表证便硬者,当以汗解。

脉浮大,是邪气盛实于外,当发汗解表。问病者,其但言大便干硬。假若采用通利大便的方法攻下之,则为"大逆"。什么缘故呢?脉浮,说明邪气在表,所以当用汗法来解除表邪。临床确有病在太阳之表而影响阳明里气不和出现便硬者,此时病本仍在太阳之表,并未转属阳明,故切不可攻下,"当以汗解",表解则里气自和。

041　傷寒,其脉不弦緊而弱,弱者必渴,被火必讝語,弱者發熱脉浮,解之當汗出愈。

【释义】论温病初起的脉证特点及禁用火疗。

脉弱与脉紧相对而言,非微弱之弱,且与发热、口渴、脉浮并见,当属温热犯表,治用辛凉宣散之法,切不可当做风寒表证误用火攻。否则邪热入里,而见谵语等里热证候。参太阳病篇第113条。

042　病人煩熱,汗出即解,又如瘧狀,日晡所發熱者,屬陽明也。脉浮虚者,當發汗,屬桂枝湯證。四。用前第一方。

【释义】论太阳表证发汗后不同的转归。

一般表证之烦热,发汗可解。若汗后出现潮热,发有定时,为转属阳明,当用下法,可与大承气汤;若脉浮虚,为表不解而里未实,当发其汗,发汗宜桂枝汤。参阳明病篇第240条。

043　病常自汗出者,此爲榮氣和,榮氣和者,外不諧,以衛氣不共榮氣諧和故爾。以榮行脉中,衛行脉外,復發其汗,榮衛和則愈,屬桂枝湯證。五。用前第一方。

【释义】论病常自汗出的病机和治疗。参太阳病篇第53条。

044　病人藏無他病,時發熱自汗出而不愈者,此衛氣不和也。先其時發汗則愈,屬桂枝湯證。六。用前第一方。

【释义】论时发热自汗出的病机和治法。参太阳病篇第54条。

045　脉浮而緊,浮則爲風,緊則爲寒,風則傷衛,寒則傷榮,榮衛俱病,骨節煩疼,可發其汗,宜**麻黃湯**。方七。

麻黃三兩,去節　桂枝二兩　甘草一兩,炙　杏仁七十箇,去皮尖

上四味,以水八升,先煮麻黃,減二升,去上沫,内諸藥,煮取二升

半,去滓,温服八合。温覆取微似汗,不須歠粥,餘如桂枝將息。

【释义】论太阳伤寒表实证的脉证和治法。参辨脉法篇第 23 条。

046　太陽病不解,熱結膀胱,其人如狂,血自下,下者愈。其外未解者,尚未可攻,當先解其外,屬桂枝湯證。八。用前第一方。

【释义】论太阳蓄血证兼表证未解时,当先解表再攻里的治疗原则。参太阳病篇第 106 条。

047　太陽病,下之微喘者,表未解也,宜**桂枝加厚朴杏子湯**。方九。

桂枝三兩,去皮　芍藥三兩　生薑三兩,切　甘草二兩,炙　厚朴二兩,炙,去皮　杏仁五十箇,去皮尖　大棗十二枚,擘

上七味,以水七升,煮取三升,去滓,温服一升。

【释义】论太阳病下之后,表不解兼微喘的证治。参太阳病篇第 43 条。

048　傷寒脉浮緊,不發汗,因致衄者,屬麻黄湯證。十。用前第七方。

【释义】论太阳表实证当汗不汗而致衄,表邪仍在,仍须汗解的证治。参太阳病篇第 55 条。

049　陽明病,脉浮無汗而喘者,發汗則愈,屬麻黄湯證。十一。用前第七方。

【释义】论寒邪伤于阳明经表的证治。参阳明病篇第 235 条。

050　太陰病,脉浮者,可發汗,屬桂枝湯證。十二。用前第一方。

【释义】论太阴病表证可发汗。参太阴病篇第 276 条。

051　太陽病,脉浮緊,無汗,發熱,身疼痛,八九日不解,表證仍在,當復發汗。服湯已,微除,其人發煩、目瞑,劇者必衄,衄乃解。所以然者,陽氣重故也。屬麻黄湯證。十三。用前第七方。

【释义】论太阳伤寒日久阳气郁闭太重,服麻黄汤后可能出现的反应。参太阳病篇第 46 条。

052　脉浮者,病在表,可發汗,屬麻黄湯證。十四。用前第七方。一

法用桂枝湯。

【释义】论太阳伤寒,脉浮者,可发汗。参太阳病篇第 51 条。

053　傷寒不大便六七日,頭痛有熱者,與承氣湯。其小便清者一云大便青,知不在裏,續在表也,當須發汗。若頭痛者,必衄,屬桂枝湯證。十五。用前第一方。

【释义】论伤寒六七日,小便清者可发汗而解。参太阳病篇第 56 条。

054　下利,腹脹滿,身體疼痛者,先溫其裏,乃攻其表,溫裏宜四逆湯,攻表宜桂枝湯。十六。用前第一方。

四逆汤方

甘草二兩,炙　乾薑一兩半　附子一枚,生,去皮,破八片

上三味,以水三升,煮取一升二合,去滓,分溫再服。強人可大附子一枚,乾薑三兩。

【释义】论虚寒下利重证兼表邪未解,当先温里再解其表。参厥阴病篇第 372 条。

055　下利後,身疼痛,清便自調者,急當救表,宜桂枝湯發汗。十七。用前第一方。

【释义】论虚寒下利重证病愈后而表证仍在者,可发汗解表。参太阳病篇第 91 条。

056　太陽病,頭痛發熱,汗出惡風寒者,屬桂枝湯證。十八。用前第一方。

【释义】论桂枝汤证的主要表现。参太阳病篇第 13 条。

057　太陽中風,陽浮而陰弱,陽浮者,熱自發;陰弱者,汗自出,嗇嗇惡寒,淅淅惡風,翕翕發熱,鼻鳴乾嘔者,屬桂枝湯證。十九。用前第一方。

【释义】论太阳中风证的因机证治。参太阳病篇第 12 条。

058　太陽病,發熱汗出者,此爲榮弱衛强,故使汗出,欲救邪風,屬桂枝湯證。二十。用前第一方。

【释义】从营卫不调的角度论桂枝汤证治。参太阳病篇第 95 条。

059　太陽病,下之後,其氣上衝者,屬桂枝湯證。二十一。用前第一方。

【释义】论太阳病误下后其气上冲,仍可发汗的治法。参太阳病篇第 15 条。

060　太陽病,初服桂枝湯,反煩不解者,先刺風池、風府,却與桂枝湯則愈。二十二。用前第一方。

【释义】论太阳病初服桂枝汤,反烦不解者可针药并用。参太阳病篇第 24 条。

061　燒針令其汗,針處被寒,核起而赤者,必發奔豚,氣從少腹上撞心者,灸其核上各一壯,與**桂枝加桂湯**。方二十三。

桂枝五兩,去皮　甘草二兩,炙　大棗十二枚,擘　芍藥三兩　生薑三兩,切

上五味,以水七升,煮取三升,去滓,温服一升。本云,桂枝湯,今加桂滿五兩。所以加桂者,以能洩[1]奔豚氣也。

【校注】

[1] 洩:卷三第 117 条作"泄"。唐代为避李世民之"世"而改"泄"为"洩"。宋本其"洩"字已改回"泄"字,此条"洩"字为改回未尽者。

【释义】论发汗不得法,令心阳虚奔豚发作的证治。参太阳病篇第 117 条。

062　太陽病,項背强几几,反汗出惡風者,宜**桂枝加葛根湯**。方二十四。

葛根四兩　麻黄三兩,去節　甘草二兩,炙　芍藥三兩　桂枝二兩　生薑三兩　大棗十二枚,擘

上七味,以水一斗,先煮麻黄、葛根,減二升,去上沫,内諸藥,煮取三升,去滓,温服一升。覆取微似汗,不須歠粥助藥力,餘將息依桂枝法。注見第二卷中。

【释义】论太阳中风兼经脉不利的证治,参太阳病篇第 14 条。

063　太陽病,項背强几几,無汗惡風者,屬葛根湯證。二十五。用前第二十四方。

【释义】论太阳伤寒兼经脉不利的证治，参太阳病篇第 31 条。

064　太陽與陽明合病，必自下利，不嘔者，屬葛根湯證。二十六。用前方，一云，用後第二十八方。

【释义】论太阳阳明合病下利的证治。参太阳病篇第 32 条。

065　太陽與陽明合病，不下利，但嘔者，宜**葛根加半夏湯**。方二十七。

葛根四兩　半夏半升，洗　大棗十二枚，擘　桂枝去皮，二兩　芍藥二兩　甘草二兩，炙　麻黃三兩，去節　生薑三兩

上八味，以水一斗，先煮葛根、麻黃，減二升，去上沫，内諸藥，煮取三升，去滓，溫服一升，覆取微似汗。

【释义】论太阳阳明合病呕逆的证治。参太阳病篇第 33 条。

066　太陽病，桂枝證，醫反下之，利遂不止，脉促者，表未解也；喘而汗出者，宜**葛根黃芩黃連湯**。方二十八。促作縱。

葛根八兩　黃連三兩　黃芩三兩　甘草二兩，炙

上四味，以水八升，先煮葛根，減二升，内諸藥，煮取二升，去滓，分溫再服。

【释义】论里热协表下利证治。参太阳病篇第 34 条。

067　太陽病，頭痛發熱，身疼腰痛，骨節疼痛，惡風無汗而喘者，屬麻黃湯證。二十九。用前第七方。

【释义】论太阳伤寒表实证的证治。参太阳病篇第 35 条。

068　太陽與陽明合病，喘而胸滿者，不可下，屬麻黃湯證。三十。用前第七方。

【释义】论太阳与阳明合病偏重太阳的证治。参太阳病篇第 36 条。

069　太陽中風，脉浮緊，發熱惡寒，身疼痛，不汗出而煩躁者，大青龍湯主之。若脉微弱，汗出惡風者，不可服之，服之則厥逆，筋惕肉瞤，此爲逆也。**大青龙汤方**。方三十一。

麻黃六兩，去節　桂枝二兩，去皮　杏仁四十枚，去皮尖　甘草二兩，炙　石

膏如雞子大,碎　生薑三兩,切　大棗十二枚,擘

上七味,以水九升,先煮麻黃,減二升,去上沫,内諸藥,煮取三升,溫服一升,覆取微似汗。汗出多者,溫粉粉之。一服汗者,勿更服。若復服,汗出多者,亡陽,遂一作逆虚,惡風煩躁,不得眠也。

【释义】论大青龙汤证治及禁例。参太阳病篇第38条。

070　陽明中風,脉弦浮大而短氣,腹都滿,脇下及心痛,久按之,氣不通,鼻乾不得汗,嗜臥,一身及目悉黃,小便難,有潮熱,時時噦,耳前後腫,刺之小差,外不解,過十日,脉續浮者,與小柴胡湯。脉但浮,無餘證者,與麻黃湯。用前第七方。不溺,腹滿加噦者,不治。三十二。

小柴胡湯方

柴胡八兩　黃芩三兩　人參三兩　甘草三兩,炙　生薑三兩,切　半夏半升,洗　大棗十二枚,擘

上七味,以水一斗二升,煮取六升,去滓,再煎取三升,溫服一升,日三服。

【释义】论述阳明少阳同病,湿热发黄的证治。参阳明病篇第231、232条。

071　太陽病,十日以去,脉浮而細,嗜臥者,外已解也;設胸滿脇痛者,與小柴胡湯;脉但浮者,與麻黃湯。三十三。并用前方。

【释义】论太阳病日久的三种转归,外已解、转少阳、表证仍在。参太阳病篇第37条。

072　傷寒,脉浮緩,身不疼,但重,乍有輕時,無少陰證者,可與大青龍湯發之。三十四。用前第三十一方。

【释义】论表闭阳郁内热的非典型脉证及其治疗。参太阳病篇第39条;或参《金匮要略》"病溢饮者,当发其汗,大青龙汤主之。"

073　傷寒表不解,心下有水氣,乾嘔,發熱而欬,或渴,或利,或噎,或小便不利、少腹滿,或喘者,宜**小青龍湯**。方三十五。

麻黃二兩,去節　芍藥二兩　桂枝二兩,去皮　甘草二兩,炙　細辛二兩　五味子半升　半夏半升,洗　乾薑三兩

上八味,以水一斗,先煮麻黃,減二升,去上沫,内諸藥,煮取三

升,去滓,温服一升。若渴,去半夏,加栝蔞根三兩。若微利,去麻黃,加蕘花如一雞子,熬令赤色。若噎,去麻黃,加附子一枚,炮。若小便不利,少腹滿,去麻黃,加茯苓四兩。若喘,去麻黃,加杏仁半升,去皮尖。且蕘花不治利,麻黃主喘,今此語反之,疑非仲景意。注见第三卷中。

【释义】论太阳伤寒兼水饮内停的证治。参太阳病篇第 40 条。

074　傷寒心下有水氣,欬而微喘,發熱不渴,服湯已渴者,此寒去欲解也,屬小青龍湯證。三十六。用前方。

【释义】承上条补述太阳伤寒兼水饮内停证治及服药后转归。参太阳病篇第 41 条。

075　中風往來寒熱,傷寒五六日以後,胸脅苦滿,嘿嘿不欲飲食,煩心喜嘔,或胸中煩而不嘔,或渴,或腹中痛,或脅下痞鞕,或心下悸、小便不利,或不渴、身有微熱,或欬者,屬小柴胡湯證。三十七。用前第三十二方。

【释义】论少阳病主证、或见证及治疗。参太阳病篇第 96 条。

076　傷寒四五日,身熱惡風,頸項強,脅下滿,手足溫而渴者,屬小柴胡湯證。三十八。用前第三十二方。

【释义】论三阳证见治从少阳。参太阳病篇第 99 条。

077　傷寒六七日,發熱微惡寒,支節煩疼,微嘔,心下支結,外證未去者,**柴胡桂枝湯**主之。方三十九。

柴胡四兩　黃芩一兩半　人參一兩半　桂枝一兩半,去皮　生薑一兩半,切　半夏二合半,洗　芍藥一兩半　大棗六枚,擘　甘草一兩,炙

上九味,以水六升,煮取三升,去滓,溫服一升,日三服。本云人參湯,作如桂枝法,加半夏、柴胡、黃芩,如柴胡法,今著人參作半劑。

【释义】论少阳兼表的证治。参太阳病篇第 146 条。

078　少陰病,得之二三日,**麻黃附子甘草湯**微發汗,以二三日無證,故微發汗也。四十。

麻黃二兩,去節　甘草二兩,炙　附子一枚,炮,去皮,破八片

上三味,以水七升,先煮麻黃一二沸,去上沫,内諸藥,煮取二升

半,去滓,温服八合,日三服。

【释义】论太少两感轻证的证治。参少阴病篇第 302 条。

079　脉浮,小便不利,微熱消渴者,與**五苓散**,利小便發汗。四十一。

　　豬苓十八銖,去皮　茯苓十八銖　白术十八銖　澤瀉一兩六銖　桂枝半兩,去皮

　　上五味,擣爲散,以白飲和服方寸匕,日三服。多飲煖水,汗出愈。

【释义】论太阳蓄水证治。参太阳病篇第 71 条后半节。

伤寒论卷第八

汉　张仲景述　晋　王叔和撰次

宋　林　亿校正

明　赵开美刻校

沈　琳仝校

辨发汗后病脉证并治第十七

辨不可吐第十八　辨可吐第十九

辨发汗后病脉证并治第十七（80-112条）

提要：本篇共33条。重集了六经病篇中发汗后诸病证治：汗后表邪未解仍需再汗的麻黄汤证和桂枝汤证、桂枝二麻黄一汤证；汗后阳虚的桂枝加附子汤证；汗后邪热入里兼津气两伤的白虎加人参汤证；汗后荣卫气血不足之身痛的桂枝加芍药生姜各一两人参三两新加汤证；汗后邪热壅肺而作喘的麻黄杏仁甘草石膏汤证；汗后心阳虚心悸的桂枝甘草汤证；汗后胃虚致水停心下的茯苓甘草汤证；汗后水停的五苓散证；汗后气滞饮停兼脾虚的厚姜半甘参汤证；汗后脾虚，水邪欲乘虚上冲的苓桂枣甘汤证；汗后水饮食滞致痞的生姜泻心汤证；汗后但热不寒的调胃承气汤证；汗后腹满痛的大承气汤急下证；汗后亡阳的四逆汤证等等。从而可以看出发汗要得法，汗不得法就会造成汗后所致阴阳表里寒热虚实等诸多变证，而对于这些汗后诸病证辨治之法，大大地超出了六经范畴。我们又可以将其用于辨治杂病之中，亦符合昔时仲景伤寒与杂病共论之心意。

080　二陽併病，太陽初得病時，發其汗，汗先出不徹，因轉屬陽明，續自微汗出，不惡寒。若太陽病證不罷者，不可下，下之爲逆，如此可小發汗。設面色緣緣正赤者，陽氣怫鬱在表，當解之熏之。若發汗不徹,不足言,陽氣怫鬱不得越,當汗不汗,其人煩躁,不知痛處,乍在腹中,乍在四肢,按之不可得,其人短氣,但坐以汗出不徹故也,更發汗則愈。何以知汗出不徹,以脉濇故知也。

【释义】论太阳病发汗不彻的转归与证治。参太阳病中篇第 48 条。

081　未持脉時,病人叉手自冒心,師因教試令欬,而不即欬者,此必兩耳聾無聞也。所以然者,以重發汗,虚故如此。

【释义】论重发汗致心肾阳虚耳聋的变证。参太阳病中篇第 75 条。

082　發汗後,飲水多必喘,以水灌之亦喘。

【释义】论发汗后水邪伤肺致喘。参太阳病中篇第 75 条下半节。

083　發汗後,水藥不得入口爲逆,若更發汗,必吐下不止。

【释义】论发汗后胃虚吐逆的证候。参太阳病中篇第 76 条上半节。

084　陽明病,本自汗出,醫更重發汗,病已差,尚微煩不了了者,必大便鞕故也。以亡津液,胃中乾燥,故令大便鞕。當問小便日幾行,若本小便日三四行,今日再行,故知大便不久出。今爲小便數少,以津液當還入胃中,故知不久必大便也。

【释义】论发汗后致大便硬及其转归。参阳明病篇第 203 条。

085　發汗多,若重發汗者,亡其陽,讝語。脉短者死,脉自和者不死。

【释义】论发汗亡阳谵语及其预后。参阳明病篇第 211 条。

086　傷寒發汗已,身目爲黃,所以然者,以寒濕一作温在裹不解故也。以爲不可下也,於寒濕中求之。

【释义】论伤寒发汗后致寒湿发黄的主症、病机、治则及禁忌。参阳明病篇第 259 条。

087　病人有寒,復發汗,胃中冷,必吐蚘。

【释义】论中焦虚寒者禁用发汗。参太阳病篇第 89 条。

088　太陽病,發汗,遂漏不止,其人惡風,小便難,四肢微急,難以屈伸者,屬桂枝加附子湯。方一。

桂枝三兩,去皮　芍藥三兩　甘草二兩,炙　生薑三兩,切　大棗十二枚,擘　附子一枚,炮

上六味,以水七升,煮取三升,去滓,溫服一升。本云桂枝湯,今加附子。

【释义】论发汗不得法,致阳虚汗漏的证治。参太阳病篇第20条。

089　太陽病,初服桂枝湯,反煩不解者,先刺風池、風府,却與桂枝湯則愈。方二。

桂枝三兩,去皮　芍藥三兩　生薑三兩,切　甘草二兩,炙　大棗十二枚,擘

上五味,以水七升,煮取三升,去滓,溫服一升。須臾歠熱稀粥一升,以助藥力。

【释义】论太阳中风邪郁较重者,服桂枝汤反烦不解,宜针药并用。参太阳病篇第24条。

090　服桂枝湯,大汗出,脉洪大者,與桂枝湯如前法。若形似瘧,一日再發者,汗出必解,屬桂枝二麻黃一湯。方三。

桂枝一兩十七銖　芍藥一兩六銖　麻黃十六銖,去節　生薑一兩六銖　杏仁十六箇,去皮尖　甘草一兩二銖,炙　大棗五枚,擘

上七味,以水五升,先煮麻黃一二沸,去上沫,内諸藥,煮取二升,去滓,溫服一升,日再服。本云,桂枝湯二分,麻黃湯一分,合爲二升,分再服,今合爲一方。

【释义】论服桂枝汤大汗出后的不同转归与治疗。参太阳病篇第25条。

091　服桂枝湯,大汗出後,大煩渴不解,脉洪大者,屬白虎加人參湯。方四。

知母六兩　石膏一斤,碎,綿裹　甘草二兩,炙　粳米六合　人參二兩

上五味,以水一斗,煮米熟湯成去滓,溫服一升,日三服。

【释义】论汗后转属阳明,里热炽盛、气阴两伤的证治。参太阳病篇第26条。

092　傷寒脉浮，自汗出，小便數，心煩，微惡寒，脚攣急。反與桂枝，欲攻其表，此誤也。得之便厥，咽中乾，煩燥吐逆者，作甘草乾薑湯與之，以復其陽；若厥愈足温者，更作芍藥甘草湯與之，其脚即伸；若胃氣不和，讝語者，少與調胃承氣湯；若重發汗，復加燒針者，與四逆湯。五。

甘草乾薑湯方

甘草四兩，炙　乾薑二兩

上二味，以水三升，煮取一升五合，去滓，分温再服。

芍藥甘草湯方

白芍藥四兩　甘草四兩，炙

上二味，以水三升，煮取一升五合，去滓，分温再服。

調胃承氣湯方

大黄四兩，去皮，清酒洗　甘草二兩，炙　芒消半升

上三味，以水三升，煮取一升，去滓，内芒消，更上微火煮，令沸，少少温服之。

四逆湯方

甘草二兩，炙　乾薑一兩半　附子一枚，生用，去皮，破八片

上三味，以水三升，煮取一升二合，去滓，分温再服。强人可大附子一枚，乾薑三兩。

【釋義】论伤寒挟虚之人误汗后的种种变证及其救治方法。参太阳病篇第29条。

093　太陽病，脉浮緊，無汗，發熱，身疼痛，八九日不解，表證仍在，此當復發汗。服湯已，微除，其人發煩目瞑，劇者必衄，衄乃解。所以然者，陽氣重故也。宜**麻黄湯**。方六。

麻黄三兩，去節　桂枝二兩，去皮　甘草一兩，炙　杏仁七十箇，去皮尖

上四味，以水九升，先煮麻黄減二升，去上沫，内諸藥，煮取二升半，去滓，温服八合，覆取微似汗，不須歠粥。

【釋義】论太阳伤寒日久，服麻黄汤可能出现的反应。参太阳病篇第46条。

094　傷寒發汗已解，半日許復煩，脉浮數者，可更發汗，屬桂枝湯證。七。用前第二方。

【释义】论太阳伤寒发汗后，余邪未尽，仍宜汗解。参太阳病篇第 57 条。

095　發汗後，身疼痛，脉沉遲者，屬**桂枝加芍藥生薑各一兩人參三兩新加湯**。方八。

桂枝三兩，去皮　芍藥四兩　生薑四兩　甘草二兩，炙　人參三兩　大棗十二枚，擘

上六味，以水一斗二升，煮取三升，去滓，溫服一升。本云桂枝湯，今加芍藥、生薑、人參。

【释义】论太阳病发汗后气营不足而身痛的证治。参太阳病篇第 62 条。

096　發汗後，不可更行桂枝湯，汗出而喘，無大熱者，可與**麻黄杏子甘草石膏湯**。方九。

麻黄四兩，去節　杏仁五十箇，去皮尖　甘草二兩，炙　石膏半斤，碎

上四味，以水七升，先煮麻黄，減二升，去上沫，内諸藥，煮取二升，去滓，溫服一升。本云，黄耳杯。

【释义】论发汗后致邪热壅肺的证治。参太阳病篇第 63 条。

097　發汗過多，其人叉手自冒心，心下悸，欲得按者，屬**桂枝甘草湯**。方十。

桂枝二兩，去皮　甘草二兩，炙

上二味，以水三升，煮取一升，去滓，頓服。

【释义】论发汗过多，损伤心阳而致心下悸的证治。参太阳病篇第 64 条。

098　發汗後，其人臍下悸者，欲作奔豚，屬**茯苓桂枝甘草大棗湯**。方十一。

茯苓半斤　桂枝四兩，去皮　甘草一兩，炙　大棗十五枚，擘

上四味，以甘爛水一斗，先煮茯苓減二升，内諸藥，煮取三升，去滓，溫服一升，日三服。作甘爛水法：取水二斗，置大盆内，以杓揚之，水上有珠子五六千顆相逐，取用之。

【释义】论发汗后，心阳虚欲作奔豚的证治。参太阳病篇第 65 条。

099　發汗後，腹脹滿者，屬**厚朴生薑半夏甘草人參湯**。方十二。

厚朴半斤，炙　生薑半斤　半夏半升，洗　甘草二兩，炙　人參一兩

上五味，以水一斗，煮取三升，去滓，温服一升，日三服。
【释义】论发汗后，脾虚痰阻气滞的证治。参太阳病篇第 66 条。

100　發汗，病不解，反惡寒者，虛故也，屬**芍藥甘草附子湯**。方十三。

芍藥三兩　甘草三兩　附子一枚，炮，去皮，破八片
上三味，以水三升，煮取一升二合，去滓，分溫三服。疑非仲景方。
【释义】论汗后阴阳两虚的证治。参太阳病篇第 68 条。

101　發汗後，惡寒者，虛故也；不惡寒，但熱者，實也，當和胃氣，屬調胃承氣湯證。十四。用前第五方。一法用小承氣湯。
【释义】论发汗后虚实不同的辨证。参太阳病篇第 70 条。

102　太陽病，發汗後，大汗出，胃中乾，煩躁不得眠，欲得飲水者，少少與飲之，令胃氣和則愈。若脉浮，小便不利，微熱消渴者，屬**五苓散**。方十五。

豬苓十八銖，去皮　澤瀉一兩六銖　白术十八銖　茯苓十八銖　桂枝半兩，去皮
上五味，擣爲散，以白飲和服方寸匕，日三服，多飲煖水，汗出愈。
【释义】论汗后伤津胃中干与水蓄膀胱的证治。参太阳病篇第 71 条。

103　發汗已，脉浮數，煩渴者，屬五苓散證。十六。用前第十五方。
【释义】承上条补述蓄水证治。参太阳病篇第 72 条。

104　傷寒汗出而渴者，宜五苓散；不渴者，屬**茯苓甘草湯**。方十七。

茯苓二兩　桂枝二兩　甘草一兩，炙　生薑一兩
上四味，以水四升，煮取二升，去滓，分溫三服。
【释义】论汗后膀胱蓄水与胃虚水停的证治。参太阳病篇第 73 条。

105　太陽病發汗，汗出不解，其人仍發熱，心下悸，頭眩，身瞤動，振振欲擗一作僻地者，屬**真武湯**。方十八。

茯苓三兩　芍藥三兩　生薑三兩，切　附子一枚，炮，去皮，破八片　白术

二兩

上五味，以水八升，煮取三升，去滓，温服七合，日三服。

【释义】论发汗后肾阳虚衰水邪泛滥的证治。参太阳病篇第82条。

106　傷寒汗出，解之後，胃中不和，心下痞鞕，乾噫食臭，脇下有水氣，腹中雷鳴下利者，屬**生薑瀉心湯**。方十九。

生薑四兩　甘草三兩，炙　人參三兩　乾薑一兩　黃芩三兩　半夏半斤，洗　黃連一兩　大棗十二枚，擘

上八味，以水一斗，煮取六升，去滓，再煎取三升，温服一升，日三服。生薑瀉心湯，本云理中人參黃芩湯，去桂枝、术，加黃連，并瀉肝法。

【释义】论伤寒汗后胃虚水饮食滞致痞的证治。参太阳病篇第157条。

107　傷寒發熱，汗出不解，心中痞鞕，嘔吐而下利者，屬**大柴胡湯**。方二十。

柴胡半斤　枳實四枚，炙　生薑五兩　黃芩三兩　芍藥三兩　半夏半升，洗　大棗十二枚，擘

上七味，以水一斗二升，煮取六升，去滓，再煎取三升，温服一升，日三服。一方加大黃二兩，若不加，恐不名大柴胡湯。

【释义】论伤寒汗后少阳兼阳明里实证的治法。参太阳病篇第165条。

108　陽明病，自汗出，若發汗，小便自利者，此爲津液内竭，雖硬不可攻之。當須自欲大便，宜蜜煎導而通之，若土瓜根及大豬膽汁，皆可爲導。二十一。

蜜煎方

食蜜七合

上一味，於銅器内，微火煎，當須凝如飴狀，攪之勿令焦著，欲可丸，併手捻作挺，令頭銳，大如指許，長二寸。當熱時急作，冷則鞕。以内穀道中，以手急抱，欲大便時，乃去之。疑非仲景意，已試甚良。

又大豬膽一枚，瀉汁，和少許法醋，以灌穀道内，如一食頃，當大便出宿食惡物，甚效。

【释义】论阳明病汗后津伤便硬的外导法证。参阳明病篇第233条。

109　太陽病三日,發汗不解,蒸蒸發熱者,屬胃也,屬調胃承氣湯證。二十二。用前第五方。

【释义】论太阳病发汗后转属阳明的证治。参阳明病篇 248 条。

110　大汗出,熱不去,内拘急,四肢疼,又下利厥逆而惡寒者,屬四逆湯證。二十三。用前第五方。

【释义】论大汗后,寒盛格阳的证治。参厥阴病篇第 353 条。

111　發汗後不解,腹滿痛者,急下之,宜**大承氣湯**。方二十四。

大黃四兩,酒洗　厚朴半斤,炙　枳實五枚,炙　芒消三合

上四味,以水一斗,先煮二物,取五升,内大黃,更煮取二升,去滓,内芒消,更一二沸,分再服。得利者,止後服。

【释义】论汗后津伤成阳明腑实宜急下存阴。参阳明病篇第 254 条。

112　發汗多,亡陽譫語者,不可下,與**柴胡桂枝湯**,和其榮衛,以通津液,後自愈。方二十五。

柴胡四兩　桂枝一兩半,去皮　黃芩一兩半　芍藥一兩半　生薑一兩半　大棗六箇,擘　人參一兩半　半夏二合半,洗　甘草一兩,炙

上九味,以水六升,煮取三升,去滓,温服一升,日三服。

【释义】论表证过汗,亡阳谵语的证治

发汗过多亡阳,伤津耗液,胃中干燥,虽见谵语,但无潮热、绕脐痛等燥实内结之症,故与阳明腑实不同,不可妄用下法。与柴胡桂枝汤,取桂枝汤调和荣卫,小柴胡汤运转枢机,使上焦得通,津液得下,胃气因和,身濈然汗出而解。

辨不可吐第十八（113~116条）

提要：本篇共4条。概括地指出了不可吐之证：太阳病表证不可用吐法；少阴病里证不可用吐法；阴寒内盛和正虚之人均不可用吐法。归纳言之，凡属表证、里证、虚证、寒证皆禁用吐法，如妄用之，必败胃气。

113　太陽病，當惡寒發熱，今自汗出，反不惡寒發熱，關上脉細數者，以醫吐之過也。若得病一二日吐之者，腹中飢，口不能食；三四日吐之者，不喜糜粥，欲食冷食，朝食暮吐。以醫吐之所致也，此爲小逆。

【释义】论太阳病误吐后脾胃受伤，胃阳虚燥的变证。参太阳病篇第120条。

114　太陽病，吐之，但太陽病當惡寒，今反不惡寒，不欲近衣者，此爲吐之内煩也。

【释义】论误吐致内热烦躁证。参太阳病篇第121条。

115　少陰病，飲食入口則吐，心中溫溫，欲吐復不能吐。始得之，手足寒，脉弦遲者，此胸中實，不可下也。若膈上有寒飲，乾嘔者，不可吐也，當溫之。

【释义】论少阴阳虚膈上有寒饮与胸中实邪阻滞的辨治，强调膈上有寒饮，不可吐。参少阴病篇第324条。

116　諸四逆厥者，不可吐之，虚家亦然。

【释义】论厥证属虚寒者或素体虚弱之人，禁用吐法。厥阴病篇第330条作"不可下之"。

辨可吐第十九(117-123条)

　　提要:本篇共7条。首言"春宜吐"之法,以应天时升发之机。继而论可吐之证情:胸膈有痰浊、宿食在上脘、正气驱邪并寓上越之机者,皆当因势利导而吐之。

　　117　大法,春宜吐。

　　【释义】论春季有利于吐法运用。

　　春三月,万物发陈,人体与自然相应,阳气上升。因此,凡实邪在膈上者,可于春季借助阳气生发之势而采用吐法治疗,如此则更有利于调动人体正气驱邪外出。此为中医治疗疾病的基本法则之一。

　　118　凡用吐,湯中病便止,不必盡劑也。

　　【释义】论吐法治病应中病即止。

　　吐法与汗法、下法一样,均为祛邪之法。若吐后邪去正安,宜停后服,过用则易损伤正气,引发他变。如《素问》所云:"无使过之,伤其正也。"

　　119　病如桂枝證,頭不痛,項不強,寸脉微浮,胸中痞鞕,氣上撞咽喉不得息者,此爲有寒,當吐之。一云,此以内有久痰,宜吐之。

　　【释义】论胸中痰实阻滞的证治。参太阳病篇第166条。

　　120　病胸上諸實,一作寒。胸中鬱鬱而痛,不能食,欲使人按之,而反有涎唾,下利日十餘行,其脉反遲,寸口脉微滑,此可吐之。吐之,利則止。

　　【释义】论胸中痰实阻滞而下利者,可吐之。

　　病胸上诸实,乃寒痰浊饮壅塞于上焦,气机阻滞,故胸中郁郁而痛,不能饮食。津液不能输布,而反有涎唾;下利十余行者,乃寒饮之邪下趋大肠,传导失职所致。寒凝气滞,脉道不畅,故脉迟;痰邪壅滞于上,故寸口微滑。病证属实,又在上焦,故宜用瓜蒂散涌吐痰实之邪,痰浊得除,寒饮得消,则下利自止。

　　121　少陰病,飲食入口則吐,心中温温,欲吐復不能吐者,宜吐之。

【释义】论少阴病胸中有实邪的证治。参少阴病篇第 324 条。

122　宿食在上管^[1]者,当吐之。

【校注】

[1]上管:即上脘,指胃上部管腔。《金匮玉函经》及《注解伤寒论》亦均作"上脘"。可从。

【释义】论宿食在上,治宜涌吐。

宿食停留于上脘,若症见胸中痞硬而痛,或饮食入口即吐等可吐之症,可采用因势利导的治法,也即"其高者,因而越之",使用涌吐剂,如瓜蒂散等。

123　病手足逆冷,脉乍结^[1],以客氣^[2]在胸中,心下滿而煩,欲食不能食者,病在胸中,当吐之。

【校注】

[1]脉乍结:即脉象忽然见结脉。脉来缓、时一止复来者,为结。

[2]客气:即邪气。

【释义】论述实邪结于胸中的证治。参厥阴病篇第 355 条。

伤寒论卷第九

汉　张仲景述　晋　王叔和撰次
宋　林　亿校正
明　赵开美刻校
沈　琳仝校

辨不可下病脉证并治第二十　　辨可下病脉证并治第二十一

辨不可下病脉证并治第二十(124-169条)

提要：本篇共 46 条。重集了六经病篇中"不可下"之证：即太阳表证不可下；阳明病见心下硬满者、面合色赤者、呕多者亦不可下；虚寒之厥证不可下；脏结证不可下；太阴病脉弱不可下；寒热错杂的厥阴病不可下；少阴病阴虚、阳虚均不可下。本篇在此基础上又补述了脏虚而有动气的不可下之证。概而言之，非阳明实热燥结证和血瘀水结之证，均在不可下之列。

124　脉濡而弱，弱反在關，濡反在巔，微反在上，濇反在下。微則陽氣不足，濇則無血，陽氣反微，中風汗出，而反躁煩；濇則無血，厥而且寒。陽微則不可下，下之則心下痞鞕。

【释义】论阳虚血少不可下。

本条自"脉濡而弱"至"厥而且寒"与《辨不可发汗病脉证并治》第 5 条文字相同，均以寸关尺三部脉象分析病情。彼条言阳虚血少不可汗，本条论阳虚血少不可下，证属阴阳两虚，故不可发汗、攻下。假如误用下法，则中阳更伤，气机阻塞，导致心中痞硬等变证。

125　動氣在右，不可下，下之則津液内竭，咽燥鼻乾，頭眩心悸也。

【释义】论述肺气虚禁用下法及误用下法的变证。

脐右动气,属肺气虚,治不可下,下之则肺气更虚,肺为水之上源,误下而津液亦竭。咽燥鼻干,乃肺气虚而不生津液;肺气虚不能输布津液,水饮停聚上逆,故头眩心悸。

126 動氣在左,不可下,下之則腹内拘急,食不下,動氣更劇,雖有身熱,臥則欲踡。

【释义】论述肝气虚禁用下法及误下的变证。

脐左动气,属肝气虚证,治不可下,误用下法,则脾胃中气受伤,肝气横逆,木横犯土,故腹内拘急、食不下,而动气更剧。虽有虚阳浮散于外而身有热,其卧如少阴之状而欲蜷卧,实际上是里气大虚,真寒假热之证。

127 動氣在上,不可下,下之則掌握熱煩,身上浮冷[1],熱汗自泄,欲得水自灌[2]。

【校注】

[1]浮冷:体表发冷。

[2]灌:浇也。

【释义】论述心气虚禁用下法及误下的变证。

脐上有动气,属心气虚,治不可下,如误下则损伤心阴,而心火更炽,所以掌心烦热,即《针经》“心所生病者,掌中热”;热迫津外泄,体表之热随汗而散,故身浮冷;汗泄津伤,心阴虚而有热,故欲得水浇淋。

128 動氣在下,不可下,下之則腹脹滿,卒起頭眩,食則下清穀,心下痞也。

【释义】论述肾气虚禁用下法及误下的变证。

脐下动气,为肾气虚,治不可下,如误用苦寒攻下,更伤肾阳,阴寒之气上逆,故腹胀满而心下痞塞。头为诸阳之会,肾阳虚而清阳不升、浊阴上逆,故卒起头眩。火衰于下,不能腐熟水谷,所以食则下利清谷、心下痞也。

125~128四条,以脐周动气辨脏虚不可下。

129 咽中閉塞,不可下,下之則上輕下重,水漿不下,臥則欲踡,身急痛,下利日數十行。

【释义】论少阴虚寒咽中闭塞误下之变证。

少阴之脉,循喉咙,挟舌本,故咽中闭塞多与少阴相关。今咽中闭塞,而无干燥肿痛,当属少阴阴寒之邪痹阻少阴经脉,治不可下。若下之,则阳气大伤,变证丛生。肾阳欲脱则头轻脚重;中气将绝则水浆不下;肾阳虚衰,阴寒内盛,故见卧则欲蜷,身体拘急疼痛,日下利清谷数十行等。

130　諸外實[1]者,不可下,下之則發微熱,亡脉厥者,當齊握熱[2]。

【校注】

[1] 诸外实:泛指邪气在表的证候。

[2] 当齐握热:即用手掌正对神阙,将其捂热。当,正对。齐,同"脐"。握,同"捂"。

【释义】论表实误下之变证与预后。

病在表,当用汗法从表而解。若误用下法,则徒伤正气而表热不解。误下伤阳,无脉而厥者,当脐捂热始暖。

《金匮要略·杂疗方》载有"屈草带,绕喝人脐,使三两人溺其中,令温"的急救措施,也是记载汉代脐疗之法的又一佐证。

参少阴病篇第 317 条("少阴病,下利清谷,里寒外热,手足厥逆,脉微欲绝,身反不恶寒,其人面色赤,或腹痛,或干呕,或咽痛,或利止脉不出者,通脉四逆汤主之"),与其脉证相似。提示:少阴阴寒内盛的阴盛格阳证可采取外治暖脐法与内服通脉四逆汤相合治疗。

131　諸虚[1]者,不可下,下之則大渴,求水者易愈,惡水者劇。

【校注】

[1] 诸虚:泛指各种虚证。

【释义】论虚证不可下及误下后的变证。

脏腑、气血津液诸不足,治宜调补之法而不可攻下。误下则气阴更虚,故见大渴。如渴欲饮水,胃气损伤尚轻,故易治愈;若渴而恶水,乃是胃气消亡,预后不良。

132　脉濡而弱,弱反在關,濡反在巔,弦反在上,微反在下。弦爲陽運,微爲陰寒,上實下虚,意欲得溫。微弦爲虚,虚者不可下也。微則爲欬,欬則吐涎,下之則欬止而利因不休[1],利不休,則胸中如蟲齧[2],粥入則出,小便不利,兩脇拘急,喘息爲難,頸背相引,臂則不仁,極寒反汗出,身冷若冰,眼睛不慧,語言不休,而穀氣多入,此爲除中亦云消中，口雖欲言，舌不得前。

【校注】

[1] 利因不休：宋本三阴三阳篇无此条，见《脉经》卷七《病不可下证》。《脉经》无"因"字。

[2] 如虫啮：即如虫咬一般的感觉。

【释义】论阳虚寒凝"上实下虚"者不可下，以及误下后之变证。可分两段理解：

第一段："脉濡而弱……虚者不可下也"，论"上实下虚"者不可下。"脉濡而弱，弱反在关，濡反在巅"言濡弱之脉见于关部，是为中焦脾胃虚弱之兆。"弦反在上"是寸脉弦，说明上焦有寒实之邪；"微反在下"是迟脉微，说明下焦阳气不足。寒凝于内，虚阳上浮，故曰"弦为阳运"；肾阳虚衰，阴寒内盛，故曰"微为阴寒"。"上实下虚"是对本证病机特征的概括。证属虚寒，故患者"意欲得温"。"微弦为虚"是进一步强调本证正虚邪盛，属里虚寒证，故"不可下也"。可与《辨不可发汗病脉证并治》中第5条及第12条合参。

第二段："微则为咳……舌不得前"，论误下后的变证。微则为咳，是承接微弦为虚。阳气虚衰，又兼寒饮犯肺，故咳而吐涎。误下则上焦之水气被夺，所以咳而暂止；下焦之关门不固，因而下利不休；利不休则阳气更伤，心胸之阳受损，血脉不通，故胸中刺痛如同虫咬；脾肾阳衰，火衰不能生土，不能腐熟，谷入而不得运化，故粥入反出；阳虚气化失司，故小便不利；水饮内停胸胁，故两胁拘急疼痛而喘息；经脉肌肉失养，故见项背牵掣疼痛，四肢麻木不仁。若阳气极虚，阴寒内盛，阳脱液泄，则见汗出而身冷如冰；阳虚而精不上注，则目睛不慧；心神失养，而无所主，则郑声不休。以上诸证均为阳气虚衰、阴寒内盛，本不能食。若反见欲食，则恐为除中。如《伤寒论》厥阴病篇云："腹中应冷，当不能食；今反能食，此名除中，必死。"若口虽欲言，但舌萎不能伸，则为心阳欲绝之危候，预后不良。

133 脉濡而弱，弱反在關，濡反在巅，浮反在上，數反在下。浮爲陽虚，數爲無血。浮爲虚，數生熱，浮爲虚，自汗出而惡寒；數爲痛，振而寒慄。微弱在關，胸下爲急，喘汗而不得呼吸，呼吸之中，痛在於脇，振寒相搏，形如瘧狀。醫反下之，故令脉數發熱，狂走見鬼，心下爲痞，小便淋漓，少腹甚鞕，小便則尿血也。

【释义】论阳虚血少禁下，以及误下后之变证。

脉濡而弱，主要见于关部，沉取是弱，浮取是濡。"浮反在上"即寸脉浮，主上焦为阳虚；"数反在下"即尺部脉数，主下焦阴虚血少。故曰："浮为阳虚，数为无血。"浮为阳虚多恶寒，数为阴虚多生热。阳气虚，则卫表不固，故自汗出而恶寒；阴血少，则筋脉及肌表失于濡养，故身体痛而振寒战栗。关脉浮濡沉弱，为中气虚乏，复被邪扰，故症见胸下急迫，喘汗而不得呼吸，呼吸时牵引胁肋疼痛，振战与寒冷时时发作，形如疟状。证属阳虚血少，复被邪扰，故不可下。若"医反下之"，则里气益虚，表邪内陷，故令脉数发热。邪热上扰心神，则发狂奔走如同见鬼；中阳受损，升降失司，则中焦气机不通而心下痞满；邪热陷入下焦，则小便淋漓；邪与血结则少腹硬；热伤血络，故而尿血。

134 脉濡而緊，濡則衛氣微，緊則榮中寒。陽微衛中風，發熱而惡寒。榮緊胃氣冷，微嘔心內煩。醫謂有大熱，解肌而發汗，亡陽虛煩躁，心下苦痞堅。表裏俱虛竭，卒起而頭眩。客熱在皮膚，悵怏[1]不得眠。不知胃氣冷，緊寒在關元。技巧無所施，汲[2]水灌其身。客熱應時罷，慄慄而振寒。重被而覆之，汗出而冒巔。體惕[3]而又振，小便爲微難。寒氣因水發，清穀不容間。嘔變[4]反腸出[5]，顛倒[6]不得安。手足爲微逆，身冷而內煩。遲欲從後救，安可復追還。

【校注】

［1］悵怏：失意不乐的神态。

［2］汲（jí 及）：取也。

［3］惕：当作"惕"。惕，通"荡"，动也。

［4］呕变：呕吐带有异味。

［5］反肠出：直肠脱出，即脱肛。

［6］颠倒：形容翻来覆去，坐卧不安。

【释义】论阳虚外感误汗后的变证。本条可分三段理解：

第一段："脉濡而紧……微呕心内烦"，论主阳虚外感之脉证。脉濡而紧，濡是浮取而软，主卫气衰微；紧主荣血中寒。卫阳不足，复感风寒之邪，故外有发热恶寒等症。荣血中寒，胃中虚冷，故有微呕心烦等里虚之症。此乃中阳虚衰而兼有表证，治宜温中和表两解之法，或里证势急，当用先建其中救里，后解其表。

第二段："医谓有大热……悵怏不得眠"，论误用解肌发汗后的变证。医误认为表有大热，而但用解肌发汗之法，遂致汗出过多，心阳外亡而躁烦不安；若中阳受损，运化失司，寒湿内盛，气机阻塞不通，则心下苦于痞坚；证属表里之气皆衰竭，卒起之时清阳不得以升，故而头眩；汗后邪不得解，故曰邪热留于肌表;邪扰于内,肝气郁结,则心中郁闷而不得眠。

第三段:"不知胃气冷……安可复追还",更用水灌、被覆取汗后的危候。医生不知胃中虚冷,寒气凝敛于关元,论治无法,反汲冷水浇洗病人身体。外邪发热当即作罢,但阳气大伤则出现栗栗而振寒。又以厚被覆盖病人,取汗而致阴阳俱伤。清阳不升则头目眩晕,筋脉失养则体惕而又振,津液亏虚则小便微难。寒气因水灌其身而发作。肾阳虚衰,火不暖土则下利清谷不休而呕变;大肠滑脱,则反肠出;虚阳浮越,则颠倒不得安;肾阳虚衰,阴盛格阳,则见四逆、身冷而内烦。此为阳衰阴竭之危候,若治之迟缓,则无法挽救。

【注】本条于《辨不可下病脉证并治》篇中论误汗之变,疑为王叔和重集之误。然就本条阳虚外感之证而言,则亦为"不可下"范畴。

135　脉浮而大,浮爲氣實,大爲血虛。血虛爲無陰,孤陽獨下陰部者,小便當赤而難,胞中[1]當虛,今反小便利,而大汗出,法應衛家當微,今反更實,津液四射[2],榮竭血盡,乾煩而不眠,血薄肉消,而成暴—云黑。液[3]。醫復以毒藥[4]攻其胃,此爲重虛,客陽去有期,必下如汙泥而死。

【校注】

[1] 胞中:此指膀胱。

[2] 津液四射:此指小便利而大汗出。

[3] 暴液:指火热煎熬津液。暴,同"爆"。

[4] 毒药:此指峻下药物。

【释义】论气实血虚不可下,误下后转为阴竭阳脱之死证。

脉浮而大,浮而有力是气实,大而中空是血虚。血虚甚则亡阴,阴亡则阳热亢盛。若有胞中空虚者,则有"孤阳独下阴部"之变,阳热下乘阴部,故见小便短赤涩难。今反见小便通利而大汗出,法应卫阳衰微,"今反更实"知此为阳热盛实,故"津液四射"大汗出而小便利,迫使津液大量外泄以致"荣竭血尽",出现口干、心烦不眠、形肉消瘦等一派燥热灼伤津液之象,名为"暴液"。医不识病机,更以峻下之剂荡涤胃肠,此为虚上加虚,虚阳无所依附,脱去有期。胃气内尽,则泻便如污泥而死。

136　脉浮而緊,浮則爲風,緊則爲寒,風則傷衛,寒則傷榮,榮衛俱病,骨節煩疼,當發其汗,而不可下也。

【释义】论伤寒表实因机证治与治禁。参见辨脉法篇第23条、可发汗篇

第45条。

137　跌陽脉遲而緩,胃氣如經也。跌陽脉浮而數,浮則傷胃,數則動脾,此非本病,醫特下之所爲也。榮衛內陷,其數先微,脉反但浮,其人必大便鞕,氣噫而除。何以言之,本以數脉動脾,其數先微,故知脾氣不治,大便鞕,氣噫而除。今脉反浮,其數改微,邪氣獨留,心中則飢,邪熱不殺穀,潮熱發渴,數脉當遲緩,脉因前後度數如法,病者則飢。數脉不時,則生惡瘡也。

【释义】论误用下法导致脾胃两虚的变证。参见辨脉法篇第24条。

138　脉數者,久數不止。止則邪結,正氣不能復,正氣却結于藏,故邪氣浮之,與皮毛相得。脉數者不可下,下之必煩,利不止。

【释义】论脉数邪结禁下,以及误下后之变证。

病有脉数者,久数不止,此为阴虚有热。若脉数止,则多为邪气内结。正气结于脏而不能复行于表,唯邪气独浮于肌表,留于皮毛。脉数而非邪热内结成实者不可下,下之则邪热乘虚而入扰心则烦,中阳受损则利不止。

139　少陰病,脉微,不可發汗,亡陽故也。陽已虛,尺中弱濇者,復不可下之。

【释义】论少阴病禁用汗、下之法。参少阴病篇第286条。

140　脉浮大,應發汗,醫反下之,此爲大逆也。

【释义】论病在表不可下。

脉浮主病在表,脉大而有力,为正气不虚,当为阳盛表实之象,故宜用汗法,以解表祛邪为治。若病在表,而反用下法,必正伤而表邪内陷,或变证丛生,或转变为危重证候,故曰大逆。

141　脉浮而大,心下反鞕,有熱,屬藏者攻之,不令發汗;屬府者,不令溲數,溲數則大便鞕。汗多則熱愈,汗少則便難。脉遲尚未可攻。

【释义】辨可攻与不可攻及发汗利小便的禁忌。参见辨脉法篇第26条。

142　二陽併病,太陽初得病時,而發其汗,汗先出不徹,因轉屬陽明,續自微汗出,不惡寒。若太陽證不罷者,不可下,下之爲逆。

【释义】论太阳阳明并病,不可攻下。参太阳病篇第48条上半节。

143　結胸證,脉浮大者,不可下,下之即死。

【释义】论结胸不可下之脉证。参太阳病篇第132条。

144　太陽與陽明合病,喘而胸滿者,不可下。

【释义】论太阳与阳明合病,病偏重于太阳不可攻下。参太阳病篇第36条。

145　太陽與少陽合病者,心下鞕,頸項强而眩者,不可下。

【释义】论太阳与少阳并病不可妄用攻下之法。参太阳病篇第171条。

146　諸四逆厥者,不可下之,虛家亦然。

【释义】论虚寒厥证,禁用攻下之法。参厥阴病篇第330条。

147　病欲吐者,不可下。

【释义】论病势向上,不可下。参阳明病篇第204条。

148　太陽病,有外證未解,不可下,下之爲逆。

【释义】论表里同病,不可下。参太阳病篇第44条。

149　病發于陽,而反下之,熱入因作結胸;病發于陰,而反下之,因作痞。

【释义】论误下形成结胸或痞证。参太阳病篇第131条上半节。

150　病脉浮而緊,而復下之,緊反入裏,則作痞。

【释义】论表证误下,正虚邪陷而成痞证。参太阳病篇第151条。

151　夫病陽多[1]者熱,下之則鞕。

【校注】

[1]阳多:阳盛。

【释义】论腑实未成不可攻下。

阳明热证,里已腑实,方可用下法;无形热盛,而腑未结实,治宜清而不可下。若误下,伤津耗液可导致大便硬,或邪气与水气相结成结胸;或下后中气损伤而为心下痞硬。

152　本虚,攻其熱必噦。

【释义】论阳明中寒证误用攻下之变证。参阳明病篇第194条末二句。

153　無陽陰強[1],大便鞕者,下之必清穀腹滿。

【校注】

[1]无阳阴强:阳虚阴盛。

【释义】论阳虚阴盛而大便硬者不可下。

阳虚阴盛,脾失健运,阴寒凝滞,则大便虽硬,不可攻下。误用攻下,阳气愈虚,食谷不化,则下利清谷而腹中胀满。

大便硬有阳结与阴结之别:如属阳明腑实燥结而大便硬,为阳结,治宜通下之法;如脾肾阳虚,浊阴凝塞而大便硬者,为阴结,治以温通为主,而禁用攻下。本条当属阴结,故不可下。

154　太陰之爲病,腹滿而吐,食不下,自利益甚,時腹自痛,下之必胸下結鞕。

【释义】论太阴病提纲证及误下变证。参太阴病篇第273条。

155　厥陰之爲病,消渴,氣上撞心,心中疼熱,飢而不欲食,食則吐蚘。下之利不止。

【释义】论述厥阴病上热下寒证提纲及误下变证。参厥阴病篇第326条。

156　少陰病,飲食入口則吐,心中温温,欲吐復不能吐,始得之,手足寒,脉弦遲者,此胸中實,不可下也。

【释义】论少阴阳虚痰实之邪结于胸中,禁用攻下。参少阴病篇第324条上半节。

157　傷寒五六日,不結胸,腹濡,脉虚復厥者,不可下。此亡血,下之死。

【释义】论血虚致厥的脉证及治禁。参厥阴病篇第347条。

158　傷寒發熱,頭痛,微汗出,發汗則不識人;熏之則喘,不得小便,心腹滿;下之則短氣,小便難,頭痛背强;加温針則衄。

【释义】论伤寒化热内传阳明,误用汗法、熏法、下法、温针的变证。

太阳伤寒表实发热头痛背强,本当无汗,今见微汗出,是寒邪变热,内传阳明经表,治宜辛寒清热,予白虎汤一类的方剂。若误用辛温发汗,则津液耗伤,热甚而神昏不识人也。若以火熏劫之,火气入里,迫于肺则喘;火劫津伤,则不得小便;热壅气滞,心腹则满。若下之,则气津两伤,故气短、小便难,经脉失养则头痛背强。若加温针,扰动营血,热伤血络,则发为鼻衄。

159　傷寒,脉陰陽俱緊,惡寒發熱,則脉欲厥。厥者,脉初來大,漸漸小,更來漸大,是其候也。如此者,惡寒甚者,翕翕汗出,喉中痛;若熱多者,目赤脉多,睛不慧。醫復發之,咽中則傷;若復下之,則兩目閉,寒多,便清穀;熱多,便膿血;若熏之,則身發黃;若熨之,則咽燥。若小便利者,可救之;若小便難者,爲危殆。

【释义】论厥脉之证的脉症特点与误治后的变证。可分为三段理解:

第一段:"伤寒,脉阴阳俱紧……是其候也",论厥脉特征。脉阴阳俱紧,恶寒发热为太阳伤寒之脉证。但脉初来大、渐渐小,更来渐大,即是所谓厥脉。此乃太阳伤寒而兼少阴里虚,邪正互为进退,故反映于脉中,出现时大时小之象。

第二段:"如此者……睛不慧",论厥脉之证有寒热之异。若少阴阳虚,卫阳不足,则恶寒甚,翕翕汗出;寒客少阴经脉,则喉中疼痛。若少阴阴亏,阴虚生热者,则目赤而多红色脉络;精气不能上注于目,则视物不清。

第三段:"医复发之……为危殆",论厥脉之证误治后的变证及转归。医者没有注意到本证涉及少阴里虚,而但用辛温发汗,导致阳愈虚而阴寒更盛,痹阻少阴之脉,故咽更痛。若误下之,表邪内陷,可有从寒化、从热化两种不同转归,若从寒而化阳虚阴盛,阳不能养神,则两目闭、但欲寐;脾肾阳虚,腐熟无权,则下利清谷;若从热而化阴虚火旺,热灼血脉,则便脓血。若误用火熏或火熨,则两阳相灼,阴液愈伤,则可导致发黄或咽喉干燥。此时,必以津液之存亡,判断病情之生死。若小便利者,提示津液尚存,尚可救治;若小便难者,说明津液枯竭,故为危候。

160　傷寒發熱,口中勃勃[1]氣出,頭痛目黃,衄不可制。貪水者必嘔,惡水者厥。若下之,咽中生瘡。假令手足温者,必下重,便膿血。

頭痛目黃者,若下之,則目閉。貪水者,若下之,其脉必厥,其聲嚶[2],咽喉塞。若發汗,則戰慄,陰陽俱虛。惡水者,若下之,則裏冷,不嗜食,大便完穀出。若發汗,則口中傷,舌上白胎,煩躁。脉數實,不大便六七日,後必便血。若發汗,則小便自利也。

【校注】

[1]勃勃:形容呼吸时口中出气,如喷勃之状。

[2]嚶:形容声音低而细微。

【释义】论伤寒热伤血络的证候特点及误下误汗后的变证。可分两段理解:

第一段:"伤寒发热……恶水者厥",论伤寒热伤血络的证候表现。外感风寒,郁而化热,邪热蒸腾,则口中热气喷勃而出;邪热上扰,则头痛;热及血分,则目黄、鼻衄不止;热邪亢盛,灼伤阴津,则口渴欲饮,宜少少与饮之;若贪水多饮,水停不化则作呕;亦有恶水者,为素有阳虚,则见手足厥冷。

第二段:"若下之,咽中生疮……则小便自利也",论误治后的不同变证。伤寒热伤血分,法当清热凉血,若误用下法、汗法,则变证丛生。一是"伤寒发热,口中勃勃气出"者,下后邪热内陷,热伤上焦气分,则咽中生疮;手足温而不厥者,其热深入,则下重便脓血。二是"头痛目黄"者,误下则阳气愈郁,络热愈盛,故目闭懒开。三是津伤"贪水者",误下则热去水停,阻滞气机,故其脉必厥、声嚶、咽喉闭塞;若发汗更伤阳气,则卫表不固,振寒战栗,导致阴阳俱虚。四是阳虚"恶水者",下之阳气大伤,中焦虚冷而不能进食,甚则大便完谷不化;若发汗,伤及心阳,上焦虚燥,则口中生疮,舌生白苔,躁烦不安。若见脉数而实,六七日不大便,为热郁于内,日久伤及血络则后必便血。若更发汗,伤及肾阳,下焦失约,则小便自利。

161　得病二三日,脉弱,無太陽柴胡證,煩躁,心下痞。至四日,雖能食,以承氣湯,少少與微和之,令小安,至六日與承氣湯一升。若不大便六七日,小便少,雖不大便,但頭鞕,後必溏,未定成鞕,攻之必溏;須小便利,屎定鞕,乃可攻之。

【释义】论承气汤的使用方法以及辨小便以测大便的方法。参阳明病篇第251条。

162　藏結無陽證,不往來寒熱,其人反静,舌上胎滑者,不可攻也。

【释义】论脏结证不可攻下。参太阳病篇第 130 条。

163　傷寒嘔多,雖有陽明證,不可攻之。
【释义】论伤寒呕多者禁下。参阳明病篇第 204 条。

164　陽明病,潮熱,大便微鞕者,可與大承氣湯;不鞕者,不可與
之。若不大便六七日,恐有燥屎,欲知之法,少與小承氣湯,湯入腹中,
轉失氣者,此有燥屎也,乃可攻之。若不轉失氣者,此但初頭鞕,後必
溏,不可攻之,攻之必脹滿,不能食也。欲飲水者,與水則噦。其後發
熱者,大便必復鞕而少也,宜小承氣湯和之。不轉失氣者,慎不可攻
也。**大承氣湯**。方一。
　　大黃四兩　厚朴八兩,炙　枳實五枚,炙　芒消三合
　　上四味,以水一斗,先煮二味,取五升,下大黃,煮取二升,去滓,
下芒消,再煮一二沸,分二服,利則止後服。
　　小承氣湯方
　　大黃四兩,酒洗　厚朴二兩,炙,去皮　枳實三枚,炙
　　上三味,以水四升,煮取一升二合,去滓,分溫再服。
【释义】论大小承气汤证治及使用小承气汤试探可攻与否。参阳明病篇
209 条。

165　傷寒中風,醫反下之,其人下利日數十行,穀不化,腹中雷
鳴,心下痞鞕而滿,乾嘔,心煩不得安。醫見心下痞,謂病不盡,復下
之,其痞益甚。此非結熱,但以胃中虛,客氣上逆,故使鞕也,屬**甘草
瀉心湯**。方二。
　　甘草四兩,炙　黃芩三兩　乾薑三兩　大棗十二枚,擘　半夏半升,
洗　黃連一兩
　　上六味,以水一斗,煮取六升,去滓,再煎,取三升,溫服一升,日
三服。有人參,見第四卷中。
【释义】论脾胃虚弱,痞利俱甚的证治。参太阳病篇 158 条。

166　下利脉大者,虛也,以强下之故也。設脉浮革,因爾腸鳴者,
屬**當歸四逆湯**。方三。
　　當歸三兩　桂枝三兩,去皮　細辛三兩　甘草二兩,炙　通草二兩　芍

藥三兩　大棗二十五枚,擘

上七味,以水八升,煮取三升,去滓,温服一升,半日三服。

【释义】论下后血虚里寒的脉证与治法。

"下利脉大者,虚也",其脉必是浮大而按之无力,"以强下之故也"是自注句,说明脉大而虚的原因,为鲁莽使用下法所致。设脉浮革,指脉浮大有力,按之中空。揭示出阳气亏虚、血虚寒凝的病机特征。中阳不足,寒邪下趋,因而肠鸣。脉证互参,证属血虚里寒,治当温中散寒,补血通阳,故治宜当归四逆汤。

167　陽明病,身[1]合色赤,不可攻之,必發熱色黄者,小便不利也。

【校注】

[1] 身:本书卷五作"面"字。

【释义】论邪热郁滞阳明经表者禁下。参阳明病篇第206条。

168　阳明病,心下鞕滿者,不可攻之。攻之,利遂不止者死,利止者愈。

【释义】论邪结部位偏上者禁下。参阳明病篇第205条。

169　陽明病,自汗出,若發汗,小便自利者,此爲津液内竭,雖鞕不可攻之。須自欲大便,宜蜜煎導而通之,若土瓜根,及猪膽汁,皆可爲導。方四。

食蜜七合

上一味,於銅器内,微火煎,當須凝如飴狀,攪之勿令焦著,欲可丸,併手捻作挺,令頭鋭,大如指,長二寸許。當熱時急作,冷則鞕。以内穀道中,以手急抱,欲大便時,乃去之。疑非仲景意,已試甚良。又大猪膽一枚,瀉汁,和少許法醋,以灌穀道内,如一食頃,當大便出宿食惡物,甚效。

【释义】论述津伤便硬不可下,宜外导通便之法,参阳明病篇第233条。

辨可下病脉证并治第二十一(170-215条)

提要:本篇共46条。首揭"秋宜下"之大法,继则重集了六经病篇中诸可下之方证:计有少阳气郁兼里热的大柴胡汤证、阳明腑实燥热初起的调胃承气汤证、阳明腑实痞满之小承气汤证、阳明燥屎已成的大承气汤证、阳明病之急下三证、热结膀胱的桃核承气汤证、瘀热在里的抵当汤(丸)证、水停胸胁的十枣汤证、水热互结的大陷胸汤证等。归纳起来不外有形之实邪内停,或宿食燥屎、或血蓄于里、或水饮内结三个方面。尤其对大承气汤证的脉法论述较详,对大柴胡汤证亦有补充发挥之处,皆可与六经病篇对照互补。又由于湿热发黄之茵陈蒿汤证,其病机为"瘀热在里",故亦集入本篇论及。

170　大法,秋宜下。

【释义】论秋季有利于下法运用。

秋时当燥金司令,其气主降,所以此时治病大法,亦以下降为顺,故曰:秋宜下。遵从天人相应,因势利导的原则,这正是中医治疗疾病的基本法则。

参第33条"大法,春夏宜发汗"和第117条"大法,春宜吐"。

171　凡可下者,用湯勝丸散,中病便止,不必盡劑也。

【释义】论下法剂型及中病即止原则

大凡腑实宜用攻下的病证,多证情危急。汤能荡涤,疗效迅速,而丸散之力较为缓和,所以下法用汤剂,疗效要胜过丸剂或散剂。但攻邪的同时又要强调不能太过,若大便已通,表明邪势已退,应当停止用药,以防过用攻下损伤正气,此即"不必尽剂也"。

172　陽明病,發熱汗多者,急下之,宜**大柴胡湯**。方一。一法用小承氣湯。

柴胡八兩　枳實四枚,炙　生薑五兩　黃芩三兩　芍藥三兩　大棗十二枚,擘　半夏半升,洗

上七味,以水一斗二升,煮取六升,去滓,更煎取三升,溫服一升,日三服。一方云,加大黃二兩。若不加,恐不成大柴胡湯。

【释义】论阳明病热盛,迫津外泄而致胃肠燥结,治疗宜以大柴胡汤急下。参阳明病篇第253条,但用方为"宜大承气汤"。

173 少陰病,得之二三日,口燥咽乾者,急下之,宜**大承氣湯**。方二。

大黄四兩,酒洗　厚朴半斤,炙,去皮　枳實五枚,炙　芒消三合

上四味,以水一斗,先煮二物,取五升,内大黄,更煮取二升,去滓,内芒消,更上微火一兩沸,分温再服。得下餘勿服。

【释义】论少阴病邪从燥化,燥实内结,燥热伤津,真阴将竭,治宜大承气汤急下救阴。参少阴病篇第320条。

174 少陰病,六七日腹滿不大便者,急下之,宜大承氣湯。三。用前第二方。

【释义】论少阴病燥实内结,腑气壅滞,治疗急用大承气汤荡涤燥结。参少阴病篇第322条。

175 少陰病,下利清水,色純青,心下必痛,口乾燥者,可下之,宜大柴胡、大承氣湯。四。用前第二方。

【释义】论少阴病燥实内结,热结旁流,腑气壅滞,燥热伤津,治疗宜用大柴胡汤、大承气汤泻下燥屎。参少阴病篇321条。

176 下利,三部脉皆平[1],按之心下鞕者,急下之,宜大承氣湯。五。用前第二方。

【校注】

[1] 平:如常、和缓之意,未见明显异常。

【释义】论阳明燥实下利证治。

此条见三部脉皆平,应为和缓而有力;按之心下硬,乃因燥结内阻,阳明腑气壅滞所致,当伴见不大便、潮热、谵语、手足溅然汗出等阳明腑实证。此证之下利当属阳明燥结,热结旁流。

下利有虚寒与实热之别:少阴虚寒下利,则脉当微弱,证有厥冷;今下利而寸关尺三部脉平实有力,自是气血充沛之象。按之心下硬,则为阳明燥实内结,虽见下利,当属热结旁流,与里虚寒证,自有显著不同。此证阳热亢盛,阴液走泄,故治法宜急下,方用大承气汤。参见《金匮要略·呕吐哕下利病脉证治》37条。

177 下利,脉遲而滑者,内實也,利未欲止,當下之,宜大承氣湯。

六。用前第二方。

【释义】论内实下利,脉迟而滑者当下。

下利脉迟而滑,迟主积滞内停,脉气被阻;滑主食积气滞、燥实内结。运化失职,积滞不消,故下利未止。治疗当以大承气汤攻除燥实,通因通用,则利自止。参《金匮要略·呕吐哕下利病脉证治》38条。

178　陽明少陽合病,必下利,其脉不負者,爲順也。負者,失也,互相剋賊,名爲負也。脉滑而數者,有宿食,當下之,宜大承氣湯。七。用前第二方。

【释义】论阳明少阳合病宿食阻滞者当下之。参阳明病篇256条。

179　問曰:人病有宿食,何以別之? 師曰:寸口脉浮而大,按之反濇,尺中亦微而濇,故知有宿食。當下之,宜大承氣湯。八。用前第二方。

【释义】辨宿食证的脉象与治法。

宿食多由饮食不节,食滞不化所致。由于宿食内停,气壅于上,所以在寸口部分出现浮大的脉象,且脉大有力。又因积滞较久,胃肠气滞不通,所以不仅在寸口重按可见到涩脉,而且尺脉重按亦沉滞有力。此乃宿食为病,故宜用大承气汤通泻胃肠,消食导滞,以除宿食。参《金匮要略·腹满寒疝宿食病脉证治》21条。

180　下利,不欲食者,以有宿食故也,當下之,宜大承氣湯。九。用前第二方。

【释义】论宿食下利治法。

饮食太过,壅滞于胃肠,运化功能失职,则下利。虽下利,宿食尚未去,故仍下利而不欲食。当下之,可用大承气汤因势利导下其宿食,此即《素问·至真要大论》"通因通用"之意。参《金匮要略·腹满寒疝宿食病脉证治》23条。

181　下利差,至其年月日時復發者,以病不盡故也,當下之,宜大承氣湯。十。用前第二方。

【释义】论休息痢的证治。

下利已止,来年同日复发者,此为旧积残邪,隐僻于肠间,未能根除,每遇气候变化、饮食失调、劳倦内伤等因素影响,再次发作;此证多见于休息痢。治疗仍可用大承气汤,攻下未尽之余邪,以绝其凤根。参《金匮要略·呕吐哕下利病脉证治》40 条。

182 病腹中滿痛者,此爲實也,當下之,宜大承氣、大柴胡湯。十一。用前第一、第二方。

【释义】论里实腹满痛,治宜攻下。

若腹中满痛的病机为燥实内结,腑气壅滞不通,当伴腹胀满持续不减、腹痛拒按等症,治疗以大承气汤泻热除实;若其病机为阳明热实兼少阳证者,则当以大柴胡汤,既通下阳明腑实,又和解少阳。

183 下利,脉反滑,當有所去,下乃愈,宜大承氣湯。十二。用前第二方。

【释义】论实邪壅滞下利的证治。

下利多为虚寒之证,脉当虚弱沉迟,今下利而见滑脉,与虚寒之脉不符,故曰"反"。此必滑数有力,是宿食积滞不消,故云"当有所去",宜用大承气汤祛邪,则下利之证乃愈,故曰"下乃愈"。参《金匮要略·呕吐哕下利病脉证治》39 条。

184 腹滿不減,減不足言,當下之,宜大柴胡、大承氣湯。十三。用前第一、第二方。

【释义】论实热腹满之特点与治疗。参阳明病篇第 255 条,条文中无"大柴胡"三字。

185 傷寒後脉沉,沉者,内實也,下之解,宜大柴胡湯。十四。用前第一方。

【释义】论伤寒表证解后内实的脉证与治疗。

脉浮主病在表,沉脉主病在里。今伤寒病后而脉沉,当是表邪入里。脉"沉者,内实也"揭示出本证病机为邪气入里而化燥成实,故下之乃解,宜大柴胡汤。

大柴胡汤为和解少阳兼通下里实之剂。主治伤寒"热结在里,复往来寒热"及"呕不止,心下急,郁郁微烦"等少阳兼里实之证。本条补充了大柴胡汤脉证。

186 傷寒六七日,目中不了了,睛不和,無表裏證,大便難,身微熱者,此爲實也,急下之,宜大承氣、大柴胡湯。十五。用前第一、第二方。

【释义】论阳明实热之邪伤及少阴真阴的辨治。参阳明病篇 252 条,条文中无"大柴胡"三字。

187　太陽病未解,脉陰陽俱停,_{一作微}必先振慄汗出而解。但陰脉微_{一作尺脉實}者,下之而解,宜大柴胡湯。十六。用前第一方。一法,用調胃承氣湯。

【释义】论战汗而解之脉象及宜用大柴胡汤之脉象。参太阳病篇第 94 条,条文中"振栗汗出而解"下有"但阳脉微者,先汗出而解","宜大柴胡汤"作"若欲下之,宜调胃承气汤"。

188　脉雙弦而遲者,必心下鞕;脉大而緊者,陽中有陰也,可下之,宜大承氣湯。十七。用前第二方。

【释义】论心下硬之寒热虚实的辨治。

"脉双弦而迟"谓左右手脉皆弦而迟。弦者为饮,迟者为寒。胃阳不足,寒饮凝结则"心下硬",治疗当以茯苓甘草汤温胃散寒化饮。

若心下硬,并见脉大而紧,大为阳盛,紧为邪实。脉大属于阳,脉紧属阴,故曰"阳中有阴也"。若见舌红而苔黄,则为阳热亢盛,实热壅塞,故曰"可下之",宜大承气汤攻下实邪。

189　結胸者,項亦强,如柔痓狀,下之則和。十八。_{結胸門用大陷胸丸。}

【释义】论热实结胸病位偏上的证治。参太阳病篇第 131 条下半节,条文中"下之则和"下有"宜大陷胸丸"五字。

190　病人無表裏證,發熱七八日,雖脉浮數者,可下之,宜大柴胡湯。十九。用前第一方。

【释义】论发热日久邪入少阳阳明的证治。

病人无表里证,发热七八日,而"脉浮数者",为发热日久,热结在里,蒸腾向外之兆。当伴有大便不通、胸胁苦满等邪入阳明少阳的证候时,"可下之,宜大柴胡汤"。参阳明病篇第 257 条上半节,条文中"可下之"下无"宜大柴胡汤"五字。

191　太陽病六七日,表證仍在,脉微而沉,反不結胸,其人發狂者,以熱在下焦,少腹當鞕滿,而小便自利者,下血乃愈。所以然者,以太陽隨經,瘀熱在裏故也,宜下之,以**抵當湯**。方二十。

水蛭三十枚,熬　桃仁二十枚,去皮尖　䗪蟲三十枚,去翅足,熬　大黃三兩,去皮,破六片

上四味,以水五升,煮取三升,去滓,溫服一升。不下者,更服。

【释义】论蓄血重证的病机和治疗。参太阳病篇第124条。

192　太陽病,身黃,脉沉結,少腹鞕滿,小便不利者,爲無血也;小便自利,其人如狂者,血證諦,屬抵當湯證。二十一。用前第二十方。

【释义】再论蓄血重证的辨证要点及治疗。参太阳病篇第125条。

193　傷寒有熱,少腹滿,應小便不利,今反利者,爲有血也。當下之,宜**抵當丸**。方二十二。

大黃三兩　桃仁二十五個,去皮尖　䗪蟲去翅足,熬　水蛭各二十個,熬

上四味,擣篩爲四丸,以水一升,煮一丸,取七合服之。晬時當下血,若不下者,更服。

【释义】论蓄血证病势较缓的证治。参太阳病篇第126条。

194　陽明病,發熱汗出者,此爲熱越,不能發黃也;但頭汗出,身無汗,劑頸而還,小便不利,渴引水漿者,以瘀熱在裏,身必發黃,宜下之,以**茵蔯蒿湯**。方二十三。

茵蔯蒿六兩　栀子十四箇,擘　大黃二兩,破

上三味,以水一斗二升,先煮茵蔯,減六升,内二味,煮取三升,去滓,分溫三服。小便當利,尿如皂莢汁狀,色正赤,一宿腹減,黃從小便去也。

【释义】论阳明湿热发黄的证治。参阳明病篇第236条。

195　陽明證,其人喜忘者,必有蓄血。所以然者,本有久瘀血,故令喜忘。屎雖鞕,大便反易,其色必黑,宜抵當湯下之。二十四。用前第二十方。

【释义】论阳明蓄血证治。参阳明病篇第237条。

196　汗一作卧出譫語者,以有燥屎在胃中,此爲風也。須下者,過經乃可下之。下之若早者,語言必亂,以表虛裏實故也。下之愈,宜大柴胡、大承氣湯。二十五。用前第一、第二方。

【释义】论表虚里实证,须表邪已解,方可攻下的治则。参阳明病篇第217条,无"宜大柴胡"四字。

197　病人煩熱,汗出則解,又如瘧狀,日晡所發熱者,屬陽明也。脉實者,可下之,宜大柴胡、大承氣湯。二十六。用前第一、第二方。

【释义】论烦热脉实可下证。参阳明病篇第240条,条文中"脉实者"下作"宜下之;脉浮虚者,宜发汗。下之与大承气汤,发汗宜桂枝汤。"

198　陽明病,譫語,有潮熱,反不能食者,胃中有燥屎五六枚也;若能食者,但鞕耳,屬大承氣湯證。二十七。用前第二方。

【释义】论阳明燥实内结的辨治。参阳明病篇第215条。

199　下利譫語者,有燥屎也,屬**小承氣湯**。方二十八。

大黄四兩　厚朴二兩,炙,去皮　枳實三枚,炙

上三味,以水四升,煮取一升二合,去滓,分溫再服。若更衣者,勿服之。

【释义】论热结旁流证治。参厥阴病篇第374条。

200　得病二三日,脉弱,無太陽柴胡證,煩躁,心下痞,至四五日,雖能食,以承氣湯少少與微和之,令小安,至六日,與承氣湯一升。若不大便六七日,小便少者,雖不大便,但初頭鞕,後必溏,此未定成鞕也,攻之必溏。須小便利,屎定鞕,乃可攻之,宜大承氣湯。二十九。用前第二方。一云大柴胡湯。

【释义】论大、小承气汤的应用要点。参阳明病篇第251条。

201　太陽病中風,下利嘔逆,表解者,乃可攻之。其人漐漐汗出,發作有時,頭痛,心下痞鞕滿,引脇下痛,乾嘔則短氣,汗出不惡寒者,此表解裏未和也,屬**十棗湯**。方三十。

芫花熬赤　甘遂　大戟各等分

上三味,各異搗篩秤已,合治之,以水一升半,煮大肥棗十枚,取

八合,去棗,内藥末,强人服重一錢匕,羸人半錢,温服之,平旦服。若下少,病不除者,明日更服,加半錢。得快下利後,糜粥自養。

【释义】论饮停胸胁的证治。参太阳病篇第152条。

202　太陽病不解,熱結膀胱,其人如狂,血自下,下者愈。其外未解者,尚未可攻,當先解其外;外解已,但少腹急結者,乃可攻之,宜**桃核承氣湯**。方三十一。

桃仁五十枚,去皮尖　大黄四兩　甘草二兩,炙　芒消二兩　桂枝二兩,去皮

上五味,以水七升,煮四物,取二升半,去滓,内芒消,更上火煎,微沸,先食温服五合,日三服,當微利。

【释义】论太阳蓄血轻证的辨治。参太阳病篇第106条。

203　傷寒七八日,身黄如橘子色,小便不利,腹微滿者,屬茵蔯蒿湯證。三十二。用前第二十三方。

【释义】论湿热发黄证的辨治。参阳明病篇第260条。

204　傷寒發熱,汗出不解,心中痞鞕,嘔吐而下利者,屬大柴胡湯證。三十三。用前第一方。

【释义】论少阳兼里实证呕吐而下利的证治。参太阳病篇第165条。

205　傷寒十餘日,熱結在裏,復往來寒熱者,屬大柴胡湯證。三十四。用前第一方。

【释义】论少阳兼阳明里实证复往来寒热的证治。参太阳病篇第136条上半段。

206　但結胸,無大熱者,以水結在胸脇也,但頭微汗出者,屬**大陷胸湯**。方三十五。

大黄六兩　芒消一升　甘遂末一錢匕

上三味,以水六升,先煮大黄,取二升,去滓,内芒消,更煮一二沸,内甘遂末,温服一升。

【释义】论水热互结证的证治。参太阳病篇第136条下半段。

207　傷寒六七日,結胸熱實,脉沉而緊,心下痛,按之石鞭者,屬大陷胸湯證。三十六。用前第三十五方。

【释义】论大结胸证的主要脉证及治疗。参太阳病篇第 135 条。

208　陽明病,其人多汗,以津液外出,胃中燥,大便必鞭,鞭則讝語,屬小承氣湯證。三十七。用前第二十八方。

【释义】论便硬谵语之热实轻证,宜用小承气汤治疗。参阳明病篇第 213 条。

209　陽明病,不吐不下,心煩者,屬**調胃承氣湯**。方三十八。

大黃四兩,酒洗　甘草二兩,炙　芒消半升

上三味,以水三升,煮取一升,去滓,内芒消,更上火微煮令沸,温頓服之。

【释义】论燥热初结的证治。参阳明病篇第 207 条。

210　陽明病,脉遲,雖汗出不惡寒者,其身必重,短氣,腹滿而喘,有潮熱者,此外欲解,可攻裏也。手足濈然汗出者,此大便已鞭也,大承氣湯主之。若汗出多,微發熱惡寒者,外未解也,桂枝湯主之。其熱不潮,未可與承氣湯。若腹大滿不通者,與小承氣湯,微和胃氣,勿令至大泄下。三十九。大承氣湯用前第二方,小承氣湯用前第二十八方。

桂枝湯方

桂枝去皮　芍藥　生薑切,各三兩　甘草二兩,炙　大棗十二枚,擘

上五味,以水七升,煮取三升,去滓,温服一升。服湯後,飲熱稀粥一升餘,以助藥力,取微似汗。

【释义】论阳明病可攻与不可攻及大、小承气汤的运用要点。参阳明病篇第 208 条。

211　陽明病,潮熱,大便微鞭者,可與大承氣湯;不鞭者,不可與之。若不大便六七日,恐有燥屎,欲知之法,少與小承氣湯,湯入腹中,轉失氣者,此有燥屎也,乃可攻之。若不轉失氣者,此但初頭鞭,後必溏,不可攻之,攻之必脹滿,不能食也,欲飲水者,與水則噦。其後發熱者,大便必復鞭而少也,宜以小承氣湯和之。不轉失氣者,慎不可攻也。四十。并用前方。

【释义】论大、小承气汤的使用方法及误治后的变证。参阳明病篇第209条。

212　陽明病，讝語，發潮熱，脉滑而疾者，小承氣湯主之。因與承氣湯一升，腹中轉氣者，更服一升；若不轉氣者，勿更與之。明日又不大便，脉反微濇者，裏虛也，爲難治，不可更與承氣湯。四十一。用前第二十八方。

【释义】论小承气汤证的证治、使用方法及禁例。参阳明病篇第214条。

213　二陽併病，太陽證罷，但發潮熱，手足漐漐汗出，大便難而讝語者，下之則愈，宜大承氣湯。四十二。用前第二方。

【释义】论太阳阳明并病，表证已解的证治。参阳明病篇第220条。

214　病人小便不利，大便乍難乍易，時有微熱，喘冒不能卧者，有燥屎也，屬大承氣湯證。四十三。用前第二方。

【释义】论热结旁流证治。参阳明病篇第242条。

215　大下後，六七日不大便，煩不解，腹滿痛者，此有燥屎也。所以然者，本有宿食故也，屬大承氣湯證。四十四。用前第二方。

【释义】论大下后燥屎复结的证治。参阳明病篇第241条。

伤寒论卷第十

汉　张仲景述　晋　王叔和撰次

宋　林　亿校正

明　赵开美刻校

沈　琳仝校

辨发汗吐下后病脉证并治第二十二(216-288条)

提要：本篇共73条，重集论中汗、吐、下后所引起的阴阳不和诸般变证，意在重申汗、吐、下三法为驱除病邪的治法，用之不当，则反伤正气致变证百出，为害甚剧。并借此体现"观其脉证，知犯何逆，随证治之"的救逆原则。故本篇内容医理深微，于临床实践很有指导意义。

216　師曰：病人脉微而濇者，此爲醫所病也。大發其汗，又數大下之，其人亡血，病當惡寒，後乃發熱，無休止時。夏月盛熱，欲著複衣，冬月盛寒，欲裸其身。所以然者，陽微則惡寒，陰弱則發熱，此醫發其汗，使陽氣微，又大下之，令陰氣弱。五月之時，陽氣在表，胃中虚冷，以陽氣内微，不能勝冷，故欲著複衣；十一月之時，陽氣在裏，胃中煩熱，以陰氣内弱，不能勝熱，故欲裸其身。又陰脉遲濇，故知亡血也。

【释义】论误治后导致阴阳损伤的脉证。参辨脉法篇第25条。

217　寸口脉浮大，而醫反下之，此爲大逆。浮則無血，大則爲寒，寒氣相搏，則爲腸鳴。醫乃不知，而反飲冷水，令汗大出，水得寒氣，冷必相搏，其人則𩚛。

【释义】论虚证误下后导致的变证。参辨脉法篇第 28 条。

218　太陽病三日,已發汗,若吐、若下、若温針,仍不解者,此爲壞病,桂枝不中與之也。觀其脉證,知犯何逆,隨證治之。

【释义】论太阳病误治导致坏病及其治则。参太阳病篇第 16 条上半节。

219　脉浮數者,法當汗出而愈,若下之,身重,心悸者,不可發汗,當自汗出乃解。所以然者,尺中脉微,此裹虚,須表裹實,津液和,便自汗出愈。

【释义】论表证误下后里虚证、尺中脉微者禁用发汗治疗。参太阳病篇第 49 条。

220　凡病若發汗,若吐、若下、若亡血,無津液,陰陽脉自和者,必自愈。

【释义】论凡病误治后阴阳自和是疾病自愈的基础。参太阳病篇第 58 条。

221　大下之後,復發汗,小便不利者,亡津液故也。勿治之,得小便利,必自愈。

【释义】论津伤小便不利者,当津液恢复,便可自愈。参太阳病篇第 59 条。

222　下之後,復發汗,必振寒,脉微細。所以然者,以内外俱虚故也。

【释义】论误治导致阴阳两虚的脉证。参太阳病篇第 60 条。

223　本發汗,而復下之,此爲逆也;若先發汗,治不爲逆。本先下之,而反汗之,爲逆;若先下之,治不爲逆。

【释义】论汗下先后的治则。参太阳病篇第 90 条。

224　太陽病,先下而不愈,因復發汗,以此表裹俱虚,其人因致冒,冒家汗出自愈。所以然者,汗出表和故也。得表和,然後復下之。

【释义】论太阳病误下后复发汗因致冒的证治。参太阳病篇第 93 条。

225　得病六七日,脉遲浮弱,惡風寒,手足温。醫二三下之,不能食,而脇下滿痛,面目及身黄,頸項强,小便難者,與柴胡湯,後必下重。本渴飲水而嘔者,柴胡不中與也,食穀者噦。

【释义】论小柴胡汤禁例。参太阳病篇第98条。

226　太陽病二三日,不能臥,但欲起,心下必結,脉微弱者,此本有寒分也。反下之,若利止,必作結胸;未止者,四日復下之,此作恊熱利也。

【释义】论素有寒饮而患太阳病者,误用攻下致结胸或协热利的变证。参太阳病篇第139条。

227　太陽病,下之,其脉促一作縱,不結胸者,此爲欲解也。脉浮者,必結胸;脉緊者,必咽痛;脉弦者,必兩脇拘急;脉細數者,頭痛未止;脉沉緊者,必欲嘔;脉沉滑者,恊熱利;脉浮滑者,必下血。

【释义】论太阳病误下后的种种变证。参太阳病篇第140条。

228　太陽少陽併病,而反下之,成結胸,心下鞕,下利不止,水漿不下,其人心煩。

【释义】论太阳少阳并病误下致结胸之变的证候。参太阳病篇第150条。

229　脉浮而緊,而復下之,緊反入裏,則作痞,按之自濡,但氣痞耳。

【释义】论表证误下致痞证及其证候特点。参太阳病篇第151条。

230　傷寒吐下發汗後[1],虚煩,脉甚微,八九日心下痞鞕,脇下痛,氣上衝咽喉,眩冒,經脉動惕者,久而成痿。

【校注】

[1] 吐下发汗后:本书卷四作“吐下后,发汗”。

【释义】论伤寒误治后,气血亏虚,气机不通,筋脉失养而成痿证。参太阳病篇第160条。

231　陽明病,能食,下之不解者,其人不能食,若攻其熱必噦。所以然者,胃中虚冷故也,以其人本虚,攻其熱必噦。

【释义】论阳明中寒证禁用攻下法。参阳明病篇第194条。

232 陽明病，脉遲，食難用飽，飽則發煩，頭眩，必小便難，此欲作穀疸，雖下之，腹滿如故。所以然者，脉遲故也。

【释义】论阳明中寒欲作谷疸的脉证及治禁。参阳明病篇第195条。

233 夫病陽多者熱，下之則鞕；汗多，極發其汗亦鞕。

【释义】论误治导致津伤便硬。

无形邪热，尚未成实，攻下可伤津耗液导致大便硬；汗多津伤，可导致便硬；峻剂过汗，亦可导致津伤便硬。参见不可下篇第151条。

234 太陽病，寸緩、關浮、尺弱，其人發熱汗出，復惡寒，不嘔，但心下痞者，此以醫下之也。

【释义】论太阳中风误下导致痞证。参阳明病篇第244条上半节。

235 太陰之爲病，腹滿而吐，食不下，自利益甚，時腹自痛。若下之，必胸下結鞕。

【释义】论太阴病提纲证。参太阴病篇第273条。

236 傷寒大吐大下之，極虛，復極汗者，其人外氣怫鬱，復與之水，以發其汗，因得噦。所以然者，胃中寒冷故也。

【释义】论误治使阳虚胃寒致哕证。参厥阴病篇第380条。

237 吐利發汗後，脉平小煩者，以新虛，不勝穀氣故也。

【释义】论病后初愈，脾胃之气尚弱，应节制饮食。参霍乱病篇第391条。

238 太陽病，醫發汗，遂發熱惡寒，因復下之，心下痞，表裏俱虛，陰陽氣并竭，無陽則陰獨，復加燒針，因胸煩，面色青黄，膚瞤者，難治；今色微黄，手足温者，易愈。

【释义】论太阳病汗、下、烧针误治后的变证。参太阳病篇第153条。

239 太陽病，得之八九日，如瘧狀，發熱惡寒，熱多寒少，其人不嘔，清便欲自可，一日二三度發。脉微緩者，爲欲愈也；脉微而惡寒者，此陰陽俱虛，不可更發汗、更下、更吐也；面色反有熱色者，未欲解也，以其不能得小汗出，身必痒，屬**桂枝麻黄各半湯**。方一。

桂枝一兩十六銖　芍藥一兩　生薑一兩,切　甘草一兩,炙　麻黄一兩,去節　大棗四枚,擘　杏仁二十四個,湯浸,去皮尖及兩仁者

上七味,以水五升,先煮麻黄一二沸,去上沫,内諸藥,煮取一升八合,去滓,温服六合。本云桂枝湯三合,麻黄湯三合,併爲六合,頓服。

【释义】论太阳病日久的三种转归及表郁轻证的治疗。参太阳病篇第23条。

240　服桂枝湯,或下之,仍頭項强痛,翕翕發熱,無汗,心下滿微痛,小便不利者,屬**桂枝去桂加茯苓白术湯**。方二。

芍藥三兩　甘草二兩,炙　生薑三兩,切　白术三兩　茯苓三兩　大棗十二枚,擘

上六味,以水八升,煮取三升,去滓,温服一升,小便利則愈。本云桂枝湯,今去桂枝加茯苓白术。

【释义】论汗下后致水气内停的证治。参太阳病篇第28条。

241　太陽病,先發汗不解而下之,脉浮者不愈。浮爲在外,而反下之,故令不愈。今脉浮,故在外,當須解外則愈,宜**桂枝湯**。方三。

桂枝三兩,去皮　芍藥三兩　生薑三兩,切　甘草二兩,炙　大棗十二枚,擘

上五味,以水七升,煮取三升,去滓,温服一升,須臾啜熱稀粥一升,以助藥力,取汗。

【释义】论太阳病汗下后表证未解者宜桂枝汤解表。参太阳病篇第45条。

242　下之後,復發汗,晝日煩躁不得眠,夜而安静,不嘔不渴,無表證,脉沉微,身無大熱者,屬**乾薑附子湯**。方四。

乾薑一兩　附子一枚,生用,去皮,破八片

上二味,以水三升,煮取一升,去滓,頓服。

【释义】论误治致肾阳虚烦躁的证治。参太阳病篇第61条。

243　傷寒若吐、若下後,心下逆滿,氣上衝胸,起則頭眩,脉沉緊,發汗則動經,身爲振振搖者,屬**茯苓桂枝白术甘草湯**。方五。

茯苓四兩　桂枝三兩,去皮　白术二兩　甘草二兩,炙

上四味,以水六升,煮取三升,去滓,分温三服。

【释义】论误治后致脾阳虚水停的证治。参太阳病篇第 67 条。

244 發汗若下之後，病仍不解，煩躁者，屬**茯苓四逆湯**。方六。

茯苓四兩　人參一兩　附子一枚,生用,去皮,破八片　甘草二兩,炙　乾薑一兩半

上五味，以水五升，煮取二升，去滓，溫服七合，日三服。

【释义】论误用汗下后导致阴阳两虚的证治。参太阳病篇第 69 条。

245 發汗吐下後，虛煩不得眠，若劇者，必反覆顛倒，心中懊憹，屬**梔子豉湯**。若少氣者，梔子甘草豉湯；若嘔者，梔子生薑豉湯。七。

肥梔子十四枚,擘　香豉四合,綿裹

上二味，以水四升，先煮梔子，得二升半，內豉，煮取一升半，去滓。分爲二服，溫進一服，得吐者，止後服。

梔子甘草豉湯方

肥梔子十四箇,擘　甘草二兩,炙　香豉四合,綿裹

上三味，以水四升，先煮二味，取二升半，內豉，煮取一升半，去滓。分二服，溫進一服，得吐者，止後服。

梔子生薑豉湯方

肥梔子十四箇,擘　生薑五兩,切　香豉四合,綿裹

上三味，以水四升，先煮二味，取二升半，內豉，煮取一升半，去滓。分二服，溫進一服，得吐者，止後服。

【释义】论误治导致热扰胸膈证治。参太阳病篇第 76 条。

246 發汗若下之而煩熱，胸中窒者，屬梔子豉湯證。八。用前初方。

【释义】论误治导致热扰胸膈，气机滞塞不通的证治。参太阳病篇第 77 条。

247 太陽病，過經十餘日，心下溫溫欲吐，而胸中痛，大便反溏，腹微滿，鬱鬱微煩，先此時極吐下者，與調胃承氣湯。若不爾者，不可與。但欲嘔，胸中痛，微溏者，此非柴胡湯證。以嘔，故知極吐下也，**調胃承氣湯**。方九。

大黃四兩,酒洗　甘草二兩,炙　芒消半升

上三味，以水三升，煮取一升，去滓，內芒消，更上火令沸，頓服之。

【释义】论太阳病过经，误以吐下致邪陷阳明以及调胃承气汤证与小柴胡

汤证的鉴别。参太阳病篇第 123 条。

248　太陽病,重發汗而復下之,不大便五六日,舌上燥而渴,日晡所小有潮熱一云,日晡所發心胸大煩,從心下至少腹鞕滿而痛,不可近者,屬**大陷胸湯**。方十。

大黄六兩,去皮,酒洗　芒消一升　甘遂末一錢匕

上三味,以水六升,煮大黄,取二升,去滓,内芒消,煮兩沸,内甘遂末。溫服一升,得快利,止後服。

【释义】论太阳病误治后致水热互结的证治。参太阳病篇第 137 条。

249　傷寒五六日,已發汗而復下之,胸脇滿,微結,小便不利,渴而不嘔,但頭汗出,往來寒熱,心煩者,此爲未解也,屬**柴胡桂枝乾薑湯**。方十一。

柴胡半斤　桂枝三兩,去皮　乾薑二兩　栝樓根四兩　黄芩三兩　甘草二兩,炙　牡蠣二兩,熬

上七味,以水一斗二升,煮取六升,去滓,再煎取三升,溫服一升,日三服。初服微煩,後汗出便愈。

【释义】论太阳病误治后邪陷少阳兼水饮内结证的证治。参太阳病篇第 147 条。

250　傷寒發汗,若吐若下,解後心下痞鞕,噫氣不除者,屬**旋覆代赭湯**。方十二。

旋覆花三兩　人參二兩　生薑五兩　代赭一兩　甘草三兩,炙　半夏半升,洗　大棗十二枚,擘

上七味,以水一斗,煮取六升,去滓,再煎取三升,溫服一升,日三服。

【释义】论误治后致胃虚肝乘,噫气不除的证治。参太阳病篇第 161 条。

251　傷寒大下之,復發汗,心下痞,惡寒者,表未解也。不可攻痞,當先解表,表解乃攻痞,解表宜桂枝湯,用前方;攻痞宜**大黄黄連瀉心湯**。方十三。

大黄二兩,酒洗　黄連一兩

上二味,以麻沸湯二升漬之,須臾絞去滓,分溫再服。有黄芩,見第

四卷中。

【释义】论误治后致热痞兼表的证治。参太阳病篇第164条。

252 傷寒若吐下後，七八日不解，熱結在裏，表裏俱熱，時時惡風，大渴，舌上乾燥而煩，欲飲水數升者，屬**白虎加人參湯**。方十四。

知母六兩　石膏一斤，碎　甘草二兩，炙　粳米六合　人參三兩

上五味，以水一斗，煮米熟湯成，去滓，溫服一升，日三服。

【释义】论误治后致阳明燥热伤津的证治。参太阳病篇第168条。

253 傷寒若吐若下後不解，不大便五六日，上至十餘日，日晡所發潮熱，不惡寒，獨語如見鬼狀。若劇者，發則不識人，循衣摸牀，惕而不安一云順衣妄撮，怵惕不安，微喘直視，脉弦者生，濇者死。微者，但發熱讝語者，屬**大承氣湯**。方十五。

大黃四兩，去皮，酒洗　厚朴半斤，炙　枳實五枚，炙　芒消三合

上四味，以水一斗，先煮二味，取五升，内大黃，煮取二升，去滓，内芒消，更煮令一沸，分溫再服。得利者，止後服。

【释义】论误治后阳明腑实的证治及预后。参阳明病篇第212条。

254 三陽合病，腹滿身重，難以轉側，口不仁面垢又作枯，一云向經。
255 讝語遺尿，發汗則讝語，下之則額上生汗，若手足逆冷，自汗出者，屬**白虎湯**。十六。

知母六兩　石膏一斤，碎　甘草二兩，炙　粳米六合

上四味，以水一斗，煮米熟湯成，去滓，溫服一升，日三服。

【释义】254、255两条，论三阳合病，病情偏重于阳明热盛的证治及治禁。参阳明病篇第219条。

256 陽明病，脉浮而緊，咽燥口苦，腹滿而喘，發熱汗出，不惡寒，反惡熱，身重。若發汗則躁，心憒憒而反讝語。若加溫針，必怵惕煩躁不得眠。若下之，則胃中空虛，客氣動膈，心中懊憹，舌上胎者，屬栀子豉湯證。十七。用前第七方。

【释义】论阳明热证误治导致的各种变证及下后热扰胸膈的证治。参阳明病篇第221条。

257　陽明病,下之,心中懊憹而煩,胃中有燥屎者,可攻。腹微滿,初頭鞕,後必溏,不可攻之。若有燥屎者,宜大承氣湯。第十八。用前第十五方。

【释义】论燥屎内结可攻与大便初硬后溏不可攻的辨治。参阳明病篇第238条。

258　太陽病,若吐若下,若發汗後微煩,小便數,大便因鞕者,與**小承氣湯**和之愈。方十九。

大黃四兩,酒洗　厚朴二兩,炙　枳實三枚,炙

上三味,以水四升,煮取一升二合,去滓,分溫二服。

【释义】论太阳病误治致阳明腑实的证治。参阳明病篇第250条。

259　大汗,若大下而厥冷者,屬**四逆湯**。方二十。

甘草二兩,炙　乾薑一兩半　附子一枚,生用,去皮,破八片

上三味,以水三升,煮取一升二合,去滓,分溫再服,强人可大附子一枚,乾薑四兩。

【释义】论误治致阳虚厥冷的证治。参厥阴病篇第354条。

260　太陽病,下之後,其氣上衝者,可與桂枝湯;若不上衝者,不得與之。二十一。用前第三方。

【释义】论太阳病误下后,其气上冲的证治。参太阳病篇第15条。

261　太陽病,下之後,脈促胸滿者,屬**桂枝去芍藥湯**。方二十二。促,一作縱。

桂枝三兩,去皮　甘草二兩,炙　生薑三兩　大棗十二枚,擘

上四味,以水七升,煮取三升,去滓,溫服一升。本云桂枝湯,今去芍藥。

【释义】论太阳病误下致胸阳不振的证治。参太阳病篇第21条。

262　若微寒者,屬**桂枝去芍藥加附子湯**。方二十三。

桂枝三兩,去皮　甘草二兩,炙　生薑三兩,切　大棗十二枚,擘　附子一枚,炮

上五味,以水七升,煮取三升,去滓,溫服一升。本云桂枝湯,今

去芍藥加附子。

【释义】论太阳病误下致胸阳损伤的证治。参太阳病篇第 22 条。

263　太陽病,桂枝證,醫反下之,利遂不止,脉促者,表未解也;喘而汗出者,屬**葛根黄芩黄連湯**。方二十四。促,一作縱。

葛根半斤　甘草二兩,炙　黄芩三兩　黄連三兩

上四味,以水八升,先煮葛根,減二升,内諸藥,煮取二升,去滓,温分再服。

【释义】论里热兼表邪下利的证治。参太阳病篇第 34 条。

264　太陽病,下之微喘者,表未解故也,屬**桂枝加厚朴杏子湯**。方二十五。

桂枝三兩,去皮　芍藥三兩　生薑三兩,切　甘草二兩,炙　厚朴二兩,炙,去皮　大棗十二枚,擘　杏仁五十箇,去皮尖

上七味,以水七升,煮取三升,去滓,温服一升。

【释义】论太阳病误下表证未解肺气不宣的证治。参太阳病篇第 43 条。

265　傷寒,不大便六七日,頭痛有熱者,與承氣湯。其小便清者一云大便青,知不在裏,仍在表也,當須發汗;若頭痛者,必衄。宜桂枝湯。二十六。用前第三方。

【释义】论以小便清利与否辨表里证治。参太阳病篇第 56 条。

266　傷寒五六日,大下之後,身熱不去,心中結痛者,未欲解也,屬**梔子豉湯**證。二十七。用前第七方。

【释义】论热郁胸膈,气血不利而致心中结痛的证治。参太阳病篇第 78 条。

267　傷寒下後,心煩腹滿,臥起不安者,屬**梔子厚朴湯**。方二十八。

梔子十四枚,擘　厚朴四兩,炙　枳實四箇,水浸,炙令赤

上三味,以水三升半,煮取一升半,去滓,分二服,温進一服。得吐者,止後服。

【释义】论热郁胸膈兼气滞腹满的证治。参太阳病篇第 79 条。

268　傷寒，醫以丸藥大下之，身熱不去，微煩者，屬**梔子乾薑湯**。方二十九。

　　梔子十四箇，擘　　乾薑二兩

　　上二味，以水三升半，煮取一升半，去滓，分二服。一服得吐者，止後服。

　　【释义】论热郁胸膈兼中寒下利的证治。参太阳病篇第80条。

269　凡用梔子湯，病人舊微溏者，不可與服之。

　　【释义】论栀子豉汤的禁忌。参太阳病篇第81条。

270　傷寒，醫下之，續得下利，清穀不止，身疼痛者，急當救裏；後身疼痛，清便自調者，急當救表。救裏宜四逆湯，救表宜桂枝湯。三十。并用前方。

　　【释义】论表里证以轻重缓急确定治疗先后的原则。参太阳病篇第91条。

271　太陽病，過經十餘日，反二三下之，後四五日，柴胡證仍在者，先與小柴胡。嘔不止，心下急一云，嘔止小安，鬱鬱微煩者，爲未解也，可與大柴胡湯，下之則愈。方三十一。

　　柴胡半斤　黄芩三兩　芍藥三兩　半夏半升，洗　生薑五兩　枳實四枚，炙　大棗十二枚，擘

　　上七味，以水一斗二升，煮取六升，去滓，再煎取三升，溫服一升，日三服。一方加大黄二兩，若不加，恐不爲大柴胡湯。

　　【释义】论太阳病传至少阳及少阳兼里实的证治。参太阳病篇第103条。

272　傷寒十三日不解，胸脇滿而嘔，日晡所發潮熱，已而微利。此本柴胡[1]，下之不得利，今反利者，知醫以丸藥下之，此非其治也。潮熱者，實也，先服小柴胡湯以解外，後以**柴胡加芒消湯**主之。方三十二。

　　柴胡二兩十六銖　黄芩一兩　人參一兩　甘草一兩，炙　生薑一兩　半夏二十銖，舊云五枚，洗　大棗四枚，擘　芒消二兩

　　上八味，以水四升，煮取二升，去滓，内芒消，更煮微沸，溫分再服，不解更作。

【校注】

[1] 此本柴胡:本书卷三下有"证"字。

【释义】论大柴胡汤证误用丸药下后的证治。参太阳病篇第104条。

273　傷寒十三日,過經讝語者,以有熱也,當以湯下之。若小便利者,大便當鞕,而反下利,脉調和者,知醫以丸藥下之,非其治也。若自下利者,脉當微厥,今反和者,此爲内實也,屬調胃承氣湯證。三十三。用前第九方。

【释义】论阳明内实误用丸药下之,下利而里实证未罢的证治。参太阳病篇第105条。

274　傷寒八九日,下之,胸滿煩驚,小便不利,讝語,一身盡重,不可轉側者,屬**柴胡加龍骨牡蠣湯**。方三十四。

柴胡四兩　龍骨一兩半　黃芩一兩半　生薑一兩半,切　鉛丹一兩半人參一兩半　桂枝一兩半,去皮　茯苓一兩半　半夏二合半,洗　大黃二兩牡蠣一兩半,熬　大棗六枚,擘

上十二味,以水八升,煮取四升,内大黃,切如碁子,更煮一兩沸,去滓,温服一升。本云柴胡湯,今加龍骨等。

【释义】论误下致邪犯少阳,弥漫三焦,心神不宁的证治。参太阳病篇第107条。

275　火逆下之,因燒針煩躁者,屬**桂枝甘草龍骨牡蠣湯**。方三十五。

桂枝一兩,去皮　甘草二兩,炙　龍骨二兩　牡蠣二兩,熬

上四味,以水五升,煮取二升半,去滓,温服八合,日三服。

【释义】论误用火疗及误下后致心阳虚烦躁的证治。参太阳病篇第118条。

276　太陽病,脉浮而動數,浮則爲風,數則爲熱,動則爲痛,數則爲虛。頭痛發熱,微盜汗出,而反惡寒者,表未解也。醫反下之,動數變遲,膈内拒痛一云,頭痛即眩,胃中空虛,客氣動膈,短氣躁煩,心中懊憹,陽氣内陷,心下因鞕,則爲結胸,屬大陷胸湯證。若不結胸,但頭汗出,餘處無汗,劑頸而還,小便不利,身必發黃。三十六。用前第十方。

【释义】论太阳表证误下邪热内陷的两种转归:一为水热互结的结胸证,

一为湿热发黄证。参太阳病篇第 134 条。

277　傷寒五六日,嘔而發熱者,柴胡湯證具,而以他藥下之,柴胡證仍在者,復與柴胡湯。此雖已下之,不爲逆,必蒸蒸而振,却發熱汗出而解。若心下滿而鞕痛者,此爲結胸也,大陷胸湯主之。用前方[1]。但滿而不痛者,此爲痞,柴胡不中與之,**屬半夏瀉心湯**。方三十七。

半夏半升,洗　黃芩三兩　乾薑三兩　人參三兩　甘草三兩,炙　黃連一兩　大棗十二枚,擘

上七味,以水一斗,煮取六升,去滓,再煎取三升,温服一升,日三服。

【校注】

[1]用前方:宋本卷四太阳病篇第 149 条,以及《脉经》《注解伤寒论》《金匮玉函经》均无"用前方"三字。此三字当为小字注文,误刻为与经文相同字体而窜入正文。

【释义】论柴胡证误下后的三种转归及其证治。参太阳病篇第 149 条。

278　本以下之,故心下痞,與瀉心湯。痞不解,其人渴而口燥煩,小便不利者,**屬五苓散**。方三十八。一方云,忍之一日乃愈。

猪苓十八銖,去黑皮　白术十八銖　茯苓十八銖　澤瀉一兩六銖　桂心半兩,去皮

上五味,爲散,白飲和服方寸匕,日三服。多飲煖水,汗出愈。

【释义】论误下致水饮内停致痞的证治。参太阳病篇第 156 条。

279　傷寒中風,醫反下之,其人下利日數十行,穀不化,腹中雷鳴,心下痞鞕而滿,乾嘔心煩不得安。醫見心下痞,謂病不盡,復下之,其痞益甚。此非結熱,但以胃中虚,客氣上逆,故使鞕也。**屬甘草瀉心湯**。方三十九。

甘草四兩,炙　黃芩三兩　乾薑三兩　半夏半升,洗　大棗十二枚,擘　黃連一兩

上六味,以水一斗,煮取六升,去滓,再煎取三升,温服一升,日三服。有人參。見第四卷中。

【释义】论反复误下致脾胃气虚,痞利俱甚的证治。参太阳病篇第 158 条。

280　傷寒服湯藥,下利不止,心下痞鞕。服瀉心湯已,復以他藥下之,利不止,醫以理中與之,利益甚。理中[1],理中焦,此利在下焦,屬**赤石脂禹餘粮湯**。復不止者,當利其小便。方四十。

赤石脂一斤,碎　太一禹餘粮一斤,碎

上二味,以水六升,煮取二升,去滓,分溫三服。

【校注】

[1] 理中:本书卷四下有"者"字。

【释义】论误下后,下利不止的不同证治。参太阳病篇第 159 条。

281　太陽病,外證未除,而數下之,遂恊熱而利,利下不止,心下痞鞕,表裏不解者,屬**桂枝人參湯**。方四十一。

桂枝四兩,別切,去皮　甘草四兩,炙　白术三兩　人參三兩　乾薑三兩

上五味,以水九升,先煮四味,取五升,内桂,更煮取三升,去滓,溫服一升,日再夜一服。

【释义】论太阳病误下协热而利,脾气虚寒而表邪不解的证治。参太阳病篇第 163 条。

282　下後不可更行桂枝湯,汗出而喘,無大熱者,屬**麻黄杏子甘草石膏湯**。方四十二。

麻黄四兩,去節　杏仁五十箇,去皮尖　甘草二兩,炙　石膏半斤,碎

上四味,以水七升,先煮麻黄,減二升,去上沫,内諸藥,煮取三升,去滓,溫服一升。本云黄耳杯。

【释义】论误下致邪热壅肺的证治。参太阳病篇第 162 条。

283　陽明病,下之,其外有熱,手足溫,不結胸,心中懊憹,飢不能食,但頭汗出者,屬梔子豉湯證。四十三。用前第七初方。

【释义】论阳明病下后无形邪热扰胸膈的证治。参阳明病篇第 228 条。

284　傷寒吐後,腹脹滿者,屬調胃承氣湯證。四十四。用前第九方。

【释义】论吐后致阳明燥实腹满的证治。参阳明病篇第 249 条。

285　病人無表裏證,發熱七八日,脉雖浮數者,可下之。假令已下,脉數不解,合熱則消穀喜飢,至六七日不大便者,有瘀血,屬

抵當湯。方四十五。

大黄三兩,酒洗　桃仁二十枚,去皮尖　水蛭三十枚,熬　虻蟲去翅足,三十枚,熬

上四味,以水五升,煮取三升,去滓,温服一升。不下更服。

【释义】论阳明腑实与阳明瘀血的辨治。参阳明病篇第 257 条。

286　本太陽病,醫反下之,因爾腹滿時痛者,屬太陰也,屬**桂枝加芍藥湯**。方四十六。

桂枝三兩,去皮　芍藥六兩　甘草二兩,炙　大棗十二枚,擘　生薑三兩,切

上五味,以水七升,煮取三升,去滓,分温三服。本云桂枝湯,今加芍藥。

【释义】论太阳病误下致邪陷太阴经脉,脾伤气滞络瘀的证治。参太阴病篇第 279 条。

287　傷寒六七日,大下[1],寸脉沉而遲,手足厥逆,下部脉不至,喉咽不利,唾膿血,泄利不止者,爲難治,屬**麻黄升麻湯**。方四十七。

麻黄二兩半,去節　升麻一兩六銖　當歸一兩六銖　知母十八銖　黄芩十八銖　萎蕤十八銖,一作菖蒲　芍藥六銖　天門冬六銖,去心　桂枝六銖,去皮　茯苓六銖　甘草六銖,炙　石膏六銖,碎,綿裹　白術六銖　乾薑六銖

上十四味,以水一斗,先煮麻黄一兩沸,去上沫,内諸藥,煮取三升,去滓,分温三服。相去如炊三斗米頃令盡,汗出愈。

【校注】

[1] 大下:本书卷六为"大下后"。

【释义】论误下致上热下寒,正虚阳郁的证治。参厥阴病篇第 357 条。

288　傷寒本自寒下,醫復吐下之,寒格更逆吐下,若食入口即吐,屬**乾薑黄芩黄連人參湯**。方四十八。

乾薑　黄芩　黄連　人參各三兩

上四味,以水六升,煮取二升,去滓,分温再服。

【释义】论误下致上热下寒相格的证治。参厥阴病篇第 359 条。

伤寒论后序[1]

夫治傷寒之法,歷觀諸家方書,得仲景之多者,惟孫思邈。猶曰見大醫療傷寒,惟大青知母等諸冷物投之,極與仲景本意相反。又曰尋方之大意,不過三種,一則桂枝,二則麻黃,三則青龍,凡療傷寒,不出之也。嗚呼,是未知法之深者也!奈何仲景之意,治病發于陽者,以桂枝、生薑、大棗之類;發于陰者,以乾薑、甘草、附子之類,非謂全用溫熱藥,蓋取《素問》辛甘發散之説。且風與寒,非辛甘不能發散之也。而又中風自汗用桂枝,傷寒無汗用麻黃;中風見寒脉、傷寒見風脉用青龍,若不知此,欲治傷寒者,是未得其門矣。然則此之三方,春冬所宜用之,若夏秋之時,病多中暍,當行白虎也。故《陰陽大論》云,脉盛身寒,得之傷寒,脉虛身熱,得之傷暑。又云,五月六月,陽氣已盛,爲寒所折,病熱則重。別論云[2],太陽中熱,暍是也,其人汗出惡寒,身熱而渴,白虎主之。若誤服桂枝、麻黃輩,未有不黃發斑出,脱血而得生者。此古人所未至,故附於卷之末云。

【校注】

[1] 伤寒论后序:见于北京国家图书馆所藏宋本《伤寒论》缩微胶卷本,其字体、版式、每行字数与《伤寒论》正文完全一致,其下有"世让堂翻宋版"六字木印牌记,知此序当与《仲景全书·伤寒论》同时刊刻。观后序中所论,应是明医通文之士所作,撰文者当为北宋校正医书局孙奇也。此后序本是宋本《伤寒论》之所有,刘渡舟主编的《伤寒论校注》亦载录之。

[2] 别论云:另有文献论曰。《金匮要略·痉湿暍病脉证并治》有"太阳中热者,暍是也。汗出恶寒,身热而渴,白虎加人参汤主之",可参。

附　　录

附1:宋本《伤寒论》目录与子目

一、宋本《伤寒论》目录

赵开美摹刻《仲景全书·伤寒论》卷第一前,有宋本《伤寒论》总目,且总目第一行为"仲景全书目录"六字,顶格。下有"翻刻宋板伤寒论全文"九字,低三格,为赵开美翻刻宋版时所加。在此九字下是宋版《伤寒论》目录,谓之"总目"。如下所示:

仲景全書目錄
翻刻宋板傷寒論原文
卷第一
　辨脉法　平脉法
卷第二
　傷寒例　辨痓濕暍脉證
　辨太陽病脉證并治上
卷第三
　辨太陽病脉證并治中
卷第四
　辨太陽病脉證并治下
卷第五
　辨陽明病脉證并治
　辨少陽病脉證并治
卷第六
　辨太陰病脉證并治
　辨少陰病脉證并治
　辨厥陰病脉證并治

二、宋版《伤寒论》子目

　　"子目"是相对于"总目"而言。从卷第二"辨太阳病脉证并治上"始,至卷第十"辨发汗吐下后病脉证并治"止,每篇篇名下皆有"子目"。宋版《伤寒论》"子目"排版较正文低两格,回行亦低两格,极易分辨。

　　"子目"字体有大小两种,如"辨太阳病脉证并治上"子目第1条"太陽中風,陽浮陰弱,發熱汗出,惡寒,鼻鳴乾嘔者,桂枝湯主之。第一。五味。前有太陽病一十一證""太陽中風,陽浮陰弱,發熱汗出,惡寒,鼻鳴乾嘔者,桂枝湯主之。第一",字体与宋本《伤寒论》正文相同,"五味。前有太陽病一十一證"雕以小字,示为注文,不至于与子目混同。

　　研究"子目",需与每篇下小注对照阅读,如"辨太阳病脉证并治上"篇名下小注云:"合十六法,方十四首",是说本篇30条原文中共有16"法"、14首方。分析研究宋版子目,发现其有以下几个作用:

　　(1)统计"法"数:从赵开美复刻宋本来看,林亿等校定《伤寒论》的体例是将条文中不出方治者作为"证",出具体方治者作为"法"。以太阳病上篇子目第1条为例,其所云"第一"即桂枝汤为本篇第一法。"前后太阳病一十一证",即宋版《伤寒论》"辨太阳病脉证并治上"第12条原文前的第1~11条,皆无主治之方,故谓之"证"。

　　(2)统计"方"数:因子目只列出了具体方治的条文(即法条),所以从理论上讲，根据"法"条即可统计"方"数。然因有数个"法"条治用同一方者，亦有一个"法"条中治用数方者，故"法"条之数与"方"数时有不同。为避免重复，子目条文对凡重见之方，皆言"用前第 × 方"；凡"法"条中所见之方，皆用小字注明。

（3）详记方中药味数：如"辨太阳病脉证并治上"子目第1条所云"五味"，即言桂枝汤由五味药物组成。

（4）确定条文次序，防止错讹：子目条文顺序的固定不变，有利于编排校定正文条文先后次序。此外，子目条文时有"前有 × 证""下后 × 证"等语，也可防止编排条文时出现次序的错讹。如"辨太阳病脉证并治上"子目第4条"太陽病，下之後，其氣上衝者，桂枝湯主之。第四。用前第一方。下有太陽壞病一證。"文中"下有太阳坏病一证"，即言宋版《伤寒论》"辨太阳病脉证并治上"第15条原文后有太阳病坏证一条（即第16条）。

（5）校勘用语：如"辨太阳病脉证并治中"子目第2条："太陽陽明合病，必自利，葛根湯主之。第二。用前第一方。一云用後第四方。"文中"一云用后第四方"即言太阳与阳脉合病，下利者，有《伤寒论》版本记载可以用本篇子目第4条所言葛根黄芩黄连汤治疗。

（6）提示语言：如"辨太阳病脉证并治中"子目第10条："傷寒表不解，心下有水氣，乾嘔，發熱而欬，小青龍湯主之。第十。八味，加減法附。"文中"加減法附"意在提醒小青龙后附有加减法。

《伤寒论》流传至今，惟宋本最为近古，可惜此本历久罕见，故学者对子目极不熟悉，对其价值意义亦鲜论及。每篇子目出自何人，是出自叔和，还是出自叔和以后之人，或出自林亿等校勘时所撰，已难确考。成无己认为子目不过是正文的重复，于是在《注解伤寒论》中将其删除。兹将宋本《伤寒论》子目条文按篇目分列于后，并对个别条文作校注说明，以资参考。

辨太陽病脉證并治上第五合一十六法，方十四首。

太陽中風，陽浮陰弱，熱發汗出，惡寒，鼻鳴乾嘔者，桂枝湯主之。第一。五味。前有太陽病一十一證。

太陽病，頭痛，發熱，汗出惡風者，桂枝湯主之。第二。用前第一方。

太陽病，項背强几几，反汗出惡風者，桂枝加葛根湯主之。第三。七味。

太陽病，下之後，其氣上衝者，桂枝湯主之。第四。用前第一方。下有太陽壞病一證。

桂枝本爲解肌,若脉浮緊,發熱汗不出者,不可與之。第五。下有酒客不可與桂枝一證。

喘家作桂枝湯,加厚朴杏子。第六。下有服湯吐膿血一證。

太陽病,發汗,遂漏不止,惡風,小便難,四肢急,難以屈伸,桂枝加附子湯主之。第七。六味。

太陽病,下之後,脉促胸滿者,桂枝去芍藥湯主之。第八。四味。

若微寒者,桂枝去芍藥加附子湯主之。第九。五味。

太陽病,八九日如瘧狀,熱多寒少,不嘔,清便自可,宜桂枝麻黃各半湯。第十。七味。

太陽病,服桂枝湯,煩不解,先刺風池、風府,却與桂枝湯。第十一。用前第一方。

服桂枝湯,大汗出,脉洪大者,與桂枝湯。若形似瘧,一日再發者,宜桂枝二麻黃一湯。第十二。七味。

服桂枝湯,大汗出,大煩渴不解,脉洪大者,白虎加人參湯主之。第十三。五味。

太陽病,發熱惡寒,熱多寒少,脉微弱者,宜桂枝二越婢一湯。第十四。七味。

服桂枝,或下之,頭項强痛,發熱無汗,心下滿痛,小便不利者,桂枝去桂加茯苓白术湯主之。第十五。六味。

傷寒脉浮,自汗出,小便數,心煩,微惡寒,脚攣急,與桂枝,得之便厥;咽乾,煩躁,吐逆,作甘草乾薑湯與之,厥愈;更作芍藥甘草湯與之,其脚伸。若胃氣不和,與調胃承氣湯。若重發汗,加燒針者,四逆湯主之。第十六。甘草乾薑湯、芍藥甘草湯并二味,調胃承氣湯、四逆湯并三味。

辨太陽病脉證并治中第六合六十六法,方三十九首,并见太阳阳明合病法。

太陽病,項背强几几,無汗惡風,葛根湯主之。第一。七味。

太陽陽明合病,必自利,葛根湯主之。第二。用前第一方。一云用後第四方。

太陽陽明合病,不下利,但嘔者,葛根加半夏湯主之。第三。八味。

太陽病,桂枝證,醫反下之,利不止,葛根黃芩黃連湯主之。第四。四味。

太陽病,頭痛發熱,身疼,惡風,無汗而喘者,麻黃湯主之。第五。四味。

太陽陽明合病,喘而胸滿,不可下,宜麻黃湯主之。第六。用前第五方。

太陽病,十日以去,脉浮細而嗜卧者,外已解。設胸滿痛,與小柴胡湯。脉但浮者,與麻黃湯。第七。用前第五方。小柴胡湯,七味。

太陽中風,脉浮緊,發熱惡寒身疼痛,不汗出而煩躁者,大青龍湯主之。第八。七味。

傷寒,脉浮緩,身不疼,但重,乍有輕時,無少陰證,大青龍湯發之。第九。用前第八方。

傷寒表不解,心下有水氣,乾嘔,發熱而欬,小青龍湯主之。第十。八味,加減法附。

傷寒心下有水氣,欬而微喘,小青龍湯主之。第十一。用前第十方。

太陽病,外證未解,脉浮弱者,當以汗解,宜桂枝湯。第十二。五味。

太陽病,下之微喘者,表未解,桂枝加厚朴杏子湯主之。第十三。七味。

太陽病,外證未解,不可下也。下之爲逆,解外宜桂枝湯。第十四。用前第十二方。

太陽病,先發汗不解,復下之,脉浮者,當解外,宜桂枝湯。第十五。用前第十二方。

太陽病,脉浮緊無汗,發熱身疼痛,八九日不解,表證在,發汗已,發煩,必衄,麻黃湯主之。第十六。用前第五方,下有太陽病,并二陽并病四證。

脉浮者病在表,可發汗,宜麻黃湯。第十七。用前第五方。一法用桂枝湯。

脉浮數者可發汗,宜麻黃湯。第十八。用前第五方。

病常自汗出,榮衛不和也,發汗則愈,宜桂枝湯。第十九。用前第十二方。

病人藏無他病,時自汗出,衛氣不和也,宜桂枝湯。第二十。用前第十二方。

傷寒脉浮緊,不發汗,因衄,麻黃湯主之。第二十一。用前第五方。

傷寒不大便,六七日,頭痛,有熱,與承氣湯。小便清者,知不在裏,當發汗,宜桂枝湯。第二十二。用前第十二方。

傷寒發汗解半日許,復熱煩,脉浮數者,可更發汗,宜桂枝湯。第二十三。用前第十二方。下別有三病證。

下之後,復發汗,晝日煩躁不得眠,夜而安靜,不嘔不渴,無表證,脉沉微者,乾薑附子湯主之。第二十四。二味。

發汗後,身疼痛,脉沉遲者,桂枝加芍藥生薑各一兩人參三兩新加湯主之。第二十五。六味。

發汗後,不可行桂枝湯。汗出而喘,無大熱者,可與麻黃杏子甘草石膏湯。第二十六。四味。

發汗過多,其人叉手自冒心,心悸欲得按者,桂枝甘草湯主之。第二十七。二味。

發汗後,臍下悸,欲作奔豚,茯苓桂枝甘草大棗湯主之。第二十八。四味,下有甘爛水法。

發汗後，腹脹滿者，厚朴生薑半夏甘草人參湯主之。第二十九。五味。

傷寒吐下後，心下逆滿，氣上衝胸，頭眩，脉沉緊者，茯苓桂枝白术甘草湯主之。第三十。四味。

發汗，病不解，反惡寒者，虛故也，芍藥甘草附子湯主之。第三十一。三味。

發汗若下之不解，煩躁者，茯苓四逆湯主之。第三十二。五味。

發汗後惡寒，虛故也。不惡寒，但熱者，實也，與調胃承氣湯。第三十三。三味。

太陽病，發汗後，大汗出，胃中乾躁不能眠，欲飲水，小便不利者，五苓散主之。第三十四。五味，即豬苓散是。

發汗已，脉浮數，煩渴者，五苓散主之。第三十五。用前第三十四方。

傷寒汗出而渴者，五苓散；不渴者，茯苓甘草湯主之。第三十六。四味。

中風發熱，六七日不解而煩，有表裏證，渴欲飲水，水入則吐，名曰水逆，五苓散主之。第三十七方。用前第三十四方。下別有三病證[1]。

【校注】

[1] 下别有三病证：宋本《伤寒论》第 75 条无方，属"证"条，第 76 条栀子豉汤证条有方，是为"法"条。考成无己《注解伤寒论》，第 75 条分作两条，即"未持脉时，病人手叉自冒心，师因教试令咳而不咳者，此必两耳聋无闻也。所以然者，以重发汗，虚故如此""发汗后，饮水多必喘，以水灌之亦喘"，第 76 条前半节"发汗后，水药不得入口为逆，若更发汗，必吐下不止"亦为一条，合计三条，均无方，是为"证"条。故宋臣校注时注云"下别有三病证"。

發汗吐下後，虛煩不得眠，心中懊憹，栀子豉湯主之。若少氣者，栀子甘草豉湯主之；若嘔者，栀子生薑豉湯主之。第三十八。栀子豉湯二味。栀子甘草豉湯、栀子生薑豉湯，并三味。

發汗，若下之，煩熱，胸中窒者，栀子豉湯主之。第三十九。用上初方。

傷寒五六日，下之後，身熱不去，心中結痛者，栀子豉湯主之。第四十。用上初方。

傷寒下後，心煩腹滿，臥起不安者，栀子厚朴湯主之。第四十一。三味。

傷寒，醫以丸藥下之，身熱不去，微煩者，栀子乾薑湯主之，第四十二。二味。下有不可與栀子湯一證。

太陽病，發汗不解，仍發熱，心下悸，頭弦，身瞤，真武湯主之。第四十三。五味。下有不可汗五證。

汗家重發汗，必恍惚心亂，禹餘粮丸主之。第四十四。方本闕。下有吐虵，先汗下二證。

傷寒,醫下之,清穀不止,身疼痛,急當救裏。後身疼痛,清便自調,急當救表。救裏宜四逆湯,救表宜桂枝湯。第四十五。桂枝湯用前第十二方。四逆湯三味。

太陽病未解,脉陰陽俱停。陰脉微者,下之解,宜調胃承氣湯。第四十六。用前第三十三方。一云,用大柴胡湯。前有太陽病一證。

太陽病,發熱汗出,榮弱衛强,故使汗出。欲救邪風,宜桂枝湯。第四十七。用前第十二方。

傷寒五六日,中風,往來寒熱,胸脇滿,不欲食,心煩喜嘔者,小柴胡湯主之。第四十八。再見柴胡湯,加減法附。

血弱氣盡,腠理開,邪氣因入,與正氣分爭,往來寒熱,休作有時,小柴胡湯主之。第四十九。用前方。渴者屬陽明證,附下有柴胡不中與一證。

傷寒四五日,身熱惡風,項强,脇下滿,手足溫而渴者,小柴胡湯主之。第五十。用前方。

傷寒陽脉濇,陰脉弦,法當腹中急痛,先與小建中湯。不差者,小柴胡湯主之。第五十一。用前方。小建中湯六味。下有嘔家不可用建中湯,并服小柴胡湯一證。

傷寒二三日,心中悸而煩者,小建中湯主之。第五十二。用前第五十一方。

太陽病,過經十餘日,反二三下之,後四五日,柴胡證仍在,微煩者,大柴胡湯主之。第五十三。加大黄,八味。

傷寒十三日不解,胸脇滿而嘔,日晡發潮熱,柴胡加芒消湯主之。第五十四。八味。

傷寒十三日,過經讝語者,調胃承氣湯主之。第五十五。用前第三十二方。

太陽病不解,熱結膀胱,其人如狂,宜桃核承氣湯。第五十六。五味。

傷寒八九日,下之、胸滿煩驚,小便不利,讝語,身重者,柴胡加龍骨牡蠣湯主之。第五十七。十二味。

傷寒腹滿讝語,寸口脉浮而緊,此肝乘脾也,名曰縱,刺期門。第五十八。

傷寒發熱,嗇嗇惡寒,大渴欲飲水,其腹必滿,自汗出,小便利,此肝乘肺也,名曰橫,刺期門。第五十九。下有太陽病二證。

傷寒脉浮,醫火劫之,亡陽,必驚狂,卧起不安者,桂枝去芍藥加蜀漆牡蠣龍骨救逆湯主之。第六十。七味。下有不可火五證。

燒針被寒,針處核起,必發奔豚氣,桂枝加桂湯主之。第六十一。五味。

火逆下之,因燒針煩躁者,桂枝甘草龍骨牡蠣湯主之。第六十二。四味,下有太陽四證。

太陽病,過經十餘日,溫溫欲吐,胸中痛,大便微溏,與調胃承氣湯。第六十三。用前第三十三方。

太陽病，六七日，表證在，脉微沉，不結胸，其人發狂，以熱在下焦，少腹滿，小便自利者，下血乃愈，抵當湯主之。第六十四。四味。

太陽病，身黄，脉沉結，少腹鞕，小便自利，其人如狂者，血證諦也，抵當湯主之。第六十五。用前方。

傷寒有熱，少腹滿，應小便不利，今反利者，有血也，當下之，宜抵當丸。第六十六。四味。下有太陽病一證。

辨太陽病脉證并治下第七合三十九法，方三十首。并见太阳少阳合病法。

結胸，項强，如柔痙狀。下則和，宜大陷胸丸。第一。六味。前後有結胸、藏結病六證。

太陽病，心中懊憹，陽氣內陷，心下鞕，大陷胸湯主之。第二。三味。

傷寒六七日，結胸熱實，脉沉緊，心下痛，大陷胸湯主之。第三。用前第二方。

傷寒十餘日，熱結在裏，往來寒熱者，與大柴胡湯。第四。八味。水結附。

太陽病，重發汗，復下之，不大便五六日，舌燥而渴，潮熱，從心下至少腹滿痛，不可近者，大陷胸湯主之。第五。用前第二方。

小結胸病，正在心下，按之痛，脉浮滑者，小陷胸湯主之。第六。三味。下有太陽病二證。

病在陽，應以汗解，反以水潠，熱不得去，益煩不渴，服文蛤散，不差，與五苓散。寒實結胸，無熱證者，與三物小陷胸湯，白散亦可服。第七。文蛤散一味。五苓散五味。小陷胸湯用前第六方。白散三味。

太陽少陽併病，頭痛，眩冒，心下痞者，刺肺俞、肝俞，不可發汗，發汗則讝語，讝語不止，當刺期門。第八。

婦人中風，經水適來，熱除脉遲，脇下滿，讝語，當刺期門。第九。

婦人中風，七八日寒熱，經水適斷，血結如瘧狀，小柴胡湯主之。第十。七味。

婦人傷寒，經水適來，讝語，無犯胃氣及上二焦，自愈。第十一。

傷寒六七日，發熱微惡寒，支節疼，微嘔，心下支結，柴胡桂枝湯主之。第十二。九味。

傷寒五六日，已發汗，復下之，胸脇滿，小便不利，渴而不嘔，頭汗出，往來寒熱，心煩，柴胡桂枝乾薑湯主之。第十三。七味。

傷寒五六日，頭汗出，微惡寒，手足冷，心下滿，不欲食，大便鞕，脉細者，爲陽微結，非少陰也，可與小柴胡湯。第十四。用前第十方。

伤寒五六日,嘔而發熱,以他藥下之,柴胡證仍在,可與柴胡湯,蒸蒸而振,却發熱汗出解。心滿痛者,爲結胸。但滿而不痛爲痞,宜半夏瀉心湯。第十五。七味。下有太陽併病,并氣痞二證。

太陽中風,下利嘔逆,表解乃可攻之,十棗湯主之。第十六。三味。下有太陽一證。

心下痞,按之濡者,大黃黃連瀉心湯主之。第十七。二味。

心下痞,而復惡寒汗出者,附子瀉心湯主之。第十八。四味。

心下痞,與瀉心湯,不解者,五苓散主之。第十九。用前第七證方[1]。

【校注】

[1] 用前第七证方:有方之条文曰"法",无方之条文曰"证",既云第七方,则知此条为"法",不当有"证"字。是知此处与前太阳病篇第156条经文中"证"字皆衍。

伤寒汗解後,胃中不和,心下痞,生薑瀉心湯主之。第二十。八味。

伤寒中風,反下之,心下痞,醫復下之,痞益甚,甘草瀉心湯主之。第二十一。六味。

伤寒服藥,利不止,心下痞,與理中,利益甚,宜赤石脂禹餘粮湯。第二十二。二味。下有痞一證。

伤寒發汗,若吐下,心下痞,噫不除者,旋覆代赭湯主之。第二十三。七味。

下後,不可更行桂枝湯,汗出而喘,無大熱者,可與麻黃杏子甘草石膏湯。第二十四。四味。

太陽病,外未除,數下之,遂協熱而利,桂枝人參湯主之。第二十五。五味。

伤寒大下後,復發汗,心下痞,惡寒者,不可攻痞,先解表,表解乃可攻痞。解表宜桂枝湯,攻痞宜大黃黃連瀉心湯。第二十六。瀉心湯用前第十七方。

伤寒發熱,汗出不解,心下痞,嘔吐下利者,大柴胡湯主之。第二十七。用前第四方。

病如桂枝證,頭不痛,項不強,寸脉浮,胸中痞,氣上衝不得息,當吐之,宜瓜蒂散。第二十八。三味。下有不可與瓜蒂散證。

病脇下素有痞,連臍痛,引少腹者,此名藏結。第二十九。

伤寒若吐下後,不解,熱結在裏,惡風,大渴,白虎加人參湯主之。第三十。五味。下有不可與白虎證。

伤寒無大熱,口燥渴,背微寒者,白虎加人參湯主之。第三十一。用前方。

伤寒脉浮,發熱無汗,表未解,不可與白虎湯。渴者,白虎加人參湯主之。第三十二。用前第三十方。

太陽少陽併病,心下鞕,頸項强而眩者,刺大椎、肺俞、肝俞,慎勿下之。第三十三。

太陽少陽合病,自下利,黃芩湯;若嘔,黃芩加半夏生薑湯主之。第三十四。黃芩湯四味,加半夏生薑湯六味。

傷寒胸中有熱,胃中有邪氣,腹中痛,欲嘔者,黃連湯主之。第三十五。七味。

傷寒八九日,風濕相搏,身疼煩,不能轉側,不嘔、不渴,脉浮虛而濇者,桂枝附子湯主之。大便鞕一云臍下心下鞕,小便自利者,去桂加白术湯主之。第三十六。桂附湯,加术湯并五味。

風濕相搏,骨節疼煩,掣痛不得屈伸,汗出短氣,小便不利,惡風,或身微腫者,甘草附子湯主之。第三十七。四味。

傷寒脉浮滑,此表有熱,裏有寒,白虎湯主之。第三十八。四味。

傷寒脉結代,心動悸,炙甘草湯主之。第三十九。九味。

辨陽明病脉證并治第八合四十四法,方十首,一方附。并见阳明少阳合病法。

陽明病,不吐不下,心煩者,可與調胃承氣湯。第一。三味。前有陽明病二十七證。

陽明病,脉遲,汗出,不惡寒,身重,短氣,腹滿潮熱,大便鞕,大承氣湯主之。若腹大滿不通者,與小承氣湯。第二。大承氣四味,小承氣三味。

陽明病,潮熱,大便微鞕者,可與大承氣湯。若不大便六七日,恐有燥屎,與小承氣湯。若不轉失氣,不可攻之。後發熱復鞕者,小承氣湯和之。第三。用前第二方,下有二病證。

傷寒若吐下不解,至十餘日,潮熱,不惡寒,如見鬼狀,微喘直視,大承氣湯主之。第四。用前第二方。

陽明病,多汗,胃中燥,大便鞕,讝語,小承氣湯主之。第五。用前第二方。

陽明病,讝語,潮熱,脉滑疾者。小承氣湯主之。第六。用前第二方。

陽明病,讝語,潮熱,不能食,胃中有燥屎,宜大承氣湯下之。第七。用前第二方,下有陽明病一證。

汗出讝語,有燥屎在胃中。過經乃可下之,宜大承氣湯。第八。用前第二方,下有傷寒病一證。

三陽合病,腹滿身重,讝語遺尿,白虎湯主之。第九。四味。

二陽併病,太陽證罷,潮熱汗出,大便難,讝語者,宜大承氣湯。第十。用前第二方。

陽明病,脉浮緊,咽燥口苦,腹滿而喘,發熱汗出,惡熱身重。若下之,則胃中空虛,客氣動膈,心中懊憹,舌上胎者,栀子豉湯主之。第十一。二味。

若渴欲飲水,舌燥者,白虎加人參湯主之。第十二。五味。

若脉浮發熱,渴欲飲水,小便不利者,猪苓湯主之。第十三。五味。下有不可與猪苓湯一證。

脉浮遲,表熱裏寒,下利清穀者,四逆湯主之。第十四。三味。下有二病證。

陽明病,下之,外有熱,手足温,不結胸,心中懊憹,不能食,但頭汗出,栀子豉湯主之。第十五。用前第十一方。

陽明病,發潮熱,大便溏,胸滿不去者,與小柴胡湯。第十六。七味。

陽明病,脇下滿,不大便而嘔,舌上胎者,與小柴胡湯。第十七。用上方。

陽明中風,脉弦浮大,短氣腹滿,脇下及心痛,鼻乾不得汗,嗜卧,身黄,小便難,潮熱而噦,與小柴胡湯。第十八。用上方。

脉但浮,無餘證者,與麻黄湯。第十九。四味。

陽明病,自汗出,若發汗,小便利,津液内竭,雖鞕,不可攻。須自大便,蜜煎導而通之。若土瓜根、猪膽汁。第二十。一味。猪膽方附。二味。

陽明病,脉遲,汗出多,微惡寒,表未解,宜桂枝湯。第二十一。五味。

陽明病,脉浮,無汗而喘,發汗則愈,宜麻黄湯。第二十二。用前第十九方。

陽明病,但頭汗出,小便不利,身必發黄,茵蔯蒿湯主之。第二十三。三味。

陽明證,喜忘,必有畜血,大便黑,宜抵當湯下之。第二十四。四味。

陽明病,下之,心中懊憹而煩,胃中有燥屎者,宜大承氣湯。第二十五。用前第二方。下有一病證。

病人煩熱,汗出解,如瘧狀,日晡發熱。脉實者,宜大承氣湯;脉浮虛者,宜桂枝湯。第二十六。大承氣湯用前第二方。桂枝湯用前第二十一方。

大下後,六七日不大便,煩不解,腹滿痛,本有宿食,宜大承氣湯。第二十七。用前第二方。

病人小便不利,大便乍難乍易,時有微熱,宜大承氣湯。第二十八。用前第二方。

食穀欲嘔,屬陽明也,吳茱萸湯主之。第二十九。四味。

太陽病,發熱,汗出,惡寒,不嘔,心下痞,此以醫下之也。如不下,不惡寒而渴,屬陽明。但以法救之,宜五苓散。第三十。五味。下有二病證。

趺陽脉浮而濇,小便數,大便鞕,其脾爲約,麻子仁丸主之。第三十一。六味。

太陽病三日,發汗不解,蒸蒸熱者,調胃承氣湯主之。第三十二。用前第一方。

傷寒吐後,腹脹滿者,與調胃承氣湯。第三十三。用前第一方。

太陽病，若吐下發汗後，微煩，大便鞕，與小承氣湯和之。第三十四。用前第二方。

得病二三日，脉弱，無太陽柴胡證，煩躁，心下鞕，小便利，屎定鞕，宜大承氣湯。第三十五。用前第二方。

傷寒六七日，目中不了了，睛不和，無表裏證，大便難，宜大承氣湯。第三十六。用前第二方。

陽明病，發熱汗多者，急下之，宜大承氣湯。第三十七。用前第二方。

發汗不解，腹滿痛者，急下之，宜大承氣湯。第三十八。用前第二方。

腹滿不減，減不足言，當下之，宜大承氣湯。第三十九。用前第二方。

陽明少陽合病，必下利，脉滑而數，有宿食也，當下之，宜大承氣湯。第四十。用前第二方。

病人無表裏證，發熱七八日，脉數，可下之。假令已下，不大便者，有瘀血，宜抵當湯。第四十一。用前第二十四方。下有二病證。

傷寒七八日，身黄如橘色，小便不利，茵蔯蒿湯主之。第四十二。用前第二十三方。

傷寒身黄發熱，梔子蘗皮湯主之。第四十三。三味。

傷寒瘀熱在裏，身必黄，麻黄連軺赤小豆湯主之。第四十四。八味。

辨少陽病脉證并治第九方一首[1]。并见三阳合病法。

太陽病不解，轉入少陽，脇下鞕滿，乾嘔不能食，往來寒熱，尚未吐下，脉沉緊者，與小柴胡湯。第一。七味。

【校注】

［1］方一首：据《仲景全书·伤寒论》子目体例，"方一首"上，脱"合一法"三字。考子目中亦列一条，治用小柴胡汤，此属"法"条，亦可佐证。

辨太陰病脉證并治第十合三法，方三首。

太陰病，脉浮，可發汗，宜桂枝湯。第一。五味。前有太陰病三證。

自利不渴者，屬太陰，以其藏寒故也，宜服四逆輩。第二。下有利自止一證。

本太陽病，反下之，因腹滿痛，屬太陰，桂枝加芍藥湯主之；大實痛者，桂枝加大黄湯主之。第三。桂枝加芍藥湯，五味。加大黄湯，六味。減大黄、芍藥法附。

辨少陰病脉證并治第十一合二十三法,方一十九首。

少陰病,始得之,發熱,脉沉者,麻黄細辛附子湯主之。第一。三味。前有少陰病二十證。

少陰病,二三日,麻黄附子甘草湯微發汗。第二。三味。

少陰病,二三日以上,心煩不得卧,黄連阿膠湯主之。第三。五味。

少陰病,一二日口中和,其背惡寒,附子湯主之。第四。五味。

少陰病,身體痛,手足寒,骨節痛,脉沉者,附子湯主之。第五。用前第四方。

少陰病,下利便膿血者,桃花湯主之。第六。三味。

少陰病,二三日至四五日,腹痛,小便不利,便膿血者,桃花湯主之。第七。用前第六方,下有少陰病一證。

少陰病,吐利,手足逆冷,煩躁欲死者,吴茱萸湯主之。第八。四味。

少陰病,下利咽痛,胸滿心煩者,猪膚湯主之。第九。三味。

少陰病,二三日,咽痛,與甘草湯。不差,與桔梗湯。第十。甘草湯,一味。桔梗湯,二味。

少陰病,咽中生瘡,不能語言,聲不出者,苦酒湯主之。第十一。三味。

少陰病,咽痛,半夏散及湯主之。第十二。三味。

少陰病,下利,白通湯主之。第十三。三味。

少陰病,下利,脉微,與白通湯。利不止,厥逆無脉,乾嘔者,白通加猪膽汁湯主之。第十四。白通湯用前第十三方。加猪膽汁湯,五味。

少陰病,至四五日腹痛,小便不利,四肢沉重疼痛,自下利,真武湯主之。第十五。五味,加减法附。

少陰病,下利清穀,裏寒外熱,手足厥逆,脉微欲絶,惡寒,或利止,脉不出,通脉四逆湯主之。第十六。三味,加减法附。

少陰病,四逆,或欬,或悸,四逆散主之。第十七。四味,加减法附。

少陰病,下利六七日,欬而嘔,渴煩不得眠,猪苓湯主之。第十八。五味。

少陰病,二三日口燥咽乾者,宜大承氣湯。第十九。四味。

少陰病,自利清水,心下痛,口乾者,宜大承氣湯。第二十。用前第十九方。

少陰病,六七日,腹滿,不大便,宜大承氣湯。第二十一。用前第十九方。

少陰病,脉沉者,急温之,宜四逆湯。第二十二。三味。

少陰病,食入則吐,心中温温欲吐,手足寒,脉弦遲,當温之,宜四逆湯。第二十三。用前第二十二方,下有少陰病一證。

辨厥陰病脉證并治第十二厥利嘔噦附。合一十九法,方十六首。

傷寒病,蚘厥,静而時煩,爲藏寒。蚘上入膈,故煩。得食而嘔吐蚘者,烏梅丸主之。第一。十味。前後有厥陰病四證,厥逆一十九证[1]。

【校注】

[1] 前后有厥阴病四证,厥逆一十九证:第338条乌梅丸证治条,属于"法"条。此条前之第326、327、328、329条,凡四条皆论厥阴病,无方故属于"证"条。338条之前的330至337凡8条,以及338条后之339~349条凡11条,合计凡19条,皆论厥逆证,无方,亦属于"证"条。文中"前后有厥阴病四证,厥逆一十九证",指乌梅丸证条前有厥阴病四证、前后有厥逆证共计一十九证。

傷寒,脉滑而厥,裏有熱,白虎湯主之。第二。四味。

手足厥寒,脉細欲絶者,當歸四逆湯主之。第三。七味。

若内有寒者,宜當歸四逆加吴茱萸生薑湯。第四。九味。

大汗出,熱不去,内拘急,四肢疼,下利厥逆,惡寒者,四逆湯主之。第五。三味。

大汗,若大下利而厥冷者,四逆湯主之。第六。用前第五方。

病人手足厥冷,脉乍緊,心下滿而煩,宜瓜蒂散。第七。三味。

傷寒厥而心下悸,宜先治水,當服茯苓甘草湯。第八。四味。

傷寒六七日,大下後,寸脉沉遲,手足厥逆,麻黄升麻湯主之。第九。十四味。下有欲自利一證。

傷寒本自寒下,醫復吐下之,若食入口即吐,乾薑黄芩黄連人參湯主之。第十。四味。下有下利一十病證。

下利清穀,裏寒外熱,汗出而厥者,通脉四逆湯主之。第十一。三味。

熱利下重者,白頭翁湯主之。第十二。四味。

下利腹脹滿,身疼痛者,先温裏,乃攻表。温裏宜四逆湯,攻表宜桂枝湯。第十三。四逆湯用前第五方。桂枝湯,五味。

下利欲飲水者,以有熱也,白頭翁湯主之。第十四。用前第十二方。

下利讝語者,有燥屎也,宜小承氣湯。第十五。三味。

下利後更煩,按之心下濡者,虚煩也,宜栀子豉湯。第十六。二味。

嘔而脉弱,小便利,身有微熱,見厥者難治,四逆湯主之。第十七。用前第五方。前有嘔膿一證。

乾嘔,吐涎沫,頭痛者,吴茱萸湯主之。第十八。四味。

嘔而發熱者,小柴胡湯主之。第十九。七味。下有噦二證。

辨霍亂病脉證并治第十三合六法,方六首。

惡寒,脉微而利,利止者,亡血也,四逆加人參湯主之。第一。四味。前有吐利三證。

霍亂,頭痛,發熱,身痛,熱多飲水者,五苓散主之。寒多不用水者,理中丸主之。第二。五苓散,五味。理中丸,四味。作加減法附。

吐利止,身痛不休,宜桂枝湯小和之。第三。五味。

吐利汗出,發熱惡寒,四肢拘急,手足厥冷者,四逆湯主之。第四。三味。

吐利,小便利,大汗出,下利清穀,内寒外熱,脉微欲絶,四逆湯主之。第五。用前第四方。

吐已下斷,汗出而厥,四肢不解,脉微絶,通脉四逆加豬膽湯主之。第六。四味。下有不勝穀氣一證。

辨陰陽易差後勞復病證并治第十四合六法,方六首。

傷寒陰易病,身重,少腹裏急,熱上衝胸,頭重不欲舉,眼中生花,燒褌散主之。第一。一味。

大病差後勞複者,枳實梔子湯主之。第二。三味。下有宿食,加大黄法附。

傷寒差以後,更發熱,小柴胡湯主之。第三。七味。

大病差後,從腰以下有水氣者,牡蠣澤瀉散主之。第四。七味。

大病差後,喜唾,久不了了,胸上有寒,當以丸藥温之,宜理中丸。第五。四味。

傷寒解後,虚羸少氣,氣逆欲吐,竹葉石膏湯主之。第六。七味。下有病新差一證。

辨不可发汗病脉証并治第十五一法,方本闕。

汗家不可發汗,發汗必恍惚心亂,小便已,陰疼,宜禹餘粮丸。第一。方本闕,前後有二十九病證。

辨可发汗病脉証并治第十六合四十一法,方一十四首。

太陽病,外證未解,脉浮弱,當以汗解,宜桂枝湯。第一。五味,前有四法[1]。

【校注】

[1] 前有四法:"法"字误,当作"证"。指本条前之"大法,春夏宜发汗""凡发汗,欲令手足俱周"条、"凡服汤发汗,中病便止"条、"凡云可发汗,无汤者"条,计四条。此四条无方,为"证"。

脉浮而數者,可發汗,屬桂枝湯證。第二。用前第一方。一法用麻黄湯。

陽明病,脉遲,汗出多,微恶寒,表未解也,屬桂枝湯證。第三。用前第一方。下有可汗二證。

病人煩熱,汗出解,又如瘧狀,脉浮虚者,當發汗,屬桂枝湯證。第四。用前第一方。

病常自汗出,此榮衛不和也,發汗則愈,屬桂枝湯證。第五。用前第一方。

病人藏無他病,時發熱汗出,此衛氣不和也,先其時發汗則愈,屬桂枝湯證。第六。用前第一方。

脉浮緊,浮爲風,緊爲寒,風傷衛,寒傷榮,榮衛俱病,骨節煩疼,可發汗,宜麻黄湯。第七。四味。

太陽病不解,熱結膀胱,其人如狂,血自下,愈。外未解者,屬桂枝湯證。第八。用前第一方。

太陽病,下之微喘者,表未解,宜桂枝加厚朴杏子湯。第九。七味。

傷寒脉浮緊,不發汗,因衂者,屬麻黄湯證。第十。用前第七方。

陽明病,脉浮無汗而喘者,發汗愈,屬麻黄湯證。第十一。用前第七方。

太陰病,脉浮者,可發汗,屬桂枝湯證。第十二。用前第一方。

太陽病,脉浮緊,無汗,發熱身疼痛,八九日表證在,當發汗,屬麻黄湯證。第十三。用前第七方。

脉浮者,病在表,可發汗,屬麻黄湯證。第十四。用前第七方。一法用桂枝湯。

傷寒不大便六七日,頭痛有熱者,與承氣湯。其小便清者,知不在裏,續在表,屬桂枝湯證。第十五。用前第一方。

下利腹脹滿,身疼痛者,先溫裏,乃攻表。溫裏宜四逆湯,攻表宜桂枝湯。第十六。四逆湯二味[1]。桂枝湯用前第一方。

【校注】

[1] 四逆湯二味:"二"字误,当作"三"。

下利後,身疼痛,清便自調者,急當救表,宜桂枝湯。第十七。用前第一方。

太陽病,頭痛發熱,汗出惡風寒者,屬桂枝湯證。第十八。用前第一方。

太陽中風,陽浮陰弱,熱發汗出,惡寒惡風,鼻鳴乾嘔者,屬桂枝湯證。第十九。用前第一方。

太陽病,發熱汗出,此爲榮弱衛強,屬桂枝湯證。第二十。用前第一方。

太陽病下之,氣上衝者,屬桂枝湯證。第二十一。用前第一方。

太陽病,服桂枝湯反煩者,先刺風池、風府,却與桂枝湯愈。第二十二。用前第一方。

燒針被寒,針處核起者,必發奔豚氣,與桂枝加桂湯。第二十三。五味。

太陽病,項背強几几,汗出惡風者,屬桂枝加葛根湯證。第二十四。七味。注見第二卷中[1]。

【校注】

[1] 注見第二卷中:即卷二第14條方後所云:“臣億等謹按,仲景本論,太陽中風自汗用桂枝,傷寒無汗用麻黃,今證云汗出惡風,而方中有麻黃,恐非本意也。第三卷有葛根湯證,云無汗、惡風,正與此方同,是合用麻黃也。此云桂枝加葛根湯,恐是桂枝中但加葛根耳。”

太陽病,項背強几几,無汗惡風者,屬葛根湯證。第二十五。用前方。

太陽陽明合病,自利,屬葛根湯證。第二十六。用前方。一云用後第二十八方。

太陽陽明合病,不利,但嘔者,屬葛根加半夏湯。第二十七。八味。

太陽病,桂枝證,反下之,利遂不止,脉促者,表未解也;喘而汗出,屬葛根黃芩黃連湯。第二十八。四味。

太陽病,頭痛發熱,身疼,惡風無汗,屬麻黃湯證。第二十九。用前第七方。

太陽陽明合病,喘而胸滿者,不可下,屬麻黃湯證。第三十。用前第七方。

太陽中風,脉浮緊,發熱惡寒,身疼不汗而煩躁者,大青龍湯主之。第三十一。七味。下有一病證。

陽明中風,脉弦浮大,短氣腹滿,脇下及心痛,鼻乾,不得汗,嗜臥,身黃,小便難,潮熱,外不解,過十日,脉浮者,與小柴胡湯。脉但浮,無餘證者,與麻黃湯。第三十二。小柴胡湯七味。麻黃湯用前第七方。

太陽病,十日以去,脉浮細嗜臥者,外解也;設胸滿脇痛者,與小柴胡湯;脉但浮,與麻黃湯。第三十三。并用前方。

傷寒脉浮緩,身不疼,但重,乍有輕時,無少陰證,可與大青龍湯發之。第三十四。用前第三十一方。

傷寒表不解,心下有水氣,乾嘔發熱而欬,或渴,或利,或噎,或小便不利,或喘,小青龍湯主之。第三十五。八味。加減法附。

傷寒心下有水氣,欬而微喘,發熱不渴,屬小青龍湯證。第三十六。用前方。

傷寒五六日中風,往來寒熱,胸脇苦滿,不欲飲食,心煩喜嘔者,屬小柴胡湯證。第三十七。用前第三十二方。

傷寒四五日,身熱惡風,頸項強,脇下滿,手足溫而渴,屬小柴胡湯證。第三十八。用前第三十二方。

傷寒六七日,發熱,微惡寒,支節煩疼,微嘔,心下支結,外證未去者,柴胡桂枝湯主之。第三十九。九味。

少陰病,得之二三日,麻黃附子甘草湯,微發汗。第四十。三味。

脉浮,小便不利,微熱消渴者,與五苓散。第四十一。五味。

辨發汗後病脉證并治第十七合二十五法,方二十四首。

太陽病,發汗,遂漏不止,惡風,小便難,四肢急,難以屈伸者,屬桂枝加附子湯。第一。六味,前有八病證[1]。

【校注】

[1] 前有八病证:指第48、75、76、203、211、259、89条,共计7条,皆无方治,是为"证"条。然本篇正文将卷三第75条分为两条,故云"八病证"。由此可知,宋本《伤寒论》对条文划分亦有小异。

太陽病,服桂枝湯,煩不解,先刺風池、風府,卻與桂枝湯。第二。五味。

服桂枝湯,汗出,脉洪大者,與桂枝湯。若形似瘧,一日再發者,屬桂枝二麻黃一湯。第三。七味。

服桂枝湯,汗出後,煩渴不解,脉洪大者,屬白虎加人參湯。第四。五味。

傷寒,脉浮,自汗出,小便數,心煩,惡寒,腳攣急,與桂枝攻表,得之便厥,咽乾,煩躁吐逆,作甘草乾薑湯。厥愈,更作芍藥甘草湯,其腳即伸。若胃氣不和,與調胃乘氣湯。若重發汗,加燒針者,與四逆湯。第五。甘草乾薑湯、芍藥甘草湯并二味。調胃乘氣湯、四逆湯并三味。

太陽病,脉浮緊,無汗發熱,身疼,八九日不解,服湯已,發煩必衄,宜麻黃湯。第六。四味。

傷寒發汗已解,半日復煩,脉浮數者,屬桂枝湯證。第七。用前第二方。

發汗後,身疼,脉沉遲者,屬桂枝加芍藥生薑各一兩人參三兩新加湯。第八。六味。

發汗後,不可行桂枝湯,汗出而喘,無大熱者,可與麻黃杏子甘草石膏湯。

第九。四味。

發汗過多，其人叉手自冒心，心下悸，欲得按者，屬桂枝甘草湯。第十。二味。

發汗後，臍下悸，欲作奔豚，屬茯苓桂枝甘草大棗湯。第十一。四味，甘瀾水法附。

發汗後，腹脹滿者，屬厚朴生薑半夏甘草人參湯。第十二。五味。

發汗，病不解，反惡寒者，虛也，屬芍藥甘草附子湯。第十三。三味。

發汗後，不惡寒，但熱者，實也，當和胃氣，屬調胃乘氣湯證。十四。用前第五方。

太陽病，發汗後，大汗出，胃中乾，煩躁不得眠。若脉浮，小便不利，渴者，屬五苓散。第十五。五味。

發汗已，脉浮數，煩渴者，屬五苓散證。第十六。用前第十五方。

傷寒汗出而渴者，宜五苓散；不渴者屬茯苓甘草湯。第十七。四味。

太陽病，發汗不解，發熱，心悸，頭眩，身瞤動，欲擗一作僻地者，屬真武湯。第十八。五味。

傷寒汗出，解之後，胃中不和，心下痞，乾噫，腹中雷鳴下利者，屬生薑瀉心湯。第十九。八味。

傷寒汗出不解，心中痞，嘔吐下利者，屬大柴胡湯。第二十。八味。

陽明病自汗，若發其汗，小便自利，雖鞕不可攻，須自欲大便，宜蜜煎，若土瓜根、豬膽汁爲導。第二十一。蜜煎一味，豬膽方二味。

太陽病三日，發汗不解，蒸蒸發熱者，屬調胃乘氣湯證。第二十二。用前第五方。

大汗出，熱不去，內拘急，四肢疼，又下利厥逆惡寒者，屬四逆湯證。第二十三。用前第五方。

發汗後不解，腹滿痛者，急下之，宜大承氣湯。第二十四。四味。

發汗多，亡陽譫語者，不可下，與柴胡桂枝湯和其榮衛，後自愈。第二十五。九味。

<h2 style="text-align:center">辨不可吐第十八合四證。</h2>
<h2 style="text-align:center">辨可吐第十九合二法，五証。</h2>
<h2 style="text-align:center">辨不可下病脉證并治第二十合四法，方六首。</h2>

陽明病，潮熱，大便微鞕者，與大承氣湯；若不大便六七日，恐有燥屎，與小承氣湯和之。第一。大承氣四味，小承氣三味。前有四十病證。

傷寒,中風,反下之,心下痞,醫復下之,痞益甚,屬甘草瀉心湯。第二。六味。

下利脉大者,虛也,以強下之也,設脉浮革腸鳴者,屬當歸四逆湯。第三。七味。下有陽明病二證。

陽明病,自汗出,若發汗,小便利,津液內竭,雖鞕不可攻,須自大便,宜蜜煎若土瓜根大豬膽汁導之。第四。蜜煎一味,豬膽汁二味。

辨可下病脉證并治第二十一合四十四法,方一十一首。

陽明病,汗多者,急下之,宜大柴胡湯。第一。加大黃,八味。一法用小承氣湯,前別有二法[1]。

【校注】

[1]前別有二法:指"大法,秋宜下""凡可下者,用汤胜丸散,中病便止,不必尽剂也"。

少陰病,得之二三日,口燥咽乾者,急下之,宜大承氣湯。第二。四味。

少陰病,六七日腹滿不大便者,急下之,宜大承氣湯。第三。用前第二方。

少陰病,下利清水,心下痛,口乾者,可下之,宜大柴胡、大承氣湯。第四。大柴胡湯用前第一方,大承氣湯用前第二方。

下利,三部脉皆平,心下鞕者,急下之,宜大承氣湯。第五。用前第二方。

下利,脉遲滑者,內實也。利未止,當下之,宜大承氣湯。第六。用前第二方。

陽明少陽合病,下利,脉不負者,順也。脉滑數者,有宿食,當下之,宜大承氣湯。第七。用前第二方。

寸脉浮大反濇,尺中微而濇,故知有宿食。當下之,宜大承氣湯。第八。用前第二方。

下利,不欲食者,以有宿食,當下之,宜大承氣湯。第九。用前第二方。

下利差,至其年月日時復發者,以病不盡,當下之,宜大承氣湯。第十。用前第二方。

病腹中滿痛,此爲實,當下之,宜大承氣、大柴胡湯。第十一。大承氣用前第二方,大柴胡用前第一方。

下利,脉反滑,當有所去,下乃愈,宜大承氣湯。第十二。用前第二方。

腹滿不減,減不足言,當下之,宜大柴胡、大承氣湯。第十三。大柴胡用前第一方,大承氣用前第二方。

傷寒後,脉沉。沉者,內實也,下之解,宜大柴胡湯。第十四。用前第一方。

傷寒六七日,目中不了了,睛不和,無表裏證,大便難,身微熱者,實也,急下之。宜大承氣、大柴胡湯。第十五。大柴胡用前第一方，大承氣用前第二方。

太陽病未解，脉陰陽俱停，先振栗汗出而解。陰脉微者，下之解，宜大柴胡湯。第十六。用前第一方，一法，用調胃承氣湯。

脉雙弦而遲者，心下鞕，脉大而緊者，陽中有陰也，可下之，宜大承氣湯。第十七。用前第二方。

結胸者，項亦強，如柔痓狀，下之和。第十八。結胸門用大陷胸丸。

病人無表裏證，發熱七八日，雖脉浮數者，可下之，宜大柴胡湯。第十九。用前第一方。

太陽病，表證仍在，脉微而沉，不結胸，發狂，少腹滿，小便利，下血愈。宜下之。以抵當湯。第二十。四味。

太陽病，身黄脉沉結，少腹鞕，小便自利，其人如狂，血證諦，屬抵當湯證。第二十一。用前第二十方。

傷寒有熱，少腹滿，應小便不利，今反利，爲有血，當下之，宜抵當丸。第二十二。四味。

陽明病，但頭汗出，小便不利，身必發黄，宜下之，茵陳蒿湯。第二十三。三味。

陽明證，其人喜忘，必有蓄血，大便色黑，宜抵當湯下之。第二十四。用前第二十方。

汗出讝語，以有燥屎，過經可下之，宜大柴胡、大承氣湯。第二十五。大柴胡用前第一方，大承氣用前第二方。

病人煩熱，汗出，如瘧狀，日晡發熱，脉實者，可下之，宜大柴胡、大承氣湯。第二十六。大柴胡用前第一方，大承氣用前第二方。

陽明病，讝語，潮熱，不能食，胃中有燥屎。若能食，但鞕耳。屬大承氣湯證。第二十七。用前第二方。

下利讝語者，有燥屎也，屬小承氣湯。第二十八。三味。

得病二三日，脉弱，無太陽柴胡證，煩躁，心下痞。小便利，屎定鞕，宜大承氣湯。第二十九。用前第二方，一云大柴胡湯。

太陽中風，下利嘔逆。表解，乃可攻之。屬十棗湯。第三十。二味。

太陽病不解，熱結膀胱，其人如狂，宜桃核承氣湯。第三十一。五味。

傷寒七八日，身黄如橘子色，小便不利，腹微滿者，屬茵陳蒿湯證。第三十二。用前第二十三方。

傷寒發熱，汗出不解，心中痞鞕，嘔吐下利者，屬大柴胡湯證。第三十三。用前第一方。

傷寒十餘日，熱結在裏，往來寒熱者，屬大柴胡湯證。第三十四。用前第一方。

但結胸，無大熱，水結在胸脇也，頭微汗出者，屬大陷胸湯。第三十五。三味。

傷寒六七日，結胸熱實，脉沉緊，心下痛者，屬大陷胸湯證。第三十六。用前第三十五方。

陽明病，多汗，津液外出，胃中燥，大便必鞕，讝語，屬小承氣湯證。第三十七。用前第二十八方。

陽明病，不吐下，心煩者，屬調胃承氣湯。第三十八。三味。

陽明病脉遲，雖汗出不惡寒，身必重，腹滿而喘，有潮熱，大便鞕，大承氣湯主之；若汗出多，微發熱惡寒，桂枝湯主之。熱不潮，腹大滿不通，與小承氣湯。三十九。大承氣湯用前第二方，小承氣湯用前第二十八方，桂枝湯五味。

陽明病，潮熱，大便微鞕，與大承氣湯。若不大便六七日，恐有燥屎，與小承氣湯。若不轉氣，不可攻之。後發熱，大便復鞕者，宜以小承氣湯和之。第四十。并用前方。

陽明病，讝語，潮熱，脉滑疾者，屬小承氣湯證。第四十一。用前第二十八方。

二陽併病，太陽證罷，但發潮熱，汗出，大便難，讝語者，下之愈，宜大承氣湯。第四十二。用前第二方。

病人小便不利，大便乍難乍易，微熱喘冒者，屬大承氣湯證。第四十三。用前第二方。

大下，六七日不大便，煩不解，腹滿痛者，屬大承氣湯證。第四十四。用前第二方。

辨發汗吐下後病脉證並治第二十二合四十八法，方三十九首。

太陽病八九日，如瘧狀，熱多寒少，不嘔，清便，脉微而惡寒者，不可更發汗、吐、下也，以其不能得小汗，身必痒，屬桂枝麻黃各半湯。第一。七味。前有二十二病證。

服桂枝湯，或下之，仍頭項強痛，發熱無汗，心下滿痛，小便不利，屬桂枝去桂加茯苓白术湯。第二。六味。

太陽病，發汗不解而下之，脉浮者，爲在外，宜桂枝湯。第三。五味。

下之後，復發汗，晝日煩躁，夜安靜，不嘔不渴，無表證，脉沉微者，屬乾薑附子湯。第四。二味。

傷寒若吐下後，心下逆滿，氣上衝胸，起則頭眩，脉沉緊，發汗則身爲振搖者，屬茯苓桂枝白术甘草湯。第五。四味。

發汗若下之,病不解,煩躁者,屬茯苓四逆湯。第六。五味。

發汗吐下後,虛煩不眠,若劇者,反複顛倒,心中懊憹,屬梔子豉湯。少氣者,梔子甘草豉湯;嘔者,梔子生薑豉湯。第七。梔子豉湯二味,梔子甘草豉湯、梔子生薑豉湯,并三味。

發汗下之而煩熱,胸中窒者,屬梔子豉湯證。第八。用上初方。

太陽病,過經十餘日,心下欲吐,胸中痛,大便溏,腹滿,微煩,先此時極吐下者,與調胃承氣湯。第九。三味。

太陽病,重發汗,復下之,不大便五六日,舌上燥而渴,日晡潮熱,心腹鞕滿,痛不可近者,屬大陷胸湯。第十。三味。

傷寒五六日,發汗,復下之,胸脇滿,微結,小便不利,渴而不嘔,頭汗出,寒熱心煩者,屬柴胡桂枝乾薑湯。第十一。七味。

傷寒發汗吐下解後,心下痞鞕,噫氣不除者,屬旋覆代赭湯。第十二。七味。

傷寒下之,復發汗,心下痞,惡寒,表未解也。表解乃可攻痞。解表宜桂枝湯;攻痞宜大黃黃連瀉心湯。第十三。桂枝湯用前第三方。大黃瀉心湯二味。

傷寒吐下後,七八日不解,熱結在裏,表裏俱熱,惡風,大渴,舌上燥而煩,欲飲水數升者,屬白虎加人參湯。第十四。五味。

傷寒吐下後,不解,不大便至十餘日,日晡發潮熱,不惡寒,如見鬼狀。劇者不識人,循衣摸床,惕而不安,微喘直視,發熱讝語者,屬大承氣湯。第十五。四味。

三陽合病,腹滿身重,口不仁,面垢,讝語遺尿。發汗則讝語,下之則額上汗,手足逆冷,自汗出者,屬白虎湯。第十六。四味。

陽明病,脉浮緊,咽燥口苦,腹滿而喘,發熱汗出,反惡熱,身重。若發汗則讝語;加溫針必怵惕,煩躁不眠;若下之,則心中懊憹,舌上胎者,屬梔子豉湯證。第十七。用前第七方。

陽明病,下之,心中懊憹而煩,胃中有燥屎,可攻,宜大承氣湯。第十八。用前第十五方。

太陽病,吐下發汗後,微煩,小便數,大便鞕者,與小承氣湯和之。第十九。三味。

大汗大下而厥者,屬四逆湯。第二十。三味。

太陽病,下之氣上衝者,與桂枝湯。第二十一。用前第三方。

太陽病,下之後,脉促胸滿者,屬桂枝去芍藥湯。第二十二。四味。

若微寒者,屬桂枝去芍藥加附子湯。第二十三。五味。

太陽桂枝證,反下之,利不止,脉促,喘而汗出者,屬葛根黃芩黃連湯。第二十四。四味。

太陽病，下之微喘者，表未解故也，屬桂枝加厚朴杏子湯。第二十五。七味。

傷寒，不大便六七日，頭痛有熱者，與承氣湯。小便清者一云大便青，知不在裹，當發汗，宜桂枝湯。第二十六。用前第三方。

傷寒五六日，下之後，身熱不去，心中結痛者，屬梔子豉湯證。第二十七。用前第七方。

傷寒下後，心煩腹滿，臥起不安，屬梔子厚朴湯。第二十八。三味。

傷寒，以丸藥下之，身熱不去，微煩者，屬梔子乾薑湯。第二十九。二味。

傷寒下之，續得下利不止，身疼痛，急當救裹。後身疼痛，清便自調者，急當救表。救裹宜四逆湯，救表宜桂枝湯。第三十。并用前方。

太陽病，過經十餘日，二三下之，柴胡證仍在，與小柴胡。嘔止小安，鬱鬱微煩者，可與大柴胡湯。第三十一。八味。

傷寒十三日不解，胸脇滿而嘔，日晡發潮熱，微利。潮熱者，實也。先服小柴胡湯以解外，後以柴胡加芒消湯主之。第三十二。八味。

傷寒十三日，過經讝語，有熱也。若小便利，當大便鞕，而反利者，知以丸藥下之也。脉和者，内實也，屬調胃承氣湯證。第三十三。用前第九方。

傷寒八九日，下之，胸滿煩驚，小便不利，讝語，身重不可轉側者，屬柴胡加龍骨牡蠣湯。第三十四。十二味。

火逆，下之，因燒針煩躁者，屬桂枝甘草龍骨牡蠣湯。第三十五。四味。

太陽病，脉浮而動數，頭痛發熱，盜汗，惡寒，反下之，膈内拒痛，短氣躁煩，心中懊憹，心下因鞕，則爲結胸，屬大陷胸湯證。第三十六。用前第十方。

傷寒五六日，嘔而發熱者，小柴胡湯證具，以他藥下之，柴胡證仍在者，復與柴胡湯，必蒸蒸而振，卻發熱汗出而解。若心滿而鞕痛者，此爲結胸，大陷胸湯主之。但滿而不痛者，爲痞，屬半夏瀉心湯。第三十七。七味。

本以下之，故心下痞，其人渴而口燥煩，小便不利者，屬五苓散。第三十八。五味。

傷寒中風，下之，其人下利日數十行，腹中雷鳴，心下痞鞕，乾嘔，心煩。復下之，其痞益甚，屬甘草瀉心湯。第三十九。六味。

傷寒服藥，下利不止，心下痞鞕。復下之，利不止，與理中，利益甚，屬赤石脂禹餘粮湯。第四十。二味。

太陽病，外證未除，數下之，遂恊熱而利，利不止，心下痞鞕，表裏不解，屬桂枝人參湯。第四十一。五味。

下後，不可更行桂枝湯，汗出而喘，無大熱者，屬麻黃杏子甘草石膏湯。第四十二。四味。

陽明病，下之，外有熱，手足温，心中懊憹，饑不能食，但頭汗出，屬梔子豉湯證。第四十三。用前第七方。

傷寒吐後，腹脹滿者，屬調胃承氣湯證。第四十四。用前第九方。

病人無表裏證，發熱七八日，脉雖浮數，可下之。假令已下，脉數不解，不大便者，有瘀血，屬抵當湯。第四十五。四味。

本太陽病，反下之，腹滿痛，屬太陰也，屬桂枝加芍藥湯。第四十六。五味。

傷寒六七日，大下，寸脉沉而遲，手足厥，下部脉不至，喉咽不利，唾膿血者，屬麻黄升麻湯。第四十七。十四味。

傷寒本自寒下，復吐下之，食入口即吐，屬乾薑黄芩黄連人參湯。第四十八。四味。

附 2：关于宋本《伤寒论》校勘情况的若干说明

一、王叔和撰次仲景遗论时所加的按语

皇甫谧（215—282）在《针灸甲乙经》序言中云："伊尹以亚圣之才，撰用《神农本草》以为《汤液》……仲景论广伊尹《汤液》为十数卷，用之多验。近代太医令王叔和撰次仲景遗论甚精，皆事施用。"从序中可知，若无王叔和的整理撰次，仲景书早就沉湮无闻。据钱超尘教授考证，王叔和曾三次整理仲景"遗论"，一是把仲景原著已经散乱的条文，进行收集整理，即"还原"整理，是针对王叔和整理编次的《张仲景方》而言；二是按照"可"与"不可"治法排列，在《脉经》中转载引述；三是将《伤寒论》三阴三阳篇中所无而见于《脉经》的"可"与"不可"条文，补充至《伤寒论》第十五篇第二十二篇，如卷七"辨不可发汗病脉证并治第十五"第 1 条所言"夫以为疾病至急，仓卒寻按，要者难得，故重集诸可与不可方治，比之三阴三阳篇中，此易见也。又时有不止是三阳三阴，出在诸可与不可中也"。

关于王叔和对仲景遗著的增补，后世医家曾有不少研究，如章太炎先生在《论〈伤寒论〉原本及注家优劣》一文中提出，赵开美摹刻《仲景全书·伤寒论》中有王叔和按语，所加按语多系针对原著有异议的内容而加，字体与仲景原文一样皆为大字。据统计，全书共见大字校文 47 处，除与"可"与"不可"诸篇重复者，中十篇计有 24 条，均出现在条文方后注下，按注文内容可分为以下 4 类：

1. 以"本云"起语，作方名校勘语（计 14 条）

第 20 条桂枝加附子汤下云："本云桂枝汤，今加附子，将息如前法。"

第 21 条桂枝去芍药汤下云："本云桂枝汤，今去芍药，将息如前法。"

第 22 条桂枝去芍药加附子汤下云："本云桂枝汤，今去芍药加附子。将息如前法。"

第 23 条桂枝麻黄各半汤下云："本云桂枝汤三合，麻黄汤三合，并为六合，顿服。将息如上法。"

第 25 条桂枝二麻黄一汤下云："本云桂枝汤二分，麻黄汤一分，合为二升，分再服。今合为一方，将息如前法。"

第 27 条桂枝二越婢一汤下云："本云当裁为越婢汤、桂枝汤，合之饮一升。今合为一方，桂枝汤二分，越婢汤一分。"

第 28 条桂枝去桂加茯苓白术汤下云："本云桂枝汤，今去桂枝，加茯苓、白术。"

第 62 条桂枝加芍药生姜各一两人参三两新加汤下云："本云桂枝汤，今加芍药、生姜、人参。"

第 107 条柴胡加龙骨牡蛎汤下云："本云柴胡汤，今加龙骨等。"

第 112 条桂枝去芍药加蜀漆牡蛎龙骨救逆汤下云："本云桂枝汤，今去芍药加蜀漆、牡蛎、龙骨。"

第 117 条桂枝加桂汤下云："本云桂枝汤，今加桂满五两。所以加桂者，以能泄奔豚气也。"

第 146 条柴胡桂枝汤下云："本云人参汤，作如桂枝法，加半夏、柴胡、黄芩，复如柴胡法，今用人参作半剂。"

第 157 条生姜泻心汤下云："附子泻心汤，本云加附子。半夏泻心汤、甘草泻心汤，同体别名耳。生姜泻心汤，本云理中人参黄芩汤，去桂枝、术，加黄连并泻肝法。"

第 279 条桂枝加芍药汤下云："本云桂枝汤，今加芍药。"

以上 14 条，皆大字注文，用于考察某些方剂来源与异同，皆为关于方名的校语。"本云"者，"原本云"之意；"原本"者，《伤寒论》原本也。"本云"不可理解为"原来这样说"等等。《金匮玉函经》作"本方"，误。

2. 以"疑非"起语，或对方药组成、加减应用有疑义（计 6 条）

第 40 条小青龙汤下云："芫花不治利，麻黄主喘，今此语反之，疑非仲景意。"

第 233 条蜜煎方下云："疑非仲景意，已试甚良。"

第 68 条芍药甘草附子汤下云："疑非仲景方。"

第 173 条黄连汤下云："疑非仲景方。"

第 174 条去桂加白术汤下云："附子三枚，恐多也，虚弱家及产妇宜减服之。"

第 313 条半夏散及汤下云："半夏有毒，不当散服。"

以上 6 条，皆对《伤寒论》某些方剂是否为《伤寒论》所原有提出疑问，用"疑非仲景方""疑非仲景意"表示之。或对方中药物的用量、服用方法提出质疑。

3. 与他本互校，有文字差异（计 3 条）

第 103 条大柴胡汤下云："一方加大黄二两。若不加，恐不为大柴胡汤。"

第 156 条五苓散下云："一方云，忍之一日乃愈。"

第 177 条炙甘草汤下云："一名复脉汤。"

以上 3 条，皆为与他本互校，有文字差异，故加以说明。可见，王叔和在重新编次仲景遗论时，亦采用过校勘之法。同时也证明，大字校文，很可能是王叔和在整理编次时所作的校勘及整理说明。

4. 对剂量进行校勘（计1条）

第63条麻黄杏仁甘草石膏汤下云："温服一升。本云黄耳杯。"据考证，黄耳杯可能为汉代器皿。

二、北宋林亿等所增加的校勘及注释文字

北宋嘉祐年间，朝廷设置校正医书局于编修院，令高保衡、孙奇、林亿等校定《伤寒论》。北宋校正医书局选定五代十国之一的荆南国末主高继冲(943—973)于北宋开宝年间(968—976)进献并经编录的《伤寒论》为底本，以《脉经》《千金翼方》《金匮玉函经》《备急千金要方》《外台秘要》《仲景杂方》及《本草》等为点校本，校定成第一个官方定本《伤寒论》，分别于北宋治平二年(1065)刊刻大字本《伤寒论》及北宋元祐三年(1088)刊刻小字本《伤寒论》，史称"宋本《伤寒论》"。

宋本《伤寒论》文中有大量的小字注文，其雕版形式为小字"双行夹注"，与正文的单行大字体有别。章太炎先生在《论〈伤寒论〉原本及注家优劣》中云"夹注者，林亿校语也"，提出赵开美摹刻《仲景全书·伤寒论》中的小字夹注是林亿校语。据统计，从"辨脉法"篇至"辨发汗吐下后"篇，小字注文共计159条，其中法文中计15条，除去法文中与正文重复的15条，共计144条。小字校文的内容包括释音、释义的注文，以及与诸本互校的校文等。

1. 释音（计10条）
宋本《伤寒论》中以反切法或同音字对正文字音加以注释，如辨脉法第32条中的"声嗢咽塞"中"嗢"字下有"乙骨切"；又如太阳病中篇第86条"眴"字下有"音唤，又胡绢切"。此外，也有用同音字注音者，如第28条"餬"字下有注文"音噎，下同"。诸如以上注音的小字注文还有"怫""讝""瘈""瞤""懊""恢""愦"等，共计10条。

2. 释义（计14处）
释义均出现在"平脉法"篇，共计14处。其中有释字词者，如第47条有"菽"之释义云"菽者，小豆也"；有释文句，如第60条"寸口卫气盛，名曰高"下有小字注文释句"高者暴狂而肥"；有释病名者，如第65条对"痂癞"一病的释义为"眉少发稀，身有干疮而腥臭也"；有分析病机者，如第44条"假令下利，寸口、关上、尺中，悉不见脉，然尺中时一小见，脉再举头者，肾气也；若见损脉来至，为难治"下有小字注文"肾为脾所胜，脾胜不应时"，以帮助对上文肾脉独见、病证难治的理解等等。

3. 以"一作""一云"形式出现的校文（计96条）
与其他传本相校，以"一

作”“一云”形式出现的小字校文，前四篇中见 14 条、中十篇中见 53 条、后八篇中见 29 条，除去重复，共计 77 条。其校勘内容涉及条文文字、用方、方药组成、方药剂量等方面。如“辨脉法”篇第 3 条“阳脉浮”下，小字校作“一作微”；太阳病中篇第 94 条“宜调胃承气汤”下，小字校文作“一云大柴胡汤”；太阳病下篇第 149 条，半夏泻心汤方中半夏用半升，下有小字校文作“一方用半夏一升”。

4. **他校或本校用语（计 5 条）** 他校者 4 条，系引《金匮玉函经》《诸病源候论》《脉经》与正文校勘。如“辨脉法”篇第 22 条“当屎脓也”下有小字校文“《玉函》作溺”；太阳病中篇第 70 条，方用调胃承气汤，下有小字校文“《玉函》云，与小承气汤”。“辨痉湿暍”篇第 111 条中“不恶寒”下，小字校文作“《病源》云恶寒”。少阴病篇第 325 条“当温其上，灸之”下，小字校文作“《脉经》云，灸厥阴可五十壮”。

本校者 1 条，太阳病中篇第 106 条“太阳病不解，热结膀胱……宜桃核承气汤。”“宜桃核承气汤”下有小字注文“后云解外宜桂枝汤”，即“辨可发汗病”篇第 46 条重出条文中所说的“属桂枝汤证”。

5. **表示前后文相关（计 6 条）** 诸可与不可篇与六经至劳复篇有大量的重复条文，对于前文已作交待，后文又出现者，校文以“见上”或“见第 × 卷中”的形式加注，计 6 处。如可发汗篇第 62 条桂枝加葛根汤方后注下，小字校注作“注见第二卷中”，即为第二卷太阳病上篇“臣亿等谨按”对方药组成的校注。

6. **以“臣亿等”为起语的校文（计 9 条）** 以“臣亿等谨按”“臣亿等看详”起语的大段校文，计 9 条，均系对校勘中疑难问题的探讨。见于太阳病上篇第 14 条桂枝加葛根汤方后、第 23 条桂枝麻黄各半汤、25 条桂枝二麻黄一汤、27 条桂枝二越婢一汤，太阳病中篇第 40 条小青龙汤方后加减法、第 104 条柴胡加芒硝汤方后，太阳病下篇第 154 条大黄黄连泻心汤后、第 158 条甘草泻心汤方后，太阳病下篇第 176 条白虎汤证。这些校文中综合运用了本校、他校、理校等校勘方法。

7. **其他（计 3 条）** 如太阳病中篇第 88 条与不可发汗篇第 21 条，赤石脂禹余粮方下小字校注作“方本阙”，注明方药已经缺失。如太阳病中篇第 71 条五苓散下小字校注作“即猪苓散是”，以及不可下篇第 132 条“除中”下小字校注作“亦云消中”。

宋本《伤寒论》中的小字注文，对于考察宋臣掌握的传本情况，具有重要作用。据小字校文中注明他校法者可知，宋臣整理校定《伤寒论》时曾与《金匮玉函经》《诸病源候论》《脉经》《备急千金要方》《千金翼方》《外台秘要》相校。从校文中作“一作”“一云”“别本云”“旧云”者推断，林亿等还掌握有至少一个以上的其他《伤寒论》传本。从小字校文的情况也可以看出,宋臣校书十分严谨,不但采用了较多别书传文相校,还常灵活巧妙地将本校、他校、理校、对校四校法相结合,充分显示出宋臣校勘医书取得的成就。

由于北宋校正医书局对高继冲进献本的结构、方剂位置诸多方面有所调整,校正医书局的定本《伤寒论》十卷与《辨伤寒》十卷已经不同,如删除了重复之方、将112方分附在有关"法"条之下、篇下标明"证"数与"法"数、卷首增"伤寒论序""伤寒卒病论集"下增国子监牒文、卷末增"伤寒论后序"等。上述宋臣的调整与改动,皆属于《伤寒论》原文与原方剂以外的变动,未改动经文与方剂。宋本《伤寒论》的校讫和颁行,结束了自王叔和以来八百年的传本歧出、经文讹衍倒夺时有出现的混乱局面,从此我国才有一个官定的《伤寒论》标准本,故称宋本为"校定"之本。

三、赵开美翻刻宋本《伤寒论》时的增补内容

明万历二十七年(1599)赵开美刻《仲景全书》虽为私人刊刻,但由于原版出于著名藏书家,且聘请当时著名刻工赵应期独立雕镂,故《仲景全书》中之宋版《伤寒论》堪称善本。然细览穷究赵开美翻刻本,亦有增补文字之处,列举如下:

1. 在"仲景全书目录"前增"医林列传",凡张机、王叔和、成无己三人。
2. 在"仲景全书目录"下增"翻刻宋板伤寒论全文"九字。
3. 卷一至卷十增"宋林亿校正　明赵开美校刻　沈琳仝校"十五字。
4. 增"世让堂翻刻宋版赵氏家藏印""世让堂翻宋版""长洲赵应期独刻"木印牌记。
5. 增"刻仲景全书序"。

四、《伤寒论校注》(刘渡舟本)对宋本《伤寒论》的校勘及注释的说明

《伤寒论校注》由北京中医药大学刘渡舟教授任主编、钱超尘教授任副主编,1991年由人民卫生出版社出版。本书以北京图书馆馆藏的明代赵开美摹宋刻本《伤寒论》(缩微胶卷)为底本校注而成,这是自1599年赵开美刊行宋本《伤寒论》后第一次以赵开美本为底本的校注之本。

《伤寒论校注》每篇设"提要",钩玄全篇大意宏旨。各条设"校注",校勘

做到了不遗不漏,详辨互异,校而有据,厘定是非;训注则正字形、明字音、训字义、解词句,书证允当,言必有据。所设"按语"对原文探微索奥,阐发义蕴,启人思悟,颇多精当。书末所附"校注后记",文献丰富,考证翔实,卓识精到,有很高的学术水平。该书考证了宋本《伤寒论》源流,考出了宋臣校勘的大部分引书,纠正了前人若干误注,补入了若干当注而前人未注之处,且第一次将子目收于书中,最大限度保留了宋本原貌,被奉为当代学习研究《伤寒论》的标准本。《伤寒论校注》改正了宋本《伤寒论》的俗字和讹字,并有少量增删,分列如下:

1. 由于赵开美摹刻宋本《伤寒论》时,沿袭了不少俗体字,如"怪"作"恠"、"沉"作"沈"、"胷"作"胸"、"脅"作"脇"等,《伤寒论校注》把这些俗体字均改成了现在通行的繁体字。

2. 改正宋本《伤寒论》中的明显讹字,如"祼""複""踈""俱""疽""戍""擣""昫""蘗"等。

3. 对于书中几个讹误历史较久的讹字,如"痓""郑声""几几",纵考古今诸说,并结合《伤寒论》之主旨,除在原文校注中予以训释外,还在"校注说明"中作了详细考辨。

4. 据正文顺序,在宋本《伤寒论》目录各篇末增补"第一""第二"……"第二十二"序数。

5. 删除了赵开美《仲景全书·伤寒论》原有的"医林列传""木印牌记"。

2013年人民卫生出版社重刊了《伤寒论校注》(以下简称校注本),改原繁体字竖排为繁体字横排,钱超尘教授对"校注后记"增补了许多新内容,改正原文排印误字,对校注本"校勘"作了少量修改。分说如下:

1. 校注本"於"或作"于"、"屍"或作"尸"、"糧"作"粮",均径改为标准繁体字。

2. 校注本"搏"字(简体字为"抟")误作"搏",均改为规范繁体字"搏",并一一出注说明。

3. 新考证出宋本《伤寒论》原文部分讹字,如"卒""眆""入""惕""屎""脸""胗",在"校注"中逐一作了说明。

4. 增加了赵开美《仲景全书·伤寒论》原有的"医林列传"。

五、本书对宋本《伤寒论》的增改情况说明

本书《宋本〈伤寒论〉全释》以刘渡舟、钱超尘主持点校的《伤寒论校注》

（2013 年版）为蓝本,保留了《伤寒论校注》各篇"提要",以概述其主要内容;略去了不影响释义实质含义的部分校勘,力求简明精练。吸纳近年来相关研究成果,对宋本《伤寒论》10 卷 22 篇全部内容,逐条进行校注、释义。为便于释义,本书对宋本《伤寒论》作了以下增改:

1. 本书为横排,将原文中之"右 × 味"改为"上 × 味"。

2. 将宋本《伤寒论》10 卷 22 篇分为"前四篇""中十篇""后八篇"三部分,并以宋本排版段落为基础,参以往医家分条惯例,以方便注释为原则,分别编为前四篇 122 条、中十篇 398 条、后八篇 288 条,共计 808 条。

3. 将宋本《伤寒论》原目录附于后,并附说明。

4. 将卷二"辨太阳病脉证并治上"至卷十"辨发汗吐下后病脉证并治",每篇篇名下"子目"条文析出,归于附篇,名为"宋版《伤寒论》子目",并附说明。

5. 删除了赵开美《仲景全书·伤寒论》原有的"刻仲景全书序""医林列传"。

6. 删除了"伤寒卒病论集"后所附的国子监牒文。

7. 删除了各篇名下所附"合 × × 法,方 × × 首"之类的文字。

六、关于"三百九十七法"

宋代林亿等校定《伤寒论·序》云:"以为百病之急,无急于伤寒,今先校定《张仲景伤寒论》十卷,总二十二篇,证外合三百九十七法,除复重,定有一百一十二方。"由于其没有对"证外合三百九十七法"的概念及统计方法给出具体说明,以致后学各执其说,莫衷一是。大致可归纳为如下三种观点:

1. **不足取信说**　对三百九十七法首先质疑者,为明初医家王履。他说:"及考之成无己注本,则所谓三百九十七法者,茫然不知所在……"所以,在《医经溯洄集》中,特作"伤寒三百九十七法辨",结果"多方求合而莫之遂",于是便得出了"纵使三百九十七法之言不出于林亿等,而出于亿之前,亦不足用"的结论。遵此说者,尚有柯琴等。柯琴在《伤寒来苏集》中即云:"三百九十七法之言,既不见于仲景之序文,又不见于叔和之序例……其不足取信,王安道已辨之矣。"

2. **以条代法说**　自明以降,以三百九十七条代三百九十七法者,大有人在。如方有执在《伤寒论条辨》中即云:"今以三百九十七者条隶六经,各有纲纪统属,以相部领,维之使有定序。"李士材作《伤寒括要》时,又将方有执《太阳中篇》之两条合二为一,以合其数。清代陈修园在作《伤寒论浅注》时又提出:"余考仲师原论,始于太阳篇,至《阴阳易差后劳复篇》止,共计三百九十七节,何以不言节而言法，盖节中字字是法，言法即可以该节也。"然而此解忽视了宋人所言三百九十七法前的"证外"二字，既然是"证外合三百九十七法"，那么林亿等的本意中"证"与"法"自有区别，而以条代法，显然就混淆了"证"与"法"的界限。

3. 补缀求合说 在诸多医家中，也有人意识到林亿等的三百九十七法必确有所指，但苦于六经至劳复各篇中明出方治，可以言"法"者仅二百余条，于是为了求合其数，便多方设法，四处求索，予以补缀。如王晋三、张孝培等即增"以各方后㕮咀为末，先后煮、啜粥，不啜粥，饮暖水，日几服为法"，以补三百九十七之数。这种做法容易凑齐其数，但也使"法"的概念更加扑朔迷离。

诸家之所以对林亿等所倡三百九十七法，各执其说，莫衷一是，乃是因为皆未能窥见宋本原貌使然。如明白三百九十七法所指，首先要搞清楚两个问题：一是三百九十七法之数，和十卷、二十二篇、一百一十二方一样，是实指而非虚指；二是要注意到"证外"二字，也就是说要区分开"证"和"法"所具有的不同概念。

从赵开美复刻宋本来看，林亿等校定《伤寒论》的体例，是将条文中不出方治者作为"证"，出具体方治者作为"法"，而三百九十七法，实指从第五篇"辨太阳病脉证并治上"算起，至第二十二篇"辨发汗吐下后病脉证并治"为止，所有出具体方治者而言。

宋校定《伤寒论》第五篇至第二十二篇，每篇篇名之下，都注有合若干法，计有：太阳病上篇合一十六法；太阳病中篇合六十六法；太阳病下篇合三十九法；阳明病篇合四十四法；少阳病篇无；太阴病篇合三法；少阴病篇合二十三法；厥阴病篇合一十九法；霍乱病篇合六法；阴阳易差后劳复病篇合六法；不可发汗篇合一法；可发汗篇合四十一法；发汗后篇合二十五法；不可吐篇无；可吐篇合二法；不可下篇合四法；可下篇合四十四法；发汗吐下后篇合四十八法。上述诸篇合之，共得三百八十七法，与序言之数不符，少了十法。这显然另有原因。其实，这十法仍可于各篇之首求之。不过是有的属于脱误，有的系以别文说明而已。补充统计如下：

1. 少阳病篇，脱误一法 "少阳病篇"的篇首有一条"本太阳病不解，转入少阳者，胁下鞕满，干呕不能食，往来寒热，尚未吐下，脉沉紧者，与小柴胡汤。方一。右七味。"此显系一法，而篇名之下未记，属于脱误。

2. 合病并病，并见三法 在太阳病下篇、阳明病篇、少阳病篇中，分别有"并见太阳少阳合病法""并见阳明少阳合病法""并见三阳合病法"之文，此三法虽与篇中所列者有重复，但三百九十七法中重复之处本多，故亦应计入其内。

3. 可与不可诸篇,别有六法　　可发汗篇第一法下注有"前别有四法",可下篇第一法下注有"前别有二法"。此六法系指"大法,春夏宜发汗""大法,秋宜下""凡可下者,用汤胜丸散,中病便止,不必尽剂也"等六条而言。此虽不出方治,但与可吐篇的篇首注明"合二法"中"大法,春宜吐""凡用吐,汤中病便止,不必尽剂也"同例,故应计入三百九十七法之内。但为了说明与本篇中出其方治者有所不同,故在文中标明"别有"数字以作区分。

如是,此脱误一法,别有六法,并见三法,共计十法,再加前三百八十七法,恰合三百九十七法之数。总之,宋代林亿等校定《伤寒论·序》中所云的三百九十七法不同于今人所说的 397 条。"有方曰法,无方曰证"的界定在子目中经界分明,不相混淆。《伤寒论·序》所说的三百九十七法,纯为"法"数。"法"中不包括"证"。三百九十七法确有所指,不仅包括三阴三阳中的"法",而且包括"可"与"不可"中的"法"。

七、关于"一百一十二方"

宋代林亿等刊行《伤寒论·序》曰:"今先校定《张仲景伤寒论》十卷,总二十二篇,证外合三百九十七法,除复重,定有一百一十二方。今请颁行。"其中,提到《伤寒论》载 112 方。而宋本《伤寒论》中所提到的方名除重复,实际上是 115 方。两者虽然数目不同,但并无本质差异。主要是统计标准不同所造成的,原因有二:

其一,辨太阳病脉证并治中第 88 条:"汗家,重发汗,必恍惚心乱,小便已,阴疼,与禹余粮丸。"禹余粮丸有方名而无药物组成,按缺方算。

其二,辨阳明病脉证并治第 233 条:"阳明病,自汗出,若发汗,小便自利者,此为津液内竭,虽硬不可攻之,当须自欲大便,宜蜜煎导而通之。若土瓜根及大猪胆汁,皆可为导。"其中土瓜根和猪胆汁并非正方,不予计入。这样减去 3 方不计,恰好是 112 方,与林亿序中提到的方剂数目吻合。因此,也有不少《伤寒论讲义》统计《伤寒论》方称 113 方(缺一方,即禹余粮丸)。

附 3：关于《伤寒论》中药物剂量折算问题

仲景所用药物的度量衡属汉制，与现代相比存在很大差异，部分药物的品种、产地、炮制法亦与现代药物有一定出入。为此，后世学者对仲景方药物剂量古今折算进行了诸多研究，现将主要结果介绍如下。

一、汉代度量衡考证及单位换算

历史文献表明，汉代度量衡承秦制，虽经西汉、新莽、东汉三个历史时期，但其度量衡制基本固定，其相应换算关系如下：

长度单位制：10 分 =1 寸，10 寸 =1 尺，10 尺 =1 丈，10 丈 =1 引。

重量单位制：24 铢 =1 两，16 两 =1 斤，30 斤 =1 钧，4 钧 =1 石。

容量单位制：4 圭 =1 撮，5 撮 =1 龠，2 龠 =1 合，10 合 =1 升，10 升 =1 斗，10 斗 =1 斛。

二、汉代度量衡的古今折算与药物实测

1. **度量折算**　迄今为止，出土的东汉尺数量众多，因此，可采用文物实测的方法获得东汉的长度量值。经对有资料可查的东汉 85 支尺进行实测表明：有 65 支汉尺长在 23~23.6cm，更有 40 支在 23~23.3cm，经加权平均值统计，为 23.2cm。

2. **容量折算**　目前出土的东汉时期的量器有 33 件之多，其中"大司农"颁发的 5 件量器制作精美且有刻铭，属国家级标准器，可以将其作为考证东汉容量值的依据。1953 年甘肃省古浪县出土的"建武大司农铜斛"实测 19 600ml；1989 年山东省嘉祥县出土的"永平大司农铜斗"实测容量 2 000ml；现藏于上海博物馆的"光合大司农铜斛""元初大司农铜斗"实测容量分别为 20 400ml 和 1 970ml；现藏于南京博物院的东汉"永平大司农铜合"实测为 20ml。根据以上文物实测，可以得出 1 升平均为 199.4ml。考虑误差因素，可将东汉 1 升厘定为 200ml。

3. **衡量折算**　汉代重量古今折算曾是汉代度量衡考证中争议最大的部分，其主要原因是学者们所采用的考证方法不同。既往所采用的权衡器考证法、货币考证法、累黍考证法，因金属受蚀、黍米品种不一、大小不定等原因，其测量难免存在误差。水和黄金则较为稳定，应用这些方法考证，实测结果是：

汉代一斤为240g，一两为15g。

4. **特殊剂量单位药物的实测**　仲景方中有部分药物使用非重量单位计量，如厚朴一尺、附子一枚、半夏半升等。实物测量无疑是实现这些特殊剂量向标准衡量换算的有效手段，但易受药物来源、炮制法、品种差异等因素影响。在对药物进行系统考证的基础上，实测结果为：杏仁半升重约60g，芒硝半升约80g，麻仁一升约90g，粳米六合约120g，五味子半升约40g，半夏半升约60g，吴茱萸一升约85g，豆豉一升约120g，赤小豆一升约170g，蜂蜜一升约270g，胶饴一升约275g，葶苈子半升约70g。附子一枚中等大小约15g，大者约30g；枳实一枚约12g；瓜蒌一枚中等大小约55g，大者约85g；石膏如鸡子大约90g；桃仁50个约15g，栀子14枚约12g，乌梅300枚约600g，大枣12枚约36g，水蛭30个约45g，虻虫30个约4g，杏仁70枚约28g，厚朴一尺约45g，葱白4茎约300g，竹叶一把约5g，猪胆汁一枚约64g，鸡子黄2枚约30g。上述实测数据基本符合有关药物相应方剂中的比例关系。

5. **方寸匕与散剂实测**　目前尚无方寸匕实物，既往多依据历代医家对其形状和大小的描述，进行估计。《医心方》引苏敬云"正方一寸者，四方一寸，此作寸者，周时尺八寸以此为方寸匕"，认为方寸匕为周尺一寸的正方形。然周尺的长度存在争议，可根据汉尺1寸长2.3cm，制成边长为2.3cm的平面正方形，进行药物实测。将药物捣末过筛，成方则依据原方比例混匀，以药物不洒落为度，实测7次，精密电子天平称重，取其平均值。结果：1方寸匕五苓散约重1.59g、牡蛎泽泻散约1.27g、半夏散约1.46g、四逆散约1.66g、烧裈散约1.18g、赤石脂约3.31g、文蛤约3.33g。

6. **钱匕与散剂实测**　梁代陶弘景曰："凡云钱匕者，以大钱上全抄之，若云半钱则是一钱抄取一边尔，并用五铢钱。"《本草经集注·序例》谓："钱五匕者，今五铢钱边五字者以抄之，亦令不落为度。"据以上文献，推测仲景方中的钱匕很可能为汉时五铢钱。已经出土的汉上林三关五铢钱，直径约2.5cm、方孔边长约0.97cm，郭厚约0.2cm，宽约0.1cm。依据上述尺寸，仿制出五铢钱，进行药物实测（测量方法与方寸匕同）。结果：瓜蒂散1钱匕重约0.50g，三物白散重约1.70g，十枣汤中甘遂、大戟、芫花一钱匕重约0.90g。

应用传统文献学结合现代统计学方法，对东汉度量衡进行考证研究，为仲景方用药剂量的古今折算提供了重要参考依据。但中药的临床剂量是个十分复杂的问题，其中既有药物因素，也与病人体质差异、季节环境、配伍、煎服方法等因素有关。现代临床，应当参考药物在仲景方中的配伍比例，结合国家药典，根据具体病情合理掌握药量。

附 4:方剂索引

附 5:主要参考书目

1. 刘渡舟 . 伤寒论校注 [M]. 北京:人民卫生出版社,2013.

2. 刘渡舟 . 伤寒论诠解 [M]. 天津:天津科学技术出版社,1996.

3. 钱超尘 . 宋本《伤寒论》文献史论 [M]. 北京:学苑出版社,2015.

4. 钱超尘 . 中国医史人物考 [M]. 上海:上海科学技术出版社,2016.

5. 李培生 . 伤寒论 [M]. 北京:人民卫生出版社,1983.

6. 陈亦人 . 伤寒论译释 [M]. 3 版 . 上海:上海科学技术出版社,1992.

7. 成都中医学院 . 伤寒论释义 [M]. 上海:上海科学技术出版社,2013.

8. 王庆国,李宇航,陈萌,等 . 刘渡舟伤寒论讲稿 [M]. 北京:人民卫生出版社,2008.

9. 王庆国,李宇航,陈萌,等 . 刘渡舟伤寒论专题讲座 [M]. 北京:人民卫生出版社,2013.

10. 王庆国 . 伤寒论讲义 [M]. 北京:高等教育出版社,2007.

11. 李宇航 .《伤寒论》方药剂量与配伍比例研究 [M]. 北京:人民卫生出版社,2015.

12. 李宇航 . 伤寒论研读 [M]. 北京:中国中医药出版社,2016.